临床包虫病学

ECHINOCOCCOSIS IN CLINICAL MEDICINE

主　编　唐桂波　张　强

副主编　郭亚民　杨国财　陈　华

人民卫生出版社

·北　京·

图书在版编目（CIP）数据

临床包虫病学 / 唐桂波，张强主编 . —北京：人民卫生出版社，2022.6

ISBN 978-7-117-33020-6

Ⅰ.①临…　Ⅱ.①唐…②张…　Ⅲ.①棘球蚴病 —研究　Ⅳ.①R532.32

中国版本图书馆 CIP 数据核字（2022）第 051547 号

| 人卫智网 | www.ipmph.com | 医学教育、学术、考试、健康，购书智慧智能综合服务平台 |
| 人卫官网 | www.pmph.com | 人卫官方资讯发布平台 |

临床包虫病学
Linchuang Baochongbingxue

主　　编：唐桂波　张　强
出版发行：人民卫生出版社（中继线 010-59780011）
地　　址：北京市朝阳区潘家园南里 19 号
邮　　编：100021
E - mail：pmph @ pmph.com
购书热线：010-59787592　010-59787584　010-65264830
印　　刷：北京华联印刷有限公司
经　　销：新华书店
开　　本：787 × 1092　1/16　印张：15
字　　数：374 千字
版　　次：2022 年 6 月第 1 版
印　　次：2022 年 7 月第 1 次印刷
标准书号：ISBN 978-7-117-33020-6
定　　价：129.00 元

打击盗版举报电话：010-59787491　E-mail：WQ @ pmph.com
质量问题联系电话：010-59787234　E-mail：zhiliang @ pmph.com
数字融合服务电话：4001118166　E-mail：zengzhi @ pmph.com

编者名单（按姓氏笔画排序）

于　涌　青海省人民医院

马胡赛　青海省人民医院

车晓明　青海省人民医院

巨占盈　青海省人民医院

田风选　青海省人民医院

朱文君　青海省人民医院

任卫全　青海省人民医院

华国勇　青海省人民医院

刘　刚　青海省人民医院

刘金昊　青海省人民医院

刘智明　青海省人民医院

杨林江　青海省人民医院

杨国财　青海省人民医院

杨明飞　青海省人民医院

吴世乐　青海省人民医院

何多龙　青海省地方病预防控制所

应春花　青海省人民医院

宋　茜　青海省人民医院

张　欣　青海省人民医院

张　强　青海省人民医院

张淑坤　威海市立医院

陈　华　青海省人民医院

单中书　青海省人民医院

赵丰平　青海省人民医院

赵顺云　青海省人民医院

贺青蓉　佛山市高明区人民医院

徐　辉　青海省人民医院

郭亚民　青海省人民医院

唐桂波　青海省人民医院

编写秘书　马晓旭　郭海英

主 编 简 介

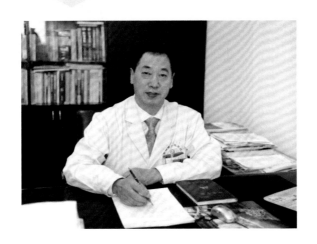

唐桂波

毕业于北京医学院医疗系,青海省人民医院医学影像中心教授、主任医师,国家重点学科建设项目学术带头人,青海大学医学影像和核医学专业硕士生导师,享受国务院政府特殊津贴。曾任青海省人民医院副院长,中华医学会放射学分会第 7~13 届委员,中国医师协会放射医师分会第 1~3 届委员。

从事医学影像诊断专业 40 余年,在高原心脑血管疾病、结核病、包虫病和囊虫病的综合影像学方面做了较深入的研究,并取得多项成果。多次参加青海省卫生厅综合高原医学考察和中日联合高原医学研究。先后主持完成《肝泡型包虫病脑转移的影像学研究》等课题 10 余项,参与完成国家十一五课题《常见五种恶性肿瘤的早期综合影像学诊断研究》和《磁共振功能成像技术在重大疾病诊疗体系中的规范化应用及技术标准研究》等工作。主编《实用包虫病影像学》《包虫病影像诊断图谱》和《青海省常见疾病诊疗规范——影像学分册》等专著。获青海省科学技术进步奖二等奖 1 项,三等奖 3 项,四等奖 2 项;青海省卫生厅科技奖二等奖 2 项,三等奖 1 项。发表论文百余篇。

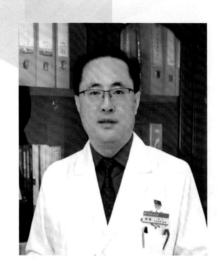

张 强

毕业于西安医科大学临床医疗系,现任青海省人民医院党委副书记、院长。教授、主任医师、博士生导师,享受国务院政府特殊津贴,省级重点学科带头人,2020年荣获中国医师协会第十二届"中国医师奖"。中国医院协会急救中心(站)分会副主任委员,青海省医学会神经外科学分会主任委员,青海省医师协会副会长等。

从事高原神经病学临床及科研工作31年,在高原脑血管病、高原脑肿瘤、脑包虫病等疑难疾病的诊断和治疗方面具有较深的造诣。在高原率先开展了脑膜瘤、脑动脉瘤、垂体瘤、听神经瘤等的显微及内镜手术,规范了高血压脑出血的外科治疗,对神经外科危重症的诊治有自己独到的见解。获青海省科学技术进步奖二等奖1项,三等奖2项,SCI论文4篇,核心期刊发表论文20余篇。

序　言

当前,包虫病(echinococcosis)在世界范围很多地区流行,如德国拜恩州、奥地利蒂罗尔州、保加利亚、围绕阿尔卑斯山的法国、瑞士;在牧业居重的澳大利亚,俄罗斯西伯利亚、乌拉尔和邻近北极圈的一些地区流行较为严重,亚洲如中国、日本和中亚地区一些国家也有此病。因此包虫病受到世界卫生组织(WHO)的重视,并将其作为世界性的疾患加以防治。

包虫病在中国的西部如青海、西藏、四川西部、新疆、甘肃、云南等地的牧业区和部分农业区均有流行,严重危害人民群众身体健康,影响经济社会发展。包虫病流行有很强的地域性,青海省是我国包虫病流行最为严重的地区之一,尤其在青海省南部牧区和青、甘、川三省交界区,包虫病流行严重。该地区既有细粒棘球蚴引起的囊型包虫病,也有多房棘球蚴引起的泡型包虫病,是全国少有的囊型和泡型棘球蚴混合流行区,其中被称为"癌性包虫"的泡型包虫病的严重流行,为国内其他区域所罕见。

泡型包虫病的临床和病理表现均与通常的囊型包虫病不同,1971年我遇见一例45岁被某院手术开腹而诊断为肝癌的患者,当时观察到肝脏上布满大小不等的灰黄色坚硬结节,认为已错过时机而关闭腹腔。但3年后再来找我就诊时,患者一般状态尚可,追问后了解到他有饲养狐狸的历史,随后我科与外科合作再次对其进行开腹手术,经肝脏上结节病理活检证明,其所患疾病是肝泡型棘球蚴病(多房棘球蚴病)。该事件引起了我对包虫病的兴趣和关注。

青海省人民医院是我省包虫病研究的重点单位,自20世纪60年代开始,医院便开展了包虫病的有关诊断与治疗,先后成立了包虫病科和临床研究所,培养和形成了一支具有基础研究、影像学诊断和手术治疗三位一体的包虫病综合科研团队,在包虫病的病理、实验室检查、影像学诊断和临床手术治疗等方面取得多项成果。本书主编唐桂波教授及其团队在包虫病的影像学表现、特征、规范化诊断研究方面取得了一系列成果,并首次建立了符合我国包虫病实际状况的影像学分型和诊断标准;明确了位于不同脏器、不同类型包虫病的生长发育规律,提出了肝泡型包虫病转移机制和转移后的影像学特征;并在国内和国际上率先应用影像学技术对包虫生物学活性进行评价和科学总结,其成果汇集于《实用包虫病影像学》(2013年)和《包虫病影像诊断图谱》(2015年)两部著作中,有很高的学术价值。

在此基础上,唐桂波教授团队又完成了《临床包虫病学》一书的撰写,涉及病原学、流行病学和病理学等。《临床包虫病学》重点突出"临床"两字,全书紧密结合包虫病对脏器的损害,包括肝、肺、脾、泌尿生殖系统、骨骼和肌肉软组织、脑、心脏、多腹腔和腹盆腔等,系统地阐述了包虫病的临床特征以及针对该脏器的治疗策略及方法,同时紧密结合包虫病的病理学、病理生理学、实验诊断学和影像学,深化了对包虫病的全观性认识;在治疗学上,该书介绍了近年来开展的泡型包虫病自体肝移植等新技术,这无疑给临床医务工作者以非常好的指导,并成为解决实际问题的良好指南。同时,该书有大量珍贵的病理、影像和手术图片,是一本包虫病难得的教材。全书叙述简明扼要、通俗易懂,也适用于基层包虫病知识的普及。此外,该书中关于包虫病病原学和流行病学最新资料的综述,又为包虫病的群体防治提供了方向。

多年来,国家和青海省政府一贯高度重视包虫病防治工作,已经在政策、规划、机构建设、人才培养、经费投入等多层面上给予了大力支持。青海省政府办公厅印发的《青海省防治包虫病行动计划(2016—2020 年)》就是具体体现,这为大力实施包虫病防治提供了保证。

包虫病防治是一项地域广、难度大、专业性很强的工作。防治的根本是要从源头上切断它的传染源,具体说就是犬(狗)的管理。我在藏区工作数十年,深知狗在牧业中的重要性和牧民对狗的感情。因此,牧民养犬和流浪犬的管理、定期驱虫、狂犬病疫苗的接种等任务巨大,光靠医务人员是难以完成的。我希望通过本书科学的防治理论,能激起全社会的关注,关键是最终能得到政府的支持。

即将由人民卫生出版社出版的《临床包虫病学》凝结了唐桂波教授团队多年的科学积累和他们为包虫病防治事业付出的心血,确实是一本难得的好书。我想此书的出版,定能给读者以启迪,为包虫病的防治献计献策。因此,乐为作序并祝贺该书面世。

青海省高原医学重点实验室
中国工程院院士
2019 年 3 月于青海

前　言

　　青海省古称西海、鲜水海、卑禾羌海，自十六国时期始称青海。位于青藏高原东北部，面积 72 万平方公里，平均海拔在 3 000m 以上，地大物博、山川壮美，是长江、黄河、澜沧江等的发源地，域内草原广袤，牧草丰美，是我国著名的四大牧区之一。

　　青海的美，具有原生态、多样性，天地有大美而不言。然而，大自然在赋予青海不可替代的独特魅力之外，却又打开了令人生畏的"潘多拉魔盒"。曾几何时，一种鲜为人知的地方性疾病在这块广袤的土地上蔓延流行，危害人类健康，年复一年，历经数百载而不灭。直到我学医后，才知道这就是"包虫病"，一种由棘球绦虫的幼虫引起的古老的人畜共患寄生虫病。藏语方言称其为"森症"，据说该病在藏医典籍《四部医典》中就有记载，距今约3 000 年。

　　20 世纪 80 年代，我随医疗队赴玉树工作，亲眼所见许多腹部膨隆、痛苦难忍的包虫病患者，并进一步了解到，包虫病在我国的新疆、西藏、四川、甘肃、宁夏和内蒙古等地均有流行，且类似这样的患者还有很多，内心感到极大震动，遂令我对包虫病研究产生浓厚的兴趣并沉迷其中，为此我几乎走遍了包虫病流行的各个地区。

　　流行病学调查显示，青海省是我国包虫病流行最严重的区域之一，包虫病有囊型包虫病和泡型包虫病两种，又是国内少有的两种类型混合流行区，动物宿主种类多、数量大、分布广，尤其狗的数量庞大并与人类密切接触，是包虫病流行广、程度重的根本原因。然而，在各种包虫病防控宣传和巡回筛查诊疗现场，除了少量的预防宣传资料或图片外，没有见到一本完整的、系统介绍包虫病诊治工作的专业书籍，人们对包虫病的认识不足，尤其对包虫病病原学和传播途径方面普遍缺乏了解，一些独特的人文环境和生活方式难以在短期改变。此外，防治工作也需要有关包虫病相关知识和手术治疗方面的专业书籍，以改变群众以往的陈旧观念和生活习俗。同时，专业书籍也可提高相关医务人员在包虫病诊治方面的专业技术水平。

　　四十余年来，借助青海省人民医院的良好平台，包虫病研究团队应用现代医学影像技术，明确了包虫病在人体内的生长—发育—蜕变—衰亡以及泡型包虫病晚期转移的生物学演变规律，规范建立了包虫病影像学分型和诊断标准，先后出版发行了《实用包虫病影像学》和《包虫病影像诊断图谱》。更为可喜的是，临床相关科室在包虫病的外科手术治疗方面取得重要成果，尤其在中晚期包虫病、多脏器复杂包虫病和肝泡型包虫病全身转移规律及其转移后的影像特征方面，走在包虫病诊治研究的前沿。2012 年，团队又在省内率先开展了包虫病自体肝移植这一先进技术并日趋成熟，为晚期包虫病患者带来生命的希望。研究团队在大量手术病例的基础上，集相关包虫病研究之心血和经验，结合相关文献资料，历时

9

两年余,最终编撰完成《临床包虫病学》。全书共分 18 章,系统介绍了包虫病发病、诊断和治疗方面的专业知识,重点突出临床手术治疗的方法和经验总结,异体和自体肝移植的先进技术,影像学诊断与筛查的规范与标准,从而为广大医务工作者提供一本全面和具有指导意义的包虫病防治专业书籍,也可以作为医学院校学生教材使用。

尽管本书编者付出了很多努力,但由于水平有限和写作能力上的差距,文中难免存在许多不足和缺点,敬请各位同道批评指正,以便今后完善修订。在此,我们非常感谢中国工程院院士吴天一教授欣然为本书作序,并在本书编纂过程中给予了热情指导和帮助,让我们感受到老一辈专家大医精诚的奉献精神,这是我们学习的榜样！希望本书的出版发行为包虫病诊断治疗工作提供有益的帮助。

唐桂波　张　强　郭亚民

2021 年 3 月 7 日

目　　录

第一章 病 原 学

包虫病（hydatidosis）是由棘球属绦虫的幼虫寄生于人体所致的自然疫源性人兽共患寄生虫病，也叫棘球蚴病（echinococcosis）。早在公元前460—公元前379年，根据《黄帝内经》改编的卷本《灵枢》中就有人腹部囊性肿块（类似包虫）的表述，古希腊希波克拉底也在相近时期有人类肝囊性病变破裂致死和牛羊等家畜类似病变的描述。1905年，我国首次在青岛发现了囊型包虫病患者。至今，该病仍在全球各地流行蔓延，严重影响人体健康和畜牧业发展，成为全球性的重要公共卫生问题。

目前，世界各地已发现的棘球属绦虫有十余种之多，但其中致病的有4种，即细粒棘球绦虫（*Echinococcus granulosus*）、多房棘球绦虫（*Echinococcus multilocularis*）、少节棘球绦虫（*Echinococcus oligarthrus*）和福氏棘球绦虫（*Echinococcus vogeli*）。引起人类包虫病的病原体主要是细粒棘球绦虫的幼虫引起的囊型包虫病（cystic echinococcosis）和多房棘球绦虫的幼虫引起的泡型包虫病（alveolar echinococcosis）。

我国北方和西南地区是包虫病的流行区，青藏高原地区是严重流行区，且存在囊型包虫病和泡型包虫病的混合流行感染，其中诸多野生动物和家畜参与了棘球绦虫的传播与流行。近些年，在青藏高原东部四川石渠县发现一种新的棘球属绦虫，即石渠棘球绦虫（*Echinococcus shiquicus*），在高原鼠兔和藏狐之间流行存在，是青藏高原一带特有的虫种。

棘球属绦虫均无口和消化道，无体腔。虫体共有4~6节，依次为头节、颈节、未成熟节、成节和孕节，这些节叫作节片（proglottid）。头节略呈梨形，有顶突和4个吸盘，是其寄生于宿主肠壁的固着器官；颈节可融合或缺如，颈节和未成熟节为过渡节片，未成熟节呈方形，其内无器官结构，为一团深色细胞。

棘球绦虫为雌雄同体，在成节有雌雄生殖系统各一套。雄性生殖系统自睾丸引出的输出管汇合成为输精管，输精管迂曲延伸入雄茎囊，在雄茎囊中输精管接射精管或储精囊。输精管末端为雄茎，其周围由肌肉组织包裹形成雄茎囊，通往生殖孔。雌性生殖系统由卵黄腺引出的卵黄小管汇集成卵黄总管并膨大为卵黄囊，接输卵管。输卵管自卵巢引出后依次接阴道、卵黄总管，而后略膨大成卵膜，通子宫。阴道位于输精管之后并与之平行，开口于生殖腔，其末端膨大为受精囊。因无子宫孔，虫卵不能排出，孕节成熟后自然从链体脱落，部分在宿主肠道溃破，脱落的孕节和释放的虫卵可随宿主粪便排出体外，污染周围环境。

第一节 细粒棘球绦虫

一、成虫

细粒棘球绦虫(*Echinococcus granulosus*)成虫是带科绦虫中最小的虫种之一,根据其生物学特征又分为两株,一是北极株,主要分布在北极区,以狼和鹿类野生动物间循环为特点;二是欧洲株,呈世界性分布,以犬和家畜间循环为特点。我国的细粒棘球绦虫属欧洲株范围,其成虫寄生于犬、狐、狼等食肉类动物(终末宿主)的小肠上段,不引起宿主症状。有报道称在一只家犬小肠内可寄生约15万条棘球绦虫。成虫体长2~11mm,成熟虫体多在5mm以下,共有4~6节(图1.1.1、图1.1.2)。

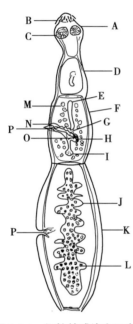

图 1.1.1 细粒棘球绦虫示意图
A.头节;B.头钩;C.吸盘;D.未成熟节;E.子宫;F.成节;G.输精管;H.卵巢;I.卵黄腺;J.子宫;K.孕节;L.虫卵;M.睾丸;N.阴茎囊;O.阴道;P.生殖孔

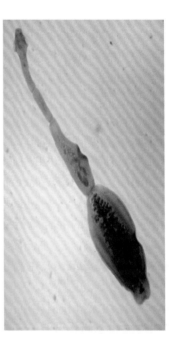

图 1.1.2 细粒棘球绦虫
(洋红染色)

细粒棘球绦虫的生殖孔开口于节片一侧的中线偏后,雄性生殖系统有睾丸45~65个,散布在生殖孔水平线前后方。雌性生殖系统的卵巢呈双叶状,位于睾丸之后、节片中纵轴腹面,左右各一。成熟孕节几乎被充满虫卵的子宫所占据,含虫卵200~800个,未孕的子宫呈杆状。

细粒棘球绦虫从终末宿主食入原头节到成虫发育成熟需要6~8周的时间。终末宿主排出的粪便因其含有棘球绦虫代谢的虫体蛋白及卵膜蛋白,故其粪内的抗原成分可以应用免疫学或分子生物学方法检测。

二、幼虫

细粒棘球蚴呈圆形或类圆形囊状物,由囊壁和囊内容物两部分组成。囊壁分两层,外层为角质层(又称内囊),内层为生发层或胚层(germinal layer)。囊内容物含有胚层长出的子囊(daughter cyst)、生发囊(brood capsule)、原头蚴(protoscolex)和囊液(cyst fluid)(图1.1.3、图1.1.4)。在整个寄生虫外面,有一层宿主的纤维组织将棘球蚴包裹起来,叫作纤维外囊。

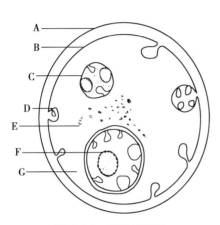

图 1.1.3　细粒棘球蚴
A. 角质层;B. 生发层;C. 子囊;D. 生发囊;
E. 原头节;F. 孙囊;G. 囊液

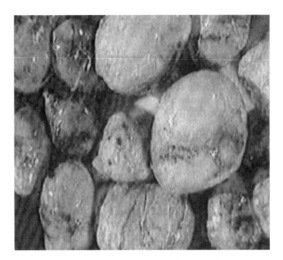

图 1.1.4　细粒棘球蚴囊(子孙囊)

中间宿主误食虫卵后在十二指肠内孵化出六钩蚴,循门静脉到达肝脏。经10~14天发育后,形成大小60~70μm的包虫囊肿,有一层有核的颗粒状生发层,其外围为一薄层无细胞的角质层,囊内充满液体。感染3周后,包囊直径可达250μm,周围有大量炎细胞浸润、成纤维细胞聚集,随着囊肿的发育,寄生部位的宿主组织开始纤维化,形成“纤维外囊”。

1. **内囊(endocyst)**　内囊是寄生虫本体(棘球蚴),分两层,外层是角质层(laminated layer),由生发层(胚层)细胞分泌形成,为无细胞结构的均匀板层,乳白色,形似粉皮,质脆易破,又称粉皮样内囊,较易与外囊剥离,厚度1~3mm。角质层有很好的通透性,棘球蚴通过角质层内的微管等结构来吸收营养物质和排出代谢产物,调节和维持囊内外渗透压平衡,并对生发层有保护作用。内囊内层是生发层或胚层(germinal layer),与角质层内侧面紧密相贴,不易分离,厚度约20μm。生发层向囊内增殖长出原头蚴、生发囊、子囊,分泌囊液。

2. **子囊(daughter cyst)**　子囊是由生发层增殖长出的小囊,也可由原头蚴或生发囊发育而成,结构与棘球蚴囊(母囊)相同,发育到一定程度可脱离母囊,游离于囊液中,体积可大可小,肉眼可见。子囊内又可长出与之结构相同的孙囊、生发囊和原头蚴。有的棘球蚴囊内无子囊、原头蚴,称为不育囊;能产生原头蚴的囊称为育囊。包虫囊肿的可育性与囊的大小无关。

3. **生发囊(brood capsule)**　生发囊是由生发层长出,较小,肉眼不易观察。切片光镜下观察,可见大部分通过一蒂部与生发膜相连。囊壁为一单层的生发细胞组成,结构与生发层相同,内含不同数量的原头蚴。生发囊中的原头蚴除向囊内生长外,亦可向囊外生长为外生性原头蚴,其扩张性危害较内生性原头蚴更大。

4. 原头蚴（protoscolex） 原头蚴也叫原头节，由顶突、吸盘及其后实质组织、钙质颗粒等组成，顶突上有两圈小钩。原头蚴可向两个不同方向发育，在犬等终宿主的小肠中，原头蚴发育为成虫，完成其全部生活史（图 1.1.5～图 1.1.7）。包虫囊肿破裂时原头蚴随囊液外溢至体腔内又可发育成新的囊肿。

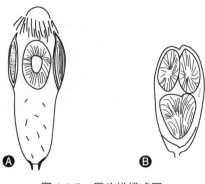

图 1.1.5　原头蚴模式图

A. 外翻型原头节；B. 内陷型原头节

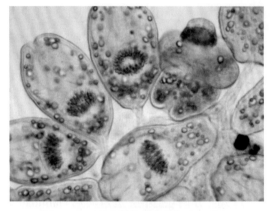

图 1.1.6　原头蚴普通光镜标本无染色

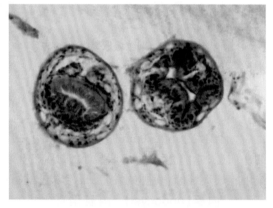

图 1.1.7　囊液中分离的原头蚴，可见吸盘

5. 囊液（hydatid fluid） 棘球蚴的囊液为无色透明液体，或略呈淡黄色，密度为 1.005～1.020g/cm^3，pH 值为 7.6～7.8，内含蛋白质、磷脂、胆固醇、肌醇、尿素、酶类、糖、无机盐等。囊液中含有大量的原头蚴，据报道最多可达每毫升 40 多万个，据青海省人民医院多年来检测，一般原头蚴计数多在每毫升数千个至数万个，这与包虫在人体内寄生的时间、包囊大小和分型以及机体的免疫状态有关。囊液中的蛋白成分具有抗原性，广泛用于包虫病的免疫诊断及实验研究。棘球蚴囊破裂后，囊液外溢并释放出大量抗原，一旦被宿主机体吸收，会诱发过敏反应，引起过敏性休克甚至死亡；同时囊液中的原头蚴或胚层碎块播散于任何脏器组织均可发育成新的棘球蚴。

6. 外囊（ectocyst） 棘球蚴在宿主器官定居发育形成囊肿过程中，诱发宿主免疫反应，早期以浸润性炎症为主，可见浆细胞、巨噬细胞、嗜酸性粒细胞等炎细胞浸润，随着病程发展过渡为以慢性纤维增生性炎症为特点，在囊肿周围出现纤维组织增生，形成大量胶原纤维性包膜，称为外囊。一般厚约 2mm，外囊是宿主的防御性反应，对限制棘球蚴生长有重要意义。

显微镜下包囊为红染的平行板层结构,囊外为增生变性的纤维组织囊壁,囊壁周围可见上皮样细胞、异物巨细胞、嗜酸性粒细胞及淋巴细胞浸润。

三、虫卵

细粒棘球绦虫和多房棘球绦虫虫卵在形态上很难区别。虫卵(eggs)卵壳很脆弱,往往排出体外前在宿主肠腔破裂消溶。排出宿主体外的虫卵略呈球形,桑葚状,无色或棕色,直径 30~40μm,外围由胚膜包裹,胚膜呈辐射条纹状,质坚硬,有保护虫卵的作用,卵内含六钩蚴(图 1.1.8)。

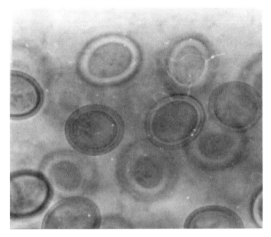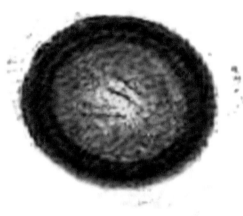

图 1.1.8 棘球绦虫卵
宽椭圆形,卵膜厚,放射纹清晰,内含六钩蚴

虫卵对外环境有很强的抵抗力,尤其适宜低温和潮湿环境。在经过一个气温 –40℃ ~ –12℃ 的严冬后仍具活力,因此适宜北方寒冷地区生存。但虫卵对反复解冻、干燥、高温和强日晒耐受力较差。孕节中的虫卵每 7~14 天成熟,虫卵在孕节崩解后释出,中间宿主食入虫卵后,在消化液作用下,六钩蚴孵出穿过肠壁经门静脉系统入肝,大部分被肝脏阻留,少数六钩蚴随血液或淋巴循环,进入肺或其他组织器官,因此肝脏和肺脏是包虫囊肿定位的主要器官,但人体各组织器官几乎均有棘球蚴寄生的报道。

第二节 多房棘球绦虫

一、成虫及虫卵

多房棘球绦虫(*Echinococcus multilocularis*)成虫寄生在狐、狼、豺、犬等食肉类动物小肠,多集中在回肠下段。成虫长 1.2~3.7mm,体节多为 2~5 节。生殖孔位于体节中线之前,孕节子宫发育较快,28~35 天虫卵即可成熟,虫卵大小和形态与细粒棘球绦虫难以区别,可借助分子生物学检测其已知特异抗原从而鉴别虫卵(图 1.2.1、图 1.2.2)。

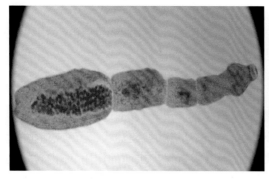

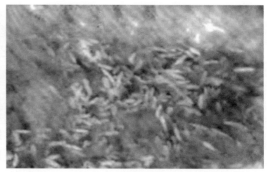

图 1.2.1 多房棘球绦虫（洋红染色） 图 1.2.2 家犬人工感染的泡型棘球绦虫

二、幼虫

多房棘球蚴也叫泡球蚴，为淡黄色或灰白色囊泡状团块。与细粒棘球蚴不同的是，泡球蚴由无数大小囊泡相互连接、聚集而成，囊泡呈圆形或卵圆形，直径多为 1~10mm，囊泡内含透明囊液和原头蚴，有的含胶状物而无原头蚴。囊泡外壁角质层薄且常不完整，生发层细胞呈丝状向外延伸形成生发细胞突起，相互交织成网，向四周浸润生长，不断形成新的囊泡群并向器官表面蔓延。少数也可向内芽生，形成隔膜而分离成新囊泡。泡球蚴周围无完整纤维包膜将病灶与宿主组织分隔，病灶经 1~2 年即可占据全部寄生器官。囊泡的外生性子囊可随血液及淋巴转移至其他组织器官，继发为新的泡球蚴。这种外生浸润性出芽生殖方式危害更大，酷似肿瘤，故有"虫癌"之称（图 1.2.3、图 1.2.4）。

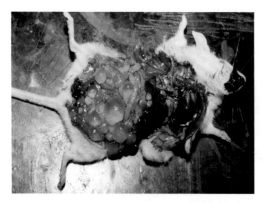

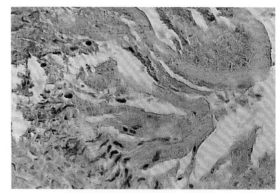

图 1.2.3 小鼠泡球蚴（人工感染） 图 1.2.4 人肺泡状棘球蚴病

多数小囊泡（无头节）和角皮层，无生发层，
囊泡间凝固性坏死

细粒棘球绦虫和多房棘球绦虫的区别见表 1.2.1。

表 1.2.1 细粒棘球绦虫和多房棘球绦虫的区别

内容	细粒棘球绦虫	多房棘球绦虫
中间宿主	有蹄动物、人	啮齿类动物或家畜
终末宿主	犬和其他食肉动物	狐和狼、犬等食肉动物
成虫体长	1.5~7mm	1.2~3.7mm

内容	细粒棘球绦虫	多房棘球绦虫
节片数	4~6 节	2~6 节
顶突钩数	28~60	14~36
大钩长度	28~49μm	28~34μm
小钩长度	22~39μm	22~31μm
成节位置	倒数第 2 节片	倒数第 2、3 节片
睾丸数	25~80	16~35
睾丸分布	生殖孔前后均有	多分布于生殖孔后
生殖孔位置	成节体侧中部或偏后	成节体侧中部偏前
孕节子宫形状	有侧枝(囊)	无侧枝,囊状
孕节前节片之和:孕节	1:0.86~1.3	1:0.31~0.8
原头蚴总钩数	46.2	12~34
大钩长度	24.9μm	25~29μm
小钩长度	18.5μm	21.8~27μm

第三节　少节棘球绦虫

　　少节棘球绦虫(*Echinococcus oligarthrus*)又称克鲁氏棘球绦虫,主要分布于南美大草原,可引起人类多囊型棘球蚴病,国内无此病原体。野生猫科动物如美洲狮、美洲豹等为其主要终末宿主,中间宿主为刺鼠和豚鼠等。成虫体长 1.9~2.9mm,通常有 3 个节片,幼虫(棘球蚴)为多囊性包囊,虫卵近圆形,大小为 33~37μm。

第四节　伏氏棘球绦虫

　　伏氏棘球绦虫(*Echinococcus vogeli*)又称福氏棘球绦虫,主要分布在中美洲和南美洲,可引起人类多囊性棘球蚴病,国内无此病原体。薮犬和家犬为其终末宿主,豚鼠或其他啮齿类动物为中间宿主。成虫体长 3.94~5.58mm,有 3 个节片,幼虫(棘球蚴)和虫卵与少节棘球绦虫相似。

第五节　石渠棘球绦虫

　　石渠棘球绦虫(*Echinococcus shiquicus*)由我国学者肖宁等于 2005 年在四川省石渠县

发现,并以此而命名。随后研究发现,石渠绦虫也分布在青海南部的果洛、玉树等广大牧区。成虫寄生于藏狐体内,形态类似多房棘球绦虫,长 1.2~1.8mm,由 2~3 个节片组成,幼虫(棘球蚴)寄生于高原鼠兔体内,形成大小约 10mm 的囊肿,内含大量育囊和原头节,虫卵形态与细粒棘球绦虫和多房棘球绦虫虫卵相似,通常难以区别。

现有研究表明,石渠绦虫在自然环境下只限于高原藏狐(终末宿主)和高原鼠兔(中间宿主)之间循环感染,藏狐的自然感染率可高达 37.5%,而鼠兔的感染率在 11.3%~17.4%。目前,尚未有人类感染石渠棘球绦虫的报道。

第六节　生　活　史

棘球绦虫的生活史要经历在中间宿主(intermediate host)体内的幼虫(无性生殖期)和在终末宿主(definitive host)体内的成虫(有性生殖期)两个阶段,主要通过犬—羊、牛—犬之间的传播来实现,其生活类型有家养动物间循环,野生动物间循环(森林型或自然型),家养和野生动物之间混合循环。人类只是这一循环过程中机遇性感染而致病,随着人类生活习惯和方式的改变,感染的机遇也有所不同。

一、细粒棘球绦虫

细粒棘球绦虫(*Echinococcus granulosus*)的终末宿主主要是犬,其次为狼、豺、狐等食肉类动物,中间宿主主要有牛、羊、骆驼、猪、鹿等食草类动物及一些啮齿类动物,人、马和一些灵长类也偶可成其中间宿主。犬类等食肉类动物生食病畜脏器或捕食染病啮齿动物等其他中间宿主后,棘球蚴囊内的原头节在消化液作用下外翻,固着于终宿主小肠肠壁,经过 6~8 周的时间,发育成能排出成熟孕节的成虫。排出的孕节和虫卵又可感染中间宿主,周而复始,完成其世代交替的整个生活史。大多数成虫寿命为 5~6 个月。

孕节随宿主粪便排出并可蠕动移行,孕节崩解释放出的虫卵污染动物皮毛、畜舍、牧场、土壤、水源、蔬菜食物等周围环境。当牛、羊、骆驼、猪、鹿等中间宿主误食入虫卵或孕节后,在消化液作用下,虫卵内的六钩蚴在宿主十二指肠孵出,钻入肠壁经门静脉或淋巴系统定位于肝、肺等组织器官,3~5 个月发育成直径 1~3cm 的棘球蚴囊。其外包绕机体成纤维细胞增生形成的纤维外囊,以后每年长大 1~5cm。棘球蚴在人体可存活 40 年甚至更久(图 1.6.1)。

二、多房棘球绦虫

多房棘球绦虫(*Echinococcus multilocularis*)生活史与细粒棘球绦虫大同小异。但多房棘球绦虫有很强的宿主选择性,狐、狼、犬等动物是其主要的终末宿主,中间宿主主要为野生啮齿类动物,当感染泡球蚴的鼠类等中间宿主被狐、狼或犬等终末宿主捕食后,原头蚴经 45 天左右发育为能排出成熟孕节的成虫。鼠类等中间宿主常因觅食草地等周围环境中洒落的虫卵而感染,循环往复,完成其生活周期(图 1.6.2)。

人是多房棘球蚴的非适宜中间宿主,人体感染泡球蚴时多数囊泡内只含胶状物而无原头蚴,其寿命可达数十年。

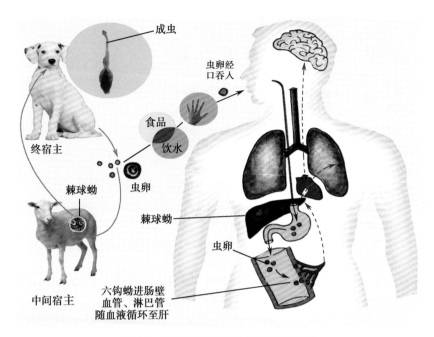

图 1.6.1 细粒棘球绦虫生活史示意图

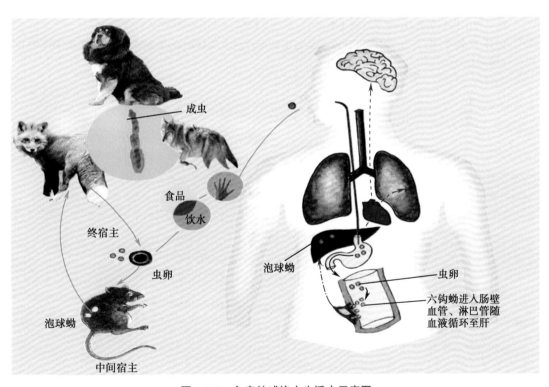

图 1.6.2 多房棘球绦虫生活史示意图

需要强调的是,在细粒棘球绦虫和多房棘球绦虫并存的混合流行区,这两种棘球绦虫可同时寄生于同一终末宿主体内,临床上也有人类细粒棘球蚴和多房棘球蚴的混合感染病例。寄生部位主要是肝、肺,脑泡球蚴病例亦不少见。

(何多龙 唐桂波)

参 考 文 献

［1］ 吴观陵. 人体寄生虫学. 3 版. 北京: 人民卫生出版社, 2005.

［2］ 胡昌仁. 人体寄生虫学. 3 版. 北京: 人民卫生出版社, 1999.

［3］ 唐桂波. 实用包虫病影像学. 北京: 人民卫生出版社, 2013.

［4］ 温浩. 包虫病学. 北京: 人民卫生出版社, 2015.

［5］ 贾万忠. 棘球蚴病. 北京: 中国农业出版社, 2015.

［6］ 张彦博, 汪源, 孙宏夫, 等. 包虫病的病原与诊断. 西宁: 青海人民出版社, 1979.

［7］ 王校智, 魏文辉, 李永寿. 人体包虫囊液原头蚴计数及临床意义. 青海医药杂志, 1993, 23 (3): 3-4.

［8］ 马金友, 彭文峰. 棘球绦虫分子分类的研究进展. 医学动物防制, 2007, 23 (2): 93-95.

［9］ 陈伟, 薛海筹, 裘丽姝. 细粒棘球绦虫基因库的构建. 中国寄生虫学与寄生虫病杂志, 1991, 9 (2): 98-101.

［10］ Guidelines for treatment of cystic and alveolar echinococcosis in humans. WHO Informal Working Group on Echinococcosis. Bull World Health Organ. 1996, 74 (3): 231-242.

［11］ WHO Informal Working Group. International classification of ultrasound images in cystic echinococcosis for application in clinical and field epidemiological settings. Acta Trop, 2003, 85 (2): 253-261.

［12］ 吴向未, 彭心宇, 张示杰, 等. 肝脾棘球蚴囊周围纤维性囊壁形成机制的差异及临床意义. 中国寄生虫学与寄生虫病杂志, 2004, 22 (1): 1-4.

［13］ 何伟, 尚婧晔, 喻文杰, 等. 四川省石渠县包虫病流行病学现状调查. 预防医学情报杂志, 2017, 33 (9): 850-854.

第二章 流 行 病 学

第一节 地 理 分 布

包虫病流行于世界各地,几乎全球所有大洲都有病例报道。1979 年 WHO 根据终末宿主和中间宿主动物感染率及人群患病率高低,将世界各国疫情划分为 3 区:①特高流行区,狗感染率为 40%~60%,家畜为 15%~30%,人体患病率 0.3%~0.5%;②高流行区,狗感染率为 15%~35%,家畜为 10%~25%,人体患病率 0.3% 以下;③低流行区,狗感染率为 3%~5%,家畜为 1%~3%,人体患病率 0.05%~0.1%。凡一种或几种终末宿主或中间宿主平均感染率在 20% 以上即可定高流行区。以此为依据描述的流行最严重的地区为亚洲、欧洲、非洲、澳大利亚、南美洲等以畜牧业生产为主的国家和地区。

我国包虫病在地理分布上表现为感染率呈西高东低,由西向东明显减弱的流行特征,以囊型包虫病流行为主。自 1905 年在青岛发现首例人体包虫病以来,已在全国 29 个省(市、区)发现包虫病例,受威胁人口近 6 000 万,分布总面积占国土总面积的 87%,近些年来,有关病例报道范围还在增加。高度流行区主要集中在新疆、青海、甘肃、宁夏、西藏、内蒙古、四川西北部等省区。流行区人群中肝包虫感染率在 3.1%~31.5%,患病率 0.5%~5.0%,部分地区人群发病率高达 5%~10%。家畜及其他动物感染超过亿头(只),绵羊、牦牛、黄牛、水牛、犏牛、山羊、骆驼、鹿、马、猪、骡、驴等多种家畜为其中间宿主,犬为主要终宿主,平均感染率15%~30%,最高可达 67%。

泡型包虫病主要分布在西北和西南部分省区,如青海、新疆、西藏、甘肃、宁夏、四川、内蒙古和黑龙江等地。流行病学调查显示,青藏高原犬类感染率为 3%~23%,人类患病率高达 3.1%~8.2%。同时,在青藏高原东部及青、川、甘三省交界区,囊型包虫病和泡型包虫病的混合感染流行也很严重。主要终宿主为家犬、红狐、藏狐等,主要中间宿主是高原鼠兔、阿拉善黄鼠、中华鼢鼠、小家鼠等野生啮齿动物,家养动物猪、牦牛、绵羊等也存有感染。

极少数情况下,囊型包虫病和泡型包虫病可以感染同一个人并在其体内生长发育,提示人类个体差异和易感性的不同,反映了不同类型包虫病感染人类的复杂机制和发病过程。包虫病感染影像学表现复杂多样,给临床诊断和治疗带来极大问题,预后不良。

第二节　流 行 环 节

一、传染源

家犬、狼和狐等食肉类动物是棘球绦虫的终宿主,也是人和家畜包虫病的传染源。二十余年来,流行病学调查证明,在狐、狼等野生动物数量日益减少和活动范围明显缩小的自然环境中,家犬或流浪犬在大多数流行区是主要传染源,尤其在青海南部牧区和青、川、甘三省交界区更是如此。虽然棘球绦虫成虫寿命一般只有5~6个月,但家犬随时可获得新的感染。寄生在终宿主小肠内的成虫每7~14天虫卵成熟孕节脱落一次,但由于虫体寄生数量巨大,感染犬可持续随粪便排出虫卵,因此感染犬对环境的污染也是持续性的。

家犬等终末宿主是通过摄食感染棘球蚴的绵羊等中间宿主动物内脏而获得感染的,对家犬而言,绵羊是其主要传染源,可见终末宿主和中间宿主之间互为传染源。

既往认为多房棘球绦虫一般局限在野生食肉动物和啮齿动物之间,近年来的研究不断证实家犬感染多房棘球绦虫亦比较普遍,因此感染多房棘球绦虫的食肉动物均可为人、畜及啮齿动物泡球蚴病的传染源。人体感染泡球蚴病多见于与犬等食肉动物接触密切的群体,诸如农牧民、皮毛等畜产品加工行业等(图2.2.1~图2.2.3)。

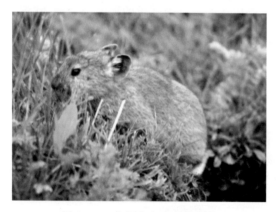

图 2.2.1　中间宿主啮齿类动物

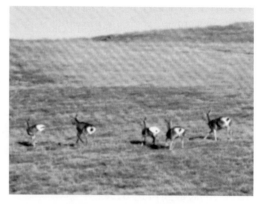

图 2.2.2　中间宿主藏原羚

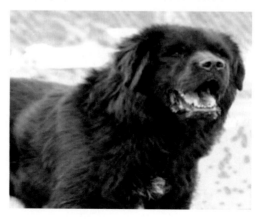

图 2.2.3　终宿主藏犬

二、传播途径

囊型包虫病与泡型包虫病的传播途径相类似,主要是"病从口入"。棘球绦虫虫卵对低温、干燥的外界环境有很强的抵抗力,能在自然状态下保持感染力1~2年。人类可由于误食染有虫卵的不洁食物和水而感染,也可因吸入含有虫卵的尘粒或空气飞沫等而染病。

在我国广大牧区及犬粪污染严重的城镇"狗市",人群极易受染。牧区儿童在与家犬玩耍,成人在剪毛、挤奶、皮毛加工、护羊等过程中易受感染,猎狐及剥取、加工、贩运生狐皮等可因直接接触而感染泡型包虫病。现今社会动物皮毛、肉食品进出口调拨运输频繁,故间接感染风险也在增加。

三、易感人群

环境温湿度、虫卵的播散方式、寄生虫基础繁殖率和生物学潜能、宿主的免疫状态及居民生活方式均可影响包虫病的传播,易感人群也随之发生变化。主要易感人群以农牧区居民、妇女和儿童为主。人群对包虫病普遍易感,易感程度取决于人类暴露于感染性虫卵的水平。以青海省为例,藏族女性牧民从事饲喂家犬、家畜,涂晒牛粪等日常家务劳动,长期暴露于危险因素环境,接触感染犬及其排泄物等的机会较男性多,因而感染机会较多。牧区儿童经常与狗接触,又无良好的卫生习惯,极易感染,有病例记载临床上2个月的幼儿即有包虫病(图2.2.4、图2.2.5)。

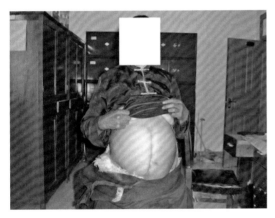

图2.2.4 肝、腹腔多发包虫病患者,腹部广泛膨隆

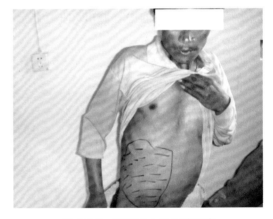

图2.2.5 肝脏巨大包虫病患者

四、好发部位

包虫病几乎可以寄生于人体的任何组织器官,但无论是囊型包虫病还是泡型包虫病,最好发部位均是肝脏。前者占70%,后者可高达98%甚至更高。其余常见部位囊型包虫病为肺与纵隔、脑、脾脏、女性盆腔和生殖系统、肠系膜与网膜等。少见部位有甲状腺、心脏和心包、肾脏、眼眶、乳腺、皮下以及睾丸等。而泡型包虫病可见于颅脑、肺脏、脊柱、骨骼、乳腺、甲状腺等部位。研究认为,上述器官病变几乎均为肝脏病变随血液或淋巴转移而来。但在包虫病高流行区,也可见原发于颅脑、骨骼和脊柱的病变,二者有时很难界定。

第三节 流行类型

我国大部分流行区以囊型包虫病流行为主,为典型的家养动物循环型。病原自然循环于有蹄类家畜和家犬之间,同时伴随人间病例的大量发生。在家养动物循环型中人畜间发病率和犬的棘球绦虫感染率呈正相关。有些地域可能存在野生食草动物/家犬之间的循环链和家畜动物/野生食肉动物间的循环链,如青海高原发现野生岩羊、藏原羚等的细粒棘球蚴感染,也发现狼、野犬细粒棘球绦虫感染。

多房棘球绦虫流行区中的主要循环类型,既往认为是狐—啮齿类动物循环,但也已发现,数量庞大的家犬及无主犬也参与其中,这无疑使其生活传播环节复杂化。由于家养动物与野生动物共栖一地的现象十分普遍,存有野生动物与家养动物间相互捕食和被捕食的关系,导致多房棘球绦虫在家养动物和野生动物间混合循环的发生,从而增加了人体感染泡球蚴的途径和风险。

总之,包虫病广泛流行于世界各地,以畜牧业地区为主,这与各地文化科技水平、生产和生活方式、宗教习俗、饮食卫生习惯等因素有重要的关系。

近年来随着经贸交流的发展、交通更加便利和人口流动愈加频繁,我国原东西部特有的寄生虫病也在发生交流蔓延。就包虫病而言,大量疫区犬和家畜、畜产品向非疫区输出,包虫病有向非疫区的中心城市、南方及沿海经济发达地区不断扩大蔓延的趋势,值得高度关注。

(何多龙　唐桂波)

参 考 文 献

［1］吴观陵. 人体寄生虫学. 3 版. 北京: 人民卫生出版社, 2005.

［2］何多龙, 吴献洪, 刘巴睿, 等. 青海省人体棘球蚴病现状调查. 中国地方病学杂志, 2008, 27 (2): 213-215.

［3］韩秀敏, 王虎, 邱加闽, 等. 青海省班玛县泡型和囊型包虫病流行现状调查分析. 中国人兽共患病学报, 2006, 22 (2): 189-190.

［4］蔡辉霞, 王虎, 韩秀敏, 等. 1990—2010 年青海高原终宿主动物棘球绦虫感染与儿童棘球蚴病的相关研究. 中国人兽共患病学报, 2012, 28 (5): 500-502.

［5］温浩. 包虫病学. 北京: 人民卫生出版社, 2015.

［6］贾万忠. 棘球蚴病. 北京: 中国农业出版社, 2015.

［7］Xiao N, Qiu JM, Nakao M, et, al. Echinococcus shiquicus n. sp., a taeniid cestode from Tibetan fox and plateau pika in China. Int J Parasitol, 2005, 35 (6): 693-701.

［8］曾诚. 青海省青南高原棘球蚴病流行状况. 中国地方病学杂志, 2006, 25 (5): 583-584.

［9］Xiao N, Li TY, QiuJM, et al. The Tibetan hare Lepusoiostolus: a novel intermediate host for Echinococcus multilocularis. Parasitol Res, 2004, 92 (4): 352-353.

［10］马金友, 彭文峰. 棘球绦虫分子分类的研究进展. 医学动物防制, 2007, 23 (2): 93-95.

［11］陈伟, 薛海筹, 裴丽姝. 细粒棘球绦虫基因库的构建. 中国寄生虫学与寄生虫病杂志, 1991, 9 (2): 98-101.

［12］ 张文斌, 许新才, 何铁汉, 等. 中国和蒙古两个蒙古族聚居区的包虫病流行病学调查. 第四军医大学学报, 2009, 30 (2): 187-189.

［13］ 杨炬, 刘天锡. 包虫病流行病学研究进展. 宁夏医学杂志, 2008, 30 (4): 378-379.

［14］ Craig PS, Rogan MT, Allan JC. Detection, screening and community epidemiology of taeniid cestode zoonoses: cystic echinococcosis, alveolar echinococcosis and neurocysticercosis. Adv Parasitol, 1996, 38: 169-250.

［15］ Budke CM, Qiu JM, Craig PS, et al. Modeling the transmission of Echinococcus granulosus and Echinococcus multilocularis in dogs for a high endemic region of the Tibetan Plateau. Int J Parasitol, 2005, 35 (2): 163-170.

［16］ Guidelines for treatment of cystic and alveolar echinococcosis in humans. WHO Informal Working Group on Echinococcosis. Bull World Health Organ. 1996, 74 (3): 231-242.

［17］ WHO Informal Working Group. International classification of ultrasound images in cystic echinococcosis for application in clinical and field epidemiological settings. Acta Trop, 2003, 85 (2): 253-261.

［18］ 王校智, 魏文辉, 李永寿. 人体包虫囊液原头蚴计数及临床意义. 青海医药杂志, 1993, 23 (3): 3-4.

［19］ 何伟, 尚婧晔, 喻文杰, 等. 四川省石渠县包虫病流行病学现状调查. 预防医学情报杂志, 2017, 33 (9): 850-854.

［20］ 娘尕才让. 黄南州包虫病流行病学调查报告分析. 世界最新医学信息文摘, 2017, 17 (93): 210.

第三章 病 理 学

人类包虫病又称棘球蚴病,是棘球绦虫的幼虫寄生于人体所致。棘球属绦虫需要两种不同的哺乳动物宿主完成生活史,幼虫(续绦期)寄生的中间宿主为食草类哺乳动物,成虫寄生的终末宿主为食肉类哺乳动物。含虫卵的节片或虫卵从终末宿主动物粪便中排出,被中间宿主动物误食进入上消化道,棘球绦虫进入幼虫期和原头节生长阶段。食肉类哺乳动物吞食含有包囊的中间宿主内脏而感染成为终末宿主,原头蚴进入其小肠肠隐窝发育为成虫,从而完成整个生活史。人类棘球蚴病是由棘球属绦虫的幼虫期所致,可导致无症状性寄生直到疾病严重,甚至死亡。

棘球属绦虫的幼虫期感染人类,导致棘球蚴病,临床最常见的是细粒棘球蚴病和多房棘球蚴病。尽管细粒棘球绦虫和多房棘球绦虫可同时存在于同一个大的流行区内,但人类细粒棘球蚴病和多房棘球蚴病的混合感染却很罕见。

第一节 囊型包虫病

人类囊型包虫病(cystic echinococcosis,CE)是由细粒棘球绦虫的幼虫感染所致。人作为异常或偶然中间宿主,通过摄入被虫卵污染的水、食物或吸入含有虫卵的灰尘、空气、飞沫等而获得感染。

细粒棘球绦虫虫卵为卵圆形,由一个六钩蚴和数层膜性结构构成,最外层是具有高度抵抗性的角质化胚膜,使其具有高度抵抗环境因素的能力。棘球绦虫虫卵对干燥比较敏感,在25%的相对湿度环境下,虫卵被杀灭一般需要4天;而在0%的相对湿度环境下,则1天内即可被杀灭。当加热到60~80℃时,虫卵可在5分钟内被杀灭;在湿润的低温环境中虫卵可保持感染性1年,在-30℃以下的温度环境中虫卵可存活24小时。

一、六钩蚴入侵

棘球绦虫终末宿主排出虫卵或含虫卵节片的粪便,具有高度抵抗性的虫卵长期、广泛污染人类生活的周围环境。人类误食、误吸的虫卵进入上消化道,在胃和小肠消化酶的作用下,六钩蚴从角质化胚膜中释放出来。在胆汁、胰液协助下激活六钩蚴,活化的六钩蚴通过物理方式(钩运动)和化学方式(分泌活性物质)协同穿透小肠壁进入肠微静脉或淋巴管。进入肠微静脉的六钩蚴经肠系膜上静脉进入门静脉系统,随血流迁移,转运至肝脏。门静脉的解剖特点是两端皆为毛细血管末梢,中间的肝窦丰富,管腔细密,如同"滤池",成为六钩蚴的第一道"筛子",故而多数六钩蚴保留在肝内,发育长成棘球蚴。极少数通过肝脏的六钩蚴,随肝静脉及下腔静脉回流至右心,从小肠淋巴管进入胸导管的六钩蚴也可经由颈内静脉到达右心。回流至右心的六钩蚴可以顺着肺动脉迁移到肺脏,部分留存下来,在肺内发育成棘球蚴。由于肺毛细血管是肺动脉、肺静脉的直接通道,六钩蚴通过肺组织远较肝脏容易,故部分六钩蚴可随肺静脉回流入左心,再进入体循环动脉系统而迁移到全身各部位器官,生长发育成棘球蚴。除肝、肺以外的各脏器感染概率与其血流量及六钩蚴随血液循环流经的先后顺序有关。

二、病变过程

六钩蚴一般需要 10~14 天发育成幼虫(棘球蚴),寄生于人体组织器官的幼虫先发育成初期的小型包虫囊肿,以后逐渐长大,形成一个充满液体的包囊(棘球蚴),包囊含有有核的生发层和一层无核的角质层。囊型包虫病初期,囊内层的生发层繁殖能力很强,生发层细胞增生内突,进而形成细小的白色颗粒状生发囊。产生原头蚴的生发囊为育囊,可发育成子囊,囊内原头蚴数量反映包虫囊的生长发育能力,不产生原头蚴的为不育囊,不具有流行病学的传染意义。同一患者体内,育囊和不育囊可共存同一包囊。一般较大的母囊内形成小的子囊,数个紧密贴近的小型包囊成簇,形成"多囊"或"多泡"状外观。部分包虫受到胆汁逆流或腹压变化等外界刺激,可以促使原头节活性增加,部分头节外翻增加,在周围形成子囊以保护头节。包虫囊内充满无色或淡黄色囊液,内含营养物质、包虫的代谢产物及宿主的体液成分,用以保护与滋养子囊及原头蚴。子囊内的囊液与上述成分及作用一致。外层角质层具有保护作用,同时又是子囊和原头蚴吸收营养物质、排泄代谢产物的媒介。包囊形成初期,宿主组织发生特异性及非特异性的免疫反应。大量中性粒细胞、嗜酸性粒细胞聚集,随后周围形成由组织细胞吞噬虫体成分形成的多核细胞和单核细胞为主的肉芽肿,最后周围被寄生组织内纤维组织增生,形成纤维组织外囊,并伴随大量浆细胞、淋巴细胞浸润,逐渐呈慢性炎症过程。随着内囊的不断增大,外囊的纤维组织发生透明变性,囊内容物的溢出还导致囊周形成多核巨细胞浸润,进而形成慢性肉芽肿性病变。

部分包囊受到外力作用导致内外囊分离,或包虫囊肿生长过快、过大、囊壁过厚,以及合并胆瘘、感染等使得囊肿营养供应障碍,囊内获取营养的能力下降,包虫活性降低。部分内囊或子囊坏死,囊液中的蛋白质变性,囊液浓缩,囊内容物呈胶冻样改变。久之,囊液进一步吸收减少、包虫囊塌陷、回缩而成干酪样的实质包囊,最后形成类似结核球或纤维素沉积而机化为实质性肿块。有些包虫发育晚期,由于包虫囊营养的缺乏,导致钙盐的沉积,当包虫死亡后,包虫囊大面积钙化。由此可见,随着包虫的生长、发育、退变以及死亡的病理变化,包虫囊内容物有着由液性—胶冻样—干酪样—钙化的变化过程。但不是所有的囊型包虫的自然病程都是最终退变、消亡的,很多在发育过程中就已经导致了人的严重症状、并发症,甚至死亡。

三、病理性损害

囊型包虫病一般生长缓慢,对脏器的损害从膨胀性的推挤,逐渐变成占位性的扩张,增长速度并不一致,部分生长迅速,大多稳定而缓慢发展,部分包囊不扩大或发生塌陷、实变,甚至部分或全部发生钙化。这可能与寄生虫体的活力、寄生脏器的血运情况、疏松程度以及机体的免疫情况等有关。临床发现肺、脑、脾脏、皮肤以及腹腔包虫增长较快,尤其是肺组织结构疏松,血运好,故生长速度也快;而骨组织因结构致密,阻力大,扩张受限,则生长缓慢。

囊型包虫初始阶段,小包囊被充分包裹于寄生器官中,一般不会引起重要的病理学反应,通常是无症状的。但随着包虫囊肿的增长,囊肿压迫周围的寄生组织,使其内部结构变形及周围器官移位,致使寄生组织和邻近器官发生压迫性和营养不良性萎缩、细胞凋亡,甚至坏死等继发性改变,对这些脏器的功能造成不可逆的损害,出现不同程度的临床症状。

另外,随着包虫囊的进一步膨大,与周围组织的交界面积也越来越大,有更多的寄生器官组织受累,形成较厚的纤维结缔组织外囊。肝囊型包虫病纤维外囊包绕肝内胆管,硬化的间质导致这些胆管上皮变性、萎缩,胆管因严重受挤压发生扭曲、变形,进而引发胆汁瘀滞或胆汁渗漏,远端肝内小胆管轻至中度扩张。严重者可导致肝内局灶性肝硬化。肺囊型包虫病则可导致支气管严重挤压,阻塞气道,有时可穿破支气管壁,形成支气管-包虫囊瘘。

四、囊肿破裂与种植

包虫生长发育的初期阶段内囊完整,外囊薄弱。此时包虫活性较强,囊内压力高,容易造成外囊破裂。囊内容物在压力差的作用下向脏器内膨出,被周围寄生组织"阻拦",重新形成新的外囊包裹,显示出"葫芦"样形状的外囊。因为在新的外囊形成之前,破裂口位于肝实质内,内囊始终保持完整,故称为"肝内破裂"。膨出的包虫内囊挤压周围脏器实质,形成新的外囊。此过程中内囊未破裂,因此大囊肿与小囊肿之间无明显外囊壁样结构,共同组成了一个囊腔。当外力因素或合并感染,以及病变侵蚀压迫外囊使得局部外囊变薄时,囊肿因脆性增加容易向体腔及周围脏器穿破。当内外囊同时破裂于寄生脏器实质内,具有活性的头节随囊液流入破裂口周围,可形成继发性包虫囊肿。

突出脏器表面生长的包囊,在腹腔、胸腔压力骤变或包囊受到外力震动、撞击或贯通伤等因素下,易造成突出肝外部分的包囊破裂。另外,穿刺活检等侵入性检查误入包虫囊、术中减压穿刺抽吸囊液时囊液外溢以及术中探查操作不当都可以导致囊肿破裂囊液外溢。当囊内容物涌入胸腔或腹腔,可造成机体的过敏反应,甚至休克。如果肝外破裂后囊内容物少量进入腹腔,症状并不明显,患者可耐受。经过长时间的炎症刺激,破裂口处与大网膜形成粘连,或大网膜覆盖于破裂口处,含有活性头节的囊液可流入大网膜与肝脏间隙,形成多个新的包囊,称腹腔多发囊型包虫病。如肝顶部的包虫囊肿继发感染后向胸内穿破,导致胸膜腔内积液和粘连,长时间的炎症刺激可以使肝顶、膈肌、膈胸膜及肺之间形成紧密的黏着,形成继发的多发包囊。另外,包虫囊肿甚至可以破入血管至下腔静脉,造成囊肿出血和囊内容物进入循环系统,引发肺动脉栓塞以及病变播散,但是发生的概率远较泡型包虫病少。

肝包虫囊肿在生长过程中压迫相邻大胆管,致胆管壁缺血坏死,部分内囊壁随囊内压力增高突向胆管,并可在胆汁的"消化"作用下发生破溃,包虫囊壁与胆道相通形成肝管-包虫囊瘘,如囊内容物尚未进入胆道,临床患者往往无特异性症状,术中仅仅表现为包虫囊液黄染而无明显肉眼可见的胆瘘口;如囊内容物破入胆道则导致囊皮、子囊、囊液等进入胆道可引起梗阻、过敏反应等。囊型肝包虫破入胆道的程度与包虫体积大小、包虫囊肿压力的高低、包虫囊肿破口的大小有关。包虫碎片柔软并且润滑,较容易通过壶腹部括约肌排入十二指肠内,随即解除梗阻,从而成为一过性梗阻性黄疸。包虫囊肿还有可能多次少量破入胆道系统而出现间歇性黄疸。

肺包虫囊肿继发感染使包虫囊壁与周围组织(肺、支气管、胸膜等)粘连,感染的加重使这些组织坏死溃烂,包裹能力下降,加之包虫囊内的高压力状态,则可能使包虫囊壁破裂。当囊肿破入胸膜腔可能导致过敏性休克,囊内容物聚集区域形成急慢性炎症,长期则形成慢性炎症的包裹性病变以及肺内继发性的包虫囊肿形成。当肺囊型包虫囊肿与支气管形成外囊-支气管瘘时,咳嗽、碰撞等因素致使包虫内囊与支气管之间压力差增大,使本身就存在压力差的气管瘘口部位破裂,囊内容物经支气管咳出,痰检中可以找到头节或内囊成分如"粉皮样"囊壁。

五、过敏反应

包虫囊液内含多种蛋白质、肌醇、卵磷脂、胆固醇、尿素及少量无机盐、糖和酶等,其中蛋白质是具有抗原性异种蛋白。当包虫囊肿破裂进入寄生脏器组织、胸腔或腹腔,组织吸收囊液,使人体致敏,产生抗体,在血液内产生免疫球蛋白,附着在肥大细胞表面,包虫囊液抗原与机体内抗体结合,肥大细胞释放组胺、5-羟色胺及缓激肽等血管活性物质,发生变态反应,甚至导致机体过敏性休克。肝包虫囊肿破裂发生的部位和致敏源的量不同,其过敏反应发生的程度也不同。另外,患者对包虫囊液的反应程度与个体差异、囊液活性、寄生人体的病程长短、流入组织内囊液多少以及囊破裂的部位等因素有关。一般肝包虫破入胆道过敏反应较轻,临床上较少见,可能与胆汁对蛋白的变性作用有关。

第二节　泡型包虫病

多房棘球绦虫的成虫寄生于狐狸、犬、狼等动物的小肠中,当人误食了多房棘球绦虫终末宿主动物粪便污染的食物或饮水后,感染引起泡型包虫病(alveolar echinococcosis),泡球蚴以肿瘤样浸润和破坏性生长为特征,可对人体组织造成严重的疾病并伴有高病死率。

与细粒棘球绦虫相似,多房棘球绦虫虫卵亦为卵圆形,由一个六钩蚴和数层膜性结构构成,最外层的被膜也具有高度抵抗性的角质化胚膜,这使得其高度抵抗环境因素,保持长期的感染力。

一、浸润性生长

多房棘球绦虫虫卵经人口食入后,六钩蚴经肠黏膜入血到达肝脏,幼虫期的初期发育一般只累及肝脏,以右叶感染最多,肝门或一两个肝叶也可被累及。肝外原发性病灶罕见报道,肝外的浸润或转移灶一般是由肝内病灶扩散至邻近器官或由生发细胞经血管、淋巴管扩散至远隔器官。

泡型包虫病病灶的大小从数毫米至巨大。寄生的幼虫最初形成小的囊泡,囊泡再以出芽的方式不断向四周肝脏组织浸润性生长,形成一个多泡的浸润结构,在密度不均的结缔组织间质中不规则生长。与囊型包虫病不同,泡球蚴团块通常含半固态基质而非液体。泡型包虫病多结节囊泡含黏稠胶质样液体,囊壁分为内层的生发层与外层的角质层,角质层是多房棘球蚴与宿主发生相互关系的关键结构。病变周围纤维组织增生,但无完整的纤维囊壁形成,囊泡溢出的囊液与邻近的组织发生特异性及非特异性免疫应答,故病变周围可见嗜酸性粒细胞、淋巴细胞、浆细胞浸润及肉芽肿性病变。

与细粒棘球绦虫的生长缓慢和多变相反,多房棘球绦虫在其自然中间宿主田鼠类啮齿动物体内发育迅速,仅需 2~4 个月便可产生原头节,之后囊泡增殖减少,几乎不再长大。在人体内生长情况则完全不同,为速度较慢的进行性增殖,不产生或仅产生少量原头节。虫体向周围增殖的同时,中央发生退行性变化。因此,伴随着中央坏死组织的进行性增大,有活性的增殖性寄生虫组织处于边缘的带状区域。泡型包虫最初的 5~15 年从无症状潜伏期到随后持续的慢性病程,其增殖过程一直在缓慢进行,并向周围组织浸润。病变晚期,未经治疗或治疗不当的患者死亡率很高。有学者认为泡型包虫通常可保持无限的增殖能力,直至患者死亡。但是,在宿主防御机制影响下,泡型包虫也可以发生退化、钙化并最终死亡。

二、扩散和转移

随着泡型包虫在肝内缓慢无限制生长,病变向上可侵犯膈肌,破入胸腔,向后可侵犯下腔静脉,向下可直接累及右肾上腺等邻近组织,靠近被膜可以造成腹腔内的多房棘球蚴种植。位于肝门或者累及肝门的病灶可以压迫、包绕和侵蚀肝门区的血管和胆管,从而引起门脉高压和胆道扩张。病变还可以侵犯淋巴管和血管,通过血运和淋巴道等途径播散至肺、脑等器官产生转移性病变。通过血运播散,主要经过门静脉分支在肝实质内形成多发性病灶结节,若侵入肝静脉分支则随体循环血流播散至远处器官,其中以肺与脑居多。通过淋巴主要转移至肝门与腹膜后淋巴结。泡型包虫病这种向周围浸润、邻近器官扩散和远处转移的特性酷似恶性肿瘤,故有"虫癌"之称。

肝脏的泡型包虫病形成一个多泡的浸润结构,包囊含有发育不完整的角质层和生发层,周边的虫体生发层细胞形成丝状突起网,进行内生性增殖的同时进行外生性、浸润性生长,并转化成保护性的管状和囊样结构。同时,虫体分泌的物质使与囊泡接触的肝脏细胞间连接蛋白表达下调,而细胞外基质蛋白酶则表达上调,进一步使生发层细胞更容易浸润到周围组织内。通过以上这些机制,病变像恶性肿瘤一样不断向周围扩散,这是泡型包虫病的重要特征。

三、免疫病理反应

多房棘球蚴对人体来说是感染性外源性物质,具有抗原性,可以诱发宿主的体液免疫和细胞免疫。人体通过非特异性免疫反应和特异性免疫反应防御多房棘球蚴的同时,多房棘球蚴也通过免疫逃避而在体内生存、发育、繁殖。在多房棘球蚴感染免疫过程中,虫体与机体之间相互斗争和相互消长,多种免疫反应相互协作,又相互制约。

人因误食多房棘球绦虫虫卵引起感染,进入体内的虫卵外膜结构可以抵制消化道黏膜上皮细胞的免疫防卫和胃酸腐蚀,在十二指肠内孵出的六钩蚴穿透肠壁,经血液和淋巴循环至肝、肺等器官,在此过程中受到血液及组织中的吞噬细胞、嗜酸性粒细胞及自然杀伤细胞等非特异性免疫防御。同时,机体对感染的多房棘球蚴进行抗原呈递、T 细胞活化,通过细胞因子进行免疫调节发挥特异性免疫攻击。另外,人类体液免疫在控制寄生虫的生长中也发挥着重要作用。抗包虫特异性 IgM 抗体在感染 2~4 天后开始出现且显著持续升高,并于手术摘除包囊后迅速下降。因此特异 IgM 抗体的检测不仅可作为感染包虫早期诊断的指征,也可作为手术治疗效果预后观察的指标。寄生于不同组织器官的包虫诱导宿主所产生的抗体类型不同,肝脏包虫主要是 IgG,肺脏包虫主要是 IgM。

包括寄生虫在内的许多致病生物都能在有免疫能力的宿主体内长期存活并繁殖,是因为致病生物有多种复杂的免疫机制能使病原体避开可能致死的免疫学攻击。泡球蚴在局部形成非细胞组成且富含高分子多糖成分的完整板状层结构,通过这种结构与周围宿主组织相分隔,以此逃避宿主的免疫攻击。机体在感染局部形成的肉芽肿,一方面可以限制泡球蚴的生长和转移,对机体起保护作用;另一方面可调节宿主的免疫应答,使病灶周围浸润的细胞不能有效地参与细胞免疫应答的效应阶段。除此之外,泡球蚴还可以一方面通过调节细胞凋亡使感染人体的细胞免疫功能常处于抑制状态;另一方面可抑制宿主发生细胞凋亡以达到其维持生存和继续发育的目的。

第三节　病理学诊断

病理学是研究疾病的致病原因、发病机制、疾病的转归,以及疾病过程中机体的形态、功能改变情况的一门学科。寄生虫感染人类是病理学研究的一个重要范畴。棘球蚴病是主要流行于牧区的一种人畜共患疾病。人类棘球蚴病是一种由棘球属绦虫的幼虫期——续绦期所致的感染,可导致无症状性感染直到严重疾病,甚至死亡。目前发现的细粒棘球绦虫、多房棘球绦虫、少节棘球绦虫以及福氏棘球绦虫的续绦期都可感染人类,但囊型和泡型棘球蚴病具有特别重要的医学意义。临床中常采用病理诊断对棘球绦虫幼虫感染加以确认,并对一些外科疑难病例进行诊断,以及对感染棘球蚴的模型动物进行深入的形态学研究。

一、囊型包虫病

1. **大体所见** 囊型包虫病(细粒棘球蚴)主要寄生在肝脏,其次是肺、脑、腹腔、盆腔以及骨组织等,其他少见脏器受累也时有报道。囊型包虫病的典型结构为单室单房型包囊,由虫体部分的内囊和寄生组织形成的外囊构成,在寄生脏器内通过同心性扩大而呈膨胀性生长。肝包虫术中见肝组织明显肿大,病变靠近被膜表面者可见灰白色肿物。肺包虫术中除见到界限清楚的肿物外还可以见周边肺组织明显受到挤压的继发性改变。

肝囊型包虫病手术切除标本多数为完整的单房性类圆形组织,周围见少量肝组织,有的与周围肝脏交界处可呈现凹陷样改变。外囊壁组织厚薄不一,颜色多灰白,质地坚韧,切之有弹性,如切软骨感。局灶可以有钙化。囊内见淡黄色、半清亮囊液和柔软而富有弹性的白色半透明膜状物,状如粉皮,易与外囊分离,有的还可以见到大小不等的圆形或椭圆形子囊。子囊为微白色或无色半透明葡萄状,光泽圆润,子囊中还可以形成孙囊。部分病例外囊发生胆瘘,囊内容物受胆汁污染而囊液呈现黄色,内囊失去弹性。有时还可以见到陈旧性病变,腔内容物呈灰土黄色,黏稠泥样或干酪样改变,粉皮样物不明显或变性、坏死。甚至有的病变仅见纤维囊壁,其内完全是干酪样坏死,诊断困难,需要多处取材查找残存的角质层(图 3.3.1～图 3.3.6)。

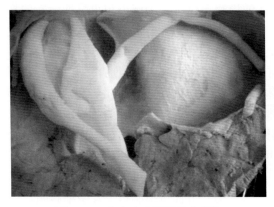

图 3.3.1 肝包虫内囊呈粉皮样物

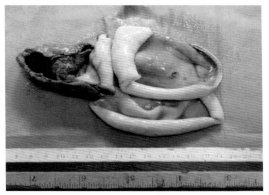

图 3.3.2 肺包虫内囊穿破支气管时
可随痰咳出

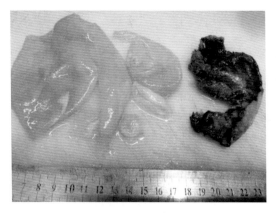

图 3.3.3 肝包虫

左侧粉皮样物为内囊,右侧暗褐色物是纤维外囊

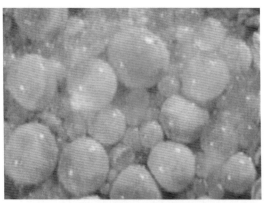

图 3.3.4 肝包虫多发子孙囊,呈葡萄或
乒乓球样大小

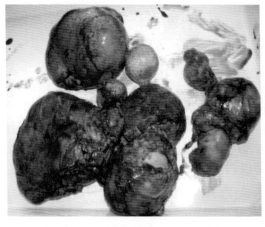

图 3.3.5 腹腔多发包虫囊切除标本

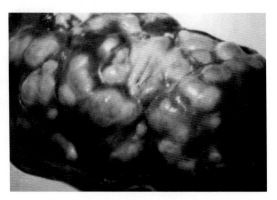

图 3.3.6 羊肝包虫囊肿标本

2. 显微镜下表现 囊型包虫病手术标本的外囊和内囊一般分开送检。内囊为虫体部分,包括生发层和角质层。角质层为无细胞、较宽的嗜伊红规律板层排列结构,部分肝包虫内囊因胆汁溢入导致内囊变性严重,板层结构分层不清晰,并被胆汁染成黄色。生发层多完整,也称有核层,附于较坚硬、富有弹性的角质层内侧,因角质层的弹性回缩呈屈曲状,镜下为嗜伊红单层细胞。偶然在角质层内侧也可以看到多个原头节,囊液在光学显微镜下亦可检见原头节(图3.3.7)。

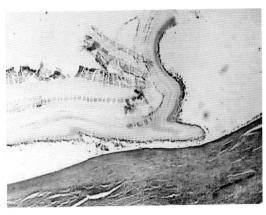

图 3.3.7 肝囊型包虫病
内囊为相互平行的粉染板层结构,
外层为纤维结缔组织包膜伴透明变性

囊型包虫外囊,即纤维囊,为纤维结缔组织,陈旧性病例纤维囊壁多发生透明变性,部分见钙化。纤维性外囊的形成即是一种组织损伤修复的过程,与机体其他组织修复有着共同之处,又是机体的一种免疫防御反应,因此外囊周围常可见淋巴细胞、浆细胞及嗜酸性粒细胞等浸润,部分可以见到肉芽肿性改变,周围受累组织病变呈现非特异性的改变(图3.3.8)。肝囊型包虫病的外囊和周围组织间常可见一层含多量扩张小血管、小胆管、小淋巴管的疏松结缔组织,与周围邻近的受挤压组织没有明确界限。在不同器官的囊型包虫病中,骨囊型包虫在病理学上表现比较特殊,首先骨囊型包虫病一般由骨松质和骨髓腔开始,由于骨组织较致密,包虫内囊在压力的作用下沿着骨小梁间隙伸展、屈曲,形成假性多囊;其次,骨囊型包虫病没有纤维外囊,包虫内囊直接与骨组织接触,周边可见多核巨细胞形成,但其他炎症细胞反应不明显(图3.3.9)。

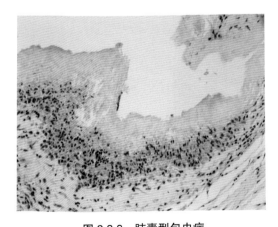

图 3.3.8 肺囊型包虫病
纤维组织增生伴透明变性,周围见淋巴细胞、浆细胞、少量嗜酸性粒细胞及上皮样细胞构成的肉芽肿性病变

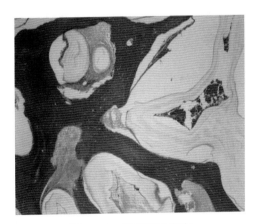

图 3.3.9 骨囊型包虫病
骨小梁间隙内见屈曲呈环状、带状的角质层,形成假性多囊,部分区域骨组织变性、坏死,未见明确纤维性外囊

二、泡型包虫病

1. 大体所见 泡型包虫病(泡球蚴)具有局部浸润性生长和远处转移的特性,其病变程度和预后都较囊型包虫病更为严重。因为肝外脏器的泡型包虫病几乎都继发于肝脏或与其伴发,因此,研究认为肝脏以外器官的泡型包虫病都是由肝脏侵犯或转移而来(图 3.3.10~图 3.3.12)。肝泡型包虫病术中见肝脏肿大,肿块靠近被膜可形成黄白色的外观,表面凹凸不平。并与周围组织界限不清,常无完整纤维包膜,周围组织多灰白、质韧,手术切除标本周边常可见切除的部分受累器官组织。

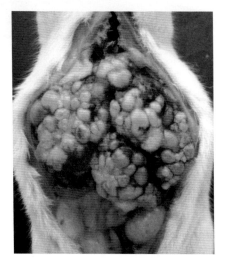
图 3.3.10 小鼠泡球蚴(人工感染)

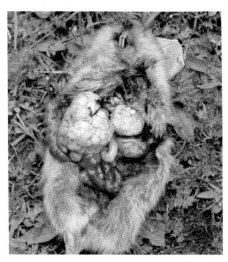
图 3.3.11 高原鼠兔肺泡球蚴(自然感染)

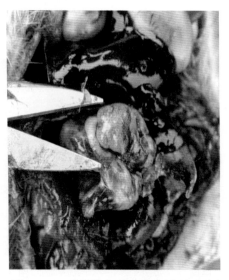
图 3.3.12 高原鼠兔肺泡球蚴(自然感染)

　　大体切开呈现巨块状、结节状或巨块结节混合,但以前者为主。巨块型病变呈浅黄色或灰白色,表面不平。切开时有砂粒感,切面呈蜂窝状,由无数大小不一的囊泡相互连接、聚集构成,囊泡间有大量纤维组织间隔,酷似蜂窝状。囊腔内含黏稠胶状物质。病变无包膜,与周围组织界限不清。病变中央常因缺血坏死、液化,形成空腔,腔壁高低不平,呈熔岩状。腔径大小不一,肉眼观察不易与肝癌鉴别。其内可见不完整的角质层,呈灰白卷曲状,罕见原头蚴。若发生变性、坏死,可呈胶状液体或实变、钙化(图3.3.13~图3.3.15)。

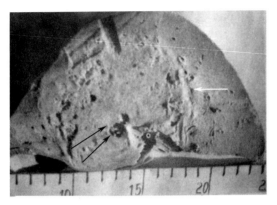

图 3.3.13　肝泡型包虫切除标本
巨型肿块伴多发小囊泡

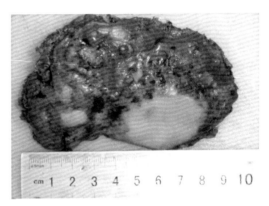

图 3.3.14　肝泡型包虫切除标本
不规则肿块伴多发小囊泡,切面灰白色

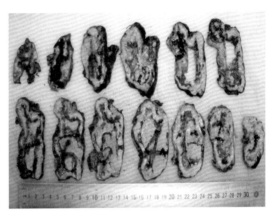

图 3.3.15　肝泡型包虫切除标本
中心液化坏死呈豆腐渣样改变

2. 显微镜下表现　泡型包虫病病变组织与周围组织界限不清,犬牙交错,无明显包膜。病灶内见无数直径在小于1~30mm的不规则囊泡,可见角质层,生发层常不易辨认,原头蚴偶见。周边囊泡内角质层呈淡粉色的板层结构,分层相对清晰,厚度较囊型包虫薄。部分角质层内侧可见残存具有活性的单层生发细胞。病灶中央为坏死的宿主组织和变性囊泡,可形成充满液体和坏死组织的腔隙。坏死囊泡内残存的变性角质层呈均一红染的环状、缎带状,缺少分层(图3.3.16)。宿主组织呈凝固性坏死或仅见影细胞,局部可见点状或小片状的钙化。肝泡型包虫病常可见胆管及胆囊组织侵犯,甚至在肝-下腔静脉前淋巴结内找到转移的病变,镜下淋巴组织大部分被病变占据,仅在边缘残留部分淋巴结边缘窦或淋巴滤泡(图3.3.17)。骨的泡型包虫病病变中央和周边基本一致,虫体和骨组织的坏死都不彻底,骨小梁纤细、虫蚀状,虫体角质层变性(图 3.3.18)。

　　早期病变周围以肉芽肿样改变为主,伴周围间质内嗜酸性粒细胞、淋巴细胞和浆细胞等浸润。后期虫体组织与宿主相互作用,周围交界组织发生纤维组织增生,"限制"病变的浸润,并出现片状的坏死。周围结缔组织增生明显,可见由不等量嗜酸性粒细胞、类上皮细胞和淋巴细胞构成的肉芽肿。病变周围可见宿主细胞萎缩、变性、坏死及再生等非特异性的改变(图 3.3.19~ 图 3.3.21)。

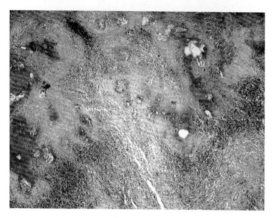

图 3.3.16　肝泡型包虫
病变界限不清,病灶内见多发小囊泡。
周围纤维组织增生,间质炎症细胞浸润

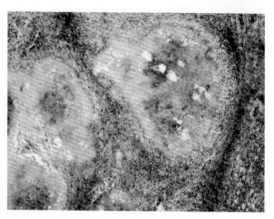

图 3.3.17　肝泡型包虫
呈大小不等结节和多个小囊泡,囊泡间组织坏死,
周围炎性细胞浸润、纤维组织增生

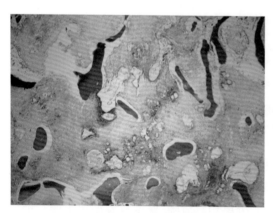

图 3.3.18　骨泡型包虫
病变内虫体和骨组织的坏死都不彻底,骨小梁纤
细、虫蚀状,虫体角质层变性,呈大小不一的囊状均
一红染结构

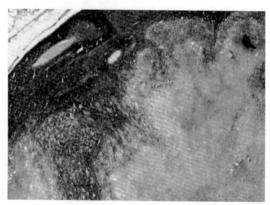

图 3.3.19　肝泡型包虫
肝门淋巴结转移,边缘残留部分淋巴结
边缘窦和淋巴滤泡

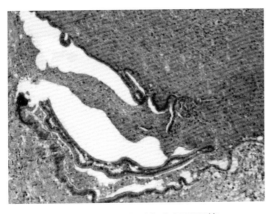

图 3.3.20 肝泡型包虫侵及胆管

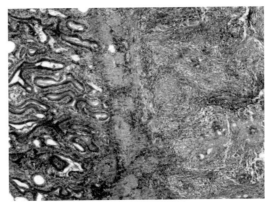

图 3.3.21 肝泡型包虫侵及胆囊，
病变位于黏膜下及肌层

（张淑坤 唐桂波）

参 考 文 献

［1］唐桂波. 实用包虫病影像学. 北京: 人民卫生出版社, 2013.

［2］贾万忠. 棘球蚴病. 北京: 中国农业出版社, 2015.

［3］温浩. 包虫病学. 北京: 人民卫生出版社, 2015.

［4］Eckert J. 人与动物棘球蚴病手册. 伍卫平, 译. 上海: 文汇出版社, 2014.

［5］Turgut M. Hydatidosis of the central nervous system: diagnosis and treatment. Berlin, Heidelberg: Springer Berlin Heidelberg, 2014.

［6］吐尔干艾力, 邵英梅, 赵晋明, 等. 肝囊型包虫病胆道并发症 284 例的诊治分析. 中华肝胆外科杂志, 2011, 17 (2): 104-109.

［7］王鸿, 李文桂. 泡型包虫病免疫发病机制研究进展. 地方病通报, 2006, 21 (1): 98-100.

［8］张梦岚, 周世英, 张淑坤, 等. 胸椎原发性泡状棘球蚴病 1 例. 临床与实验病理学杂志, 2010, 26 (4): 510-511.

［9］黄红, 张淑坤. 多房棘球蚴病的浸润和转移机制研究进展. 中国人兽共患病学报, 2016, 32 (7): 670-673, 678.

第四章 实验室检查

包虫病是由棘球绦虫幼虫寄生在人体所致的一种人兽共患寄生虫病。我国有囊型包虫病和泡型包虫病两种,临床上呈慢性发展过程,患者早期常无明显症状,就诊时往往处于中晚期,治疗困难,危害极大。因此,包虫病早期筛查与正确诊断十分重要。

目前,包虫病诊断除参考病史和影像学资料外,实验室检查有着重要的诊断价值,尤其是在包虫病的流行病学调查、体检筛查和与肿瘤等其他占位性病变的鉴别等方面有着不可替代的作用。实验室检查方法大多简易快速、重复性好、特异性或敏感性均较高,易于在基层推广应用。但实验室检查不能明确包虫感染部位和感染类型,有时可与其他寄生虫感染(如蠕虫类)产生交叉反应,出现假阳性或假阴性。同时,对术后复发或再感染的判别困难。因此实验室检查的血清阳性结果表明受检者过去曾感染或现在感染过包虫卵,但不一定发病。需要结合影像学检查进一步明确诊断。

包虫病的实验室检查方法很多,主要包括:包虫病病原体检查、常规实验检查、免疫学检查和分子生物学检查等。

第一节 病原体检查

包虫病的病原体检查是在标本中检出棘球蚴虫体碎片或原头蚴,以达到诊断目的,是包虫病诊断的"金标准"之一。标本包括手术取出物,囊肿抽出液,以及粪便、尿、痰、胸腹水等,但普通标本检出率低,手术取出物及囊肿抽取物检出率相对较高,主要在病理科完成。

第二节 常规实验室检查

包虫病属慢性寄生虫感染,在常规血细胞检查中多数病例可见外周血嗜酸性粒细胞的异常增高(在包虫囊破裂或手术后更为明显),其百分比一般不超过 10%,偶达 70%。其他血细胞检查指标通常改变不大。

包虫病的生化检查中,可以出现生化指标发生改变,如阻塞性黄疸、部分酶类(血清氨基转移酶、γ- 谷酰转移酶、碱性磷酸酶等)和免疫球蛋白(IgM、IgG 等)的升高等,但均无特异性。

第三节　免疫学检查

免疫学检查是目前包虫病实验室检查的主要方法,操作简便、敏感性高、特异性强、成本低廉,是常规包虫病临床筛查与诊断的重要手段之一,主要用于包虫病的初次诊断,手术后或药物治疗后患者的随访等。对于无症状的早期患者及临床难以诊断的肝囊性病灶的诊断也有重要意义。

免疫学检查对包虫囊壁完整的单个包囊患者敏感性较低,在包虫病初发或有新破裂的包虫囊患者中阳性率较高,包虫死亡或化脓后则为阴性反应。如果患者在较长时间内免疫学检查结果阳性,复发时其免疫学检查精确度较低。同时,由于寄生于人体的棘球蚴地域差异性较大,抗原成分复杂,使免疫学检查独立诊断包虫病仍有一定局限性。免疫学检查在包虫病与吸虫病和绦虫病之间有交叉免疫现象,因此单一的免疫学检查不能成为包虫病的诊断依据。

目前,免疫学检查方法较多,原理多以检测抗体为主,部分检测抗原。以包虫皮内试验(Casoni 试验)、间接红细胞凝集试验(indirect haemagglutination test,IHA)、酶联免疫吸附试验(enzyme linked immunosorbent assay,ELISA)等试验最为经典。临床上以 ELISA 最为常用,阳性率约 90%,但亦可出现假阴性或假阳性反应(主要在敏感性和特异性上存在差异)。近年来斑点免疫金渗滤法(dot-immuogold filtration assay,DIGFA)技术得到长足发展,通过联合应用 DIGFA 技术检查患者体内抗包虫囊液抗原(EgCF)、头节抗原(EgP)、囊液半纯化抗原 B(EgB)、泡球蚴抗原(Em2)四个抗原的抗体水平,大大提高了阳性检出率。

此前,临床曾常用 Casoni 试验和 IHA 作为包虫病筛查与诊断的方法,二者虽具有简便、迅捷、实验要求低等特点,但因其具有不易标准化,不能定量检查,假阳性率高等不足,目前临床上已不再采用。

1. **酶联免疫吸附试验**

(1)原理:用已知的抗原或抗体,依据抗原抗体特异性反应性质,检测待测样本中相应的抗体或抗原,以呈现的反应进行定性,以与标准品比较后的呈色深浅进行定量。其中酶结合物既能高特异性促进免疫反应,又具有生物催化放大作用,从而使试验具有很高的特异性和灵敏性,使检查达到 ng/ml 水平。

(2)评价:ELISA 法在临床应用中存在着交叉反应,试剂对囊型包虫病和泡型包虫病的鉴别性不高,检查结果不能区分现症或既往感染。

2. **斑点免疫金渗滤法**　斑点免疫金渗滤法(DIGFA)是继酶标免疫技术、荧光免疫技术和放射免疫技术之后的一项新的免疫标记技术,目前已基本成熟并被广泛应用。

(1)原理:将已知的抗原或抗体包被在放有吸水垫料的硝酸纤维素(NC)点样孔中,利用微孔滤膜的垂直渗透浓缩,使标本中相应的特异性抗体或抗原与 NC 膜包被的抗原或抗体快速形成抗原抗体复合物,然后加入胶体金标记的抗体,阳性反应则会在膜上呈现红色斑点,阴性反应则不形成红色斑点。

（2）评价：DIGFA 法操作快速、简便，无特殊检查环境、仪器设备的条件限制，可单人份检查，适合基层实验室检验以及疾病流行区的现场流行病学调查。

但因 DIGFA 法在临床应用中还存在交叉反应，试剂的敏感性和稳定性不高，检查结果不能区分现症或既往感染，胶体金颗粒过大、不稳定以及材料渗透能力较差等问题可能对其检查结果的准确性造成一定影响。

此外，包虫病的免疫学检查实验方法还有：斑点酶联免疫吸附试验（Dot-ELISA）、PVC薄膜快速 ELISA、酶联免疫电转移印斑法（enzyme linked immunoelectrotransferblot，EITB）、循环抗原检查、循环免疫复合物检查等。

血清免疫学检查在包虫病的实验室检查中具有很高的价值，但目前尚无一种血清免疫学检查方法可以达到敏感性和特异性的统一。影响血清免疫学检查结果的主要因素有：①抗原来源和性质的复杂性；②特异抗体与相应检查系统的获得和建立；③不同地理虫株的差异；④循环抗原及循环免疫复合物的干扰等。因此，在流行病学筛查和临床诊断中，应根据具体情况来选择适宜的检查抗原和检查方法。

第四节　分子生物学检查

分子生物学是利用分子生物技术和方法研究机体分子体系的结构、表达调控变化，从而为疾病的预防、诊断、治疗和转归提供信息和决策依据的一门学科。

包虫生活史复杂，同一包虫的不同种株、同一种株的不同发育阶段、寄生的不同组织、甚至外环境的改变等，都可造成包虫基因表达的改变。目前有关包虫病分子生物学的研究还处于起步阶段，主要集中于包虫单个基因的序列及其功能上的研究。

一、聚合酶链反应技术

特点：高特异性、高灵敏性、快速简便性。

1. 免疫聚合酶链反应（immuno-polymerase chain reaction，immuno-PCR）

（1）原理：免疫 PCR 是一种抗原检测系统，可通过选择不同的引物和生物探针，将某个已知序列的 DNA 片段标记到相关抗原抗体复合物上，再将这段 DNA 扩增后对 PCR 产物进行常规检查。

（2）评价：临床针对细粒棘球蚴和泡状棘球蚴感染病例均采用免疫 PCR 法鉴别，检查泡型包虫特异 mRNA。免疫 PCR 识别一抗和二抗的灵敏度高达 10^8，与酶联免疫吸附试验和酶免疫法等传统方法相比，提高了囊型和泡型包虫病鉴别诊断的特异性和敏感性。

2. 实时荧光定量聚合酶链反应（real time fluorescent quantitative polymerase chain reaction，real-time fluorescence PCR）

（1）原理：实时荧光定量 PCR 是指在 PCR 反应体系中加入荧光基团，监测整个 PCR 过程，利用仪器对荧光信号的累积计算，最后通过特定数学原理对未知样本进行准确、快速的核酸定量分析的方法。

（2）评价：该技术是定量研究基因表达水平最为有效的方法之一，为包虫病特异基因筛选提供有利的技术支撑。

二、分子杂交技术

1. **分子杂交**（molecular hybridization）　是利用核酸变性和复性的性质,在一定条件下使具有同源序列的两条单链核酸(包括 DNA-DNA、DNA-RNA、RNA-RNA)按碱基互补原则进行特异性结合,形成相对稳定的异质双链的过程。常用于检查、分离特定的核酸序列,评价单、双链核酸分子的同源性或其他特性。主要包括印迹杂交技术、斑点杂交技术、荧光原位杂交技术、基因芯片技术和抑制差减杂交技术等。

2. **抑制差减杂交技术**（suppression subtractive hybridization,SSH）

（1）原理：SSH 是基于抑制 PCR 和差减杂交技术建立的简单有效的实验方法,通过 cDNA 变性后再复性的过程中,使原来在丰度上有差别的单链 cDNA 达到均一化,在杂交过程中只有目标序列有效扩增,非目标序列退火时产生"锅柄"结构,扩增受到抑制。

（2）评价：该技术在寄生虫学研究中主要应用在：①寻找与寄生虫不同发育阶段相关的差异表达基因；②寻找与寄生虫抗药性相关的差异表达基因；③寄生虫其他相关基因的研究。在细粒棘球绦虫发育过程中,可通过此技术得到不同发育期差异表达的基因,并将这些基因用于诊断和防治包虫病,提高包虫病诊治的效果。

目前,包虫病的实验室检查在包虫病的筛查诊断中广泛应用。但在血清学检查中,流行地区部分健康人也可检出低滴度的抗体,因而血清阳性率高于患病率。这是因为居民在受到虫卵的感染后,仅有一部分人发展成为包虫患者(成功的感染),多数人在不成功地感染后不发病,但在血清中出现低滴度抗体。因而抗体阳性率反映的是居民遭受虫卵感染的水平(过去或现在的感染),而不能代表感染后是否真正发病,需要结合影像学检查进一步明确诊断。

（任卫全　唐桂波）

参 考 文 献

［1］尚红,王毓三,申子瑜. 全国临床检验操作规程. 4 版. 北京: 人民卫生出版社,2015.

［2］钟旭光,黄耀光,唐卓润,等. 包虫病的免疫学诊断. 汕头大学医学院学报,2001, 14 (3): 212-214.

［3］齐颜风,伍卫平. 棘球蚴病流行病学研究进展. 中国寄生虫学与寄生虫病杂志,2013, 31 (2): 143-148.

［4］陈小林,吴万贵,米利古,等. 免疫学技术在棘球蚴病临床免疫诊断中的应用. 现代生物医学进展,2011, 11 (13): 2568-2571.

［5］孙艳红,杨亚明. 包虫病的治疗研究进展. 热带病与寄生虫学,2015, 13 (1): 53-58.

［6］温浩. 包虫病学. 北京: 人民卫生出版社,2015: 21-22.

［7］朱慧慧,汪俊云. 囊型包虫病诊断抗原研究进展. 国际医学寄生虫病杂志,2010, 37 (6): 375-380.

［8］王虎,曹得萍,马淑梅,等. 不同血清学方法对调查现场包虫病人血清的检测及评价. 中国人兽共患病杂志,2000, 16 (6): 67-69.

［9］杨剑,彭心宇. 棘球蚴感染的免疫与基因诊断技术研究进展. 农垦医学,2012, 34 (3): 273-276.

［10］TaiQW, Tuxun T, Zhang JH, et al. The role of laparoscopy in the management of liver hydatid cyst. Surg LaparoscEndosc Percutaneous Tech, 2013, 23 (2): 171-175.

［11］Gergiou GK, Lianos GD, Lazaros A, et al. Surgical management of hydatid liver disease. Int J Surg, 2015, 20 (8): 118-122.

［12］ Nari GA, Palacios RO, Russo N, et al. Liver resections as radical surgery for hepatic hydatidosis: results in 50 patients. Acta Gastroenterol Latinoam, 2014, 44 (1): 39-44.

［13］ Manterola C, Otzen T, Urrutia S, et al. Risk factors of postoperative morbidity in patients with uncomplicated liver hydatid cyst. Int J Surg, 2014, 12 (7): 695-699.

［14］ Abulizi A. Advances in multidisciplinary individualized treatment of refractory hepatic alveolar echinococcosis. Linchuang Gandanbing Zazhi, 2015, 40 (4): 639-641.

第五章　影像学检查

随着科学技术的发展,超声显像(US)、计算机断层扫描(CT)、磁共振成像(MRI)、数字减影血管造影(DSA)以及正电子发射计算机断层显像-计算机断层扫描(PET-CT)等先进影像学设备的应用,极大地拓宽了医学影像学诊断领域,提高了包虫病的检出和诊断水平,成为筛查和确诊包虫病的首选方法。尤其在过去容易误诊的泡型包虫病及其转移性病灶方面,各种影像学检查技术相互补充,使包虫病的诊断与研究从过去的单一形态学发展成为集形态、功能代谢和分子影像于一体的综合研究体系,从而对包虫病的整体研究水平有了进一步提高。同时,超声引导下的包虫病穿刺介入治疗,为包虫病的治疗提供了一种新的方法并取得良好效果,尤其对那些肝包虫破裂、腹腔广泛种植转移和多脏器包虫病晚期外科手术难以切除或因术后复发、粘连无法再次手术的病例,超声引导下穿刺引流可以明显缓解或解除临床症状并提高生存质量。

医学影像学是目前包虫病诊疗中最为直观、最有价值的方法。无论是囊型包虫病还是泡型包虫病,无论发生在什么部位和器官,绝大多数都可由影像学方法检出并明确诊断。这是由于包虫病特殊的生长方式和病理学改变为影像学检查提供了具有诊断价值的客观依据,并反映在不同的影像学检查技术当中。了解和熟悉包虫病生长方式和病理学改变极为重要,也是影像学诊断的基础。

第一节　影像学技术与方法

目前临床常用的影像学技术和方法很多。包虫病特有的生长方式与病理学改变为影像学检查提供了良好的客观诊断依据。但每一种成像技术对不同部位和类型的包虫病都有各自的优势与不足。有时用一种方法就可以明确诊断,有时则需要综合应用几种成像技术与方法才能明确诊断。因此,熟练掌握这些影像学技术方法与成像特点,根据不同部位和类型的包虫病,有针对性地选择一种或几种成像方法并综合分析不同方法的影像学表现与特征,才能做出正确的诊断。

一、超声显像

1. 原理　人耳可以听到20~20 000Hz的声波,大于20 000Hz的声波人耳无法听到,这种声波称为超声波。超声波可以穿透人体,当声波遇到人体组织时会产生反射波,不同的组织会产生不同的反射波,通过计算反射波成像称为超声显像。通俗讲,超声显像是利用人体组织结构与病变组织的不同声学特性、形态结构与功能状态而发现与诊断疾病的一种技术。

2. 技术与方法　超声显像技术种类较多,一般临床常用的有二维灰阶超声即 B 型超声诊断(B-mode ultrasound diagnosis,B 超)和彩色多普勒血流成像(color Doppler flow imaging,CDFI)。

(1)B 超显像:依据人体不同组织所具有的声阻抗及衰减的声学特性,采用灰度调制显示声束扫描人体切面,从而获得人体切面的相关声像图。在超声切面图上,用回波的幅度调制光点亮度,并以一定的灰度级来表示。不同组织其声阻抗及衰减各不相同,故在声像图上表现出不同的回声强度,能较好地提供组织和病灶的解剖学信息,以此发现及诊断各组织病变。

(2)彩色多普勒血流显像:通过多普勒技术得到的物体运动速度在某一平面内的分布以灰度或彩色方式形成的图像,其将血液中血细胞在运动中所散射回来的超声频率与探头所发射的频率之差作为信号来源,并用自相关技术进行彩色编码,以彩色图像实时显示血流方向及相对速度。血流方向红色表示朝向探头,蓝色则表示背向探头。相对速度颜色明亮表示速度快,灰暗则表示速度慢。

(3)超声造影:在常规超声的基础上,通过外周静脉注射对比剂,经肺循环进入左心系统,最后到达全身各脏器,利用对比剂微泡的声散射性能观察灌注部位与周围组织的声阻抗差异,提高对比分辨率,使超声医学由解剖学成像进入到功能学成像,广泛应用于临床检查,明显提高了肝脏等病变诊断的敏感性、特异性及准确性。超声造影可反应组织的血流灌注,能清楚显示肝脏微小血管或病变组织的血流,在肝泡型包虫病的诊断与鉴别中,有重要的临床意义。目前肝脏超声造影所使用的对比剂为声诺维(SonoVue),是第二代六氟化硫微泡超声对比剂,在血液中的溶解度很小,稳定性更高。主要由磷脂包裹六氟化硫微泡组成,属于纯血池对比剂,能到达毛细血管末端,并能通过肺循环在动脉中出现,但不会进入组织间隙中,在体内循环后 10 分钟内即可被完全代谢掉,故很少引起过敏反应。肝脏包虫病无论是囊型包虫还是泡型包虫,由于其特殊的组织病理结构,超声造影都具有特征性表现和诊断价值。

(4)超声弹性显像:根据各种组织的硬度不同,在二维超声的基础上,将多模态影像技术相结合进行显像。与传统二维超声不同,超声弹性成像是通过给组织施加一个微小的应变,使组织产生反射,如位移、应变及速度等产生改变,从而获取组织形变及弹性模量等参数,反映被测组织的弹性信息。肝泡球蚴病边缘移行带及泡球蚴病灶实质及正常肝周组织,表现为移行带区域为明亮暗带,病灶内部为灰黑色回声,用以判断肝泡球蚴病的增殖活性,具有重要的临床意义。

超声显像具有操作简便、无放射性、无损伤、无痛苦,可多方位动态观察并多次重复使用等特点,临床应用十分广泛,是目前筛查和诊断包虫病最常用的方法之一。尤其对腹部和盆腔器官包虫病的诊断效果非常好,可准确观察测量包虫囊肿形态、大小、发生部位及与周围组织的关系,区分囊型与泡型包虫病,明确其内与周边的血流状况,对鉴别诊断很有帮助。超声引导下的包虫病介入治疗,打破了过去百年的传统认识,为包虫病的诊断与治疗提供了一个新的有价值的方法。因此,超声显像广泛用于包虫病的诊断与人群筛查,是首选的检查方法。

但是,超声检查穿透力有限,对肥胖、骨骼、含气组织如肺的显像能力较差,对一些巨块型病变不能显示其全貌及其与周围组织的关系。此时,要选择其他的影像学检查方法。另外,超声检查受操作者个人技术水平的影响也较大,易发生漏误诊。做超声检查需要空腹8~12 小时,以减少胃肠道内气体对诊断的影响。

二、X 线成像

1. **原理**　X 线成像(radiography imaging)是根据 X 线穿透人体后在荧屏或胶片上显示的影像来观察人体有无病变的。X 线穿透人体,把人体内部形态投影在二维平面上,形成一幅前后压缩、重叠的图像,遇到被遮挡的部位,底片上不会曝光,洗片后这个部位就是白色的。X 线最大的缺点就是受限于深浅组织的影像相互重叠和隐藏,有时需要多次、多角度拍摄 X 光片。

1895 年伦琴发现 X 线并应用于医学疾病诊断,以后逐渐在临床得到广泛应用形成了放射诊断学,至今已有 120 余年历史。X 线成像在包虫病的筛查和诊断方面曾发挥过重要的作用,至今仍是肺和骨骼包虫病常用的检查技术之一。由于 X 线成像是依靠人体天然对比,也就是组织器官的厚度和密度差别,差别越大则显示越清晰。

2. **技术与方法**

(1)常规 X 线成像:X 线成像有透视和摄影之分。一般透视在包虫病的诊断中作用有限。摄片在胸部、四肢骨骼、脊柱包虫病的诊断中有一定价值,尤其是判断包虫的钙化方面价值较大。

X 线成像的优点是设备普及率高、费用低。缺点是二维投影,仅在人体自然对比明显的部位,如肺、骨骼能够很好地显示病变。对于腹部、颅脑等部位的病变则效果不佳。

近二十年来,随着计算机技术的飞速发展,在普通 X 线成像基础上,衍生出许多先进的数字化 X 线成像技术并在临床得到广泛应用,逐渐取代了普通 X 线成像。如:计算机 X 线成像(computed Radiograhpy,CR)和数字 X 射线摄影(digital Radiography,DR)。

(2)CR 成像:CR 成像是以可反复读取的成像板(IP 板)作为载体,记录人体的影像信息,经激光扫描计算机阅读处理产生数字影像。其优点是适用于固定或移动式 X 线机,灵活并可重复使用。

(3)DR 成像:DR 成像是利用平板探测器将 X 线直接转换成电信号形成全数字影像。因此,DR 比 CR 空间分辨率更高。X 线剂量更低,图像层次结构更清晰,极大地改善了工作流程,提高了工作效率,是目前 X 线成像的发展方向。但无论是 CR 成像还是 DR 成像,仍然是以人体组织密度和厚度区别为基础,因此,在包虫病的诊断应用方面仍有较大的局限性。

数字 X 线成像的特点是动态曝光范围大,密度分辨率较普通 X 线成像高,图像能进行多种后处理,便于网络存储与传输。

三、计算机断层扫描

1. **原理**　计算机断层扫描(computed tomography,CT)又称计算机 X 线体层摄影,是通过探测器把穿过人体的 X 线接收下来,经电子计算机数字处理后,得出各个单位体积的吸收系数,再经数字/模拟转换器转换形成重建的体层图像。通俗讲,CT 成像就像把一块面包切成若干小片分层来看。

2. **CT 机构成**　①扫描床:是完成扫描任务运载被检者的工具,具有垂直运动控制系统和水平纵向运动控制系统,能按程序的要求实现自动进出扫描架,完成自动定位检测对象的扫描位置;②扫描架:上面装有 X 线球管、滤线器、准直器、探测器及各种电子线路,能做旋转和前后倾斜运动,角度可达 ±20°～±30°,以改变球管和扫描物体之间的距离;③高压发生器:为 X 线球管提供正常工作电压(±80kV)和球管灯丝工作电流;④计算机系统:是 CT 机的大脑,是扫描运动、处理数据、重建影像的控制中心;⑤操作台:控制完成整个扫描过程;⑥照相机:把图像转化成胶片;⑦其他:包括大磁盘系统、磁带机、软盘驱动器、光盘驱动机以及后处理工作站等。

3. CT 机类型

(1)多排CT:"排"是指 CT 探测器在 Z 轴方向的物理排列数目,一般排数越多,探测器宽度越宽,一次扫描完成的范围越大。排数越多,检查时间就越短,越有利于运动部位的检查,如心脏、血管等。但是对于其他部位来说,检查结果差别不大,都能满足诊断需要。目前临床常用的多排 CT 的有 16 排、64 排、128 排、256 排等,主要就是解决心脏血管检查的问题。

(2)双源CT:以现有多排螺旋 CT 为基础,在同一扫描架上同时采用两个不同的 X 线发射管球和探测器来采集 CT 图像,主要应用于心脏冠脉成像。

(3)能谱CT:能谱 CT 能够在 50cm FOV 的范围内,使用常规的 CT 成像模式比如轴位和螺旋扫描的模式进行高低两种能量瞬时切换的能谱扫描,即将传统 X 线混合能量分解成 40~140keV 连续不断的 101 个单能量,从而获得了不同物质的能谱曲线,在一定程度上实现了物质定性分离和定量测定。其主要优势在于:①解剖结构及病变特征显示更清晰;②能谱曲线可对肿瘤做出定性及区分,为病灶起源及良恶性鉴别等提供更为丰富的信息;③物质分离技术可对肿瘤做定量分析。

(4)宝石CT:宝石 CT 采用宝石作为探测器材料,与传统稀土陶瓷探测器和钨酸镉探测器相比较,稳定性高出 20 倍。宝石透气性好、纯度高等特点是瞬时双能采用的硬件基础,可以保证更好的图像质量和更低的辐射剂量。宝石能谱 CT 第一次实现了全脑、全肺及全肝等大器官四维动态成像及灌注成像,对血管性及肿瘤性病变的定性诊断更准确。

CT 的诞生与应用,是放射技术发展历史上的一个里程碑。CT 扫描层厚薄,密度分辨率高,能清晰显示人体各组织器官的解剖结构,更重要的在于 CT 首次解决了 X 线摄影中图像重叠的难题,为我们提供了真正的人体横断面图像。20 余年来,CT 技术得到快速发展,各种图像重建技术可使人们从矢状面和冠状面观察了解病变情况。因此,CT 在包虫病的诊断上较 B 超与普通 X 线成像更有优越性。对显示病灶位置、形态、大小、分型以及与周围组织的关系上价值更大。临床诊断中,以下几点十分重要:

CT 值的应用,更有利于观察病变内的密度变化,明确坏死、液化、囊内感染等。CT 对钙化十分敏感,在泡型包虫病的诊断与鉴别诊断方面有其独特的价值。

(5)CT 增强扫描:由于人体组织器官自然对比度不一致,常规 CT 检查难以使自然对比度较差的组织器官内的病灶得以清晰显示,需要应用对比剂以改变组织器官和病灶的影像对比度,提高诊断准确率。CT 增强扫描是经静脉注入含碘有机化合物即对比剂,并使血中含碘量维持一定水平,使器官和病灶影像增强,对比显示更加清晰,增加病灶的信息量,发现平扫未发现的病灶,了解病变的血供情况以及良、恶性病变的鉴别等,有助于小病灶的检出和了解周围组织侵犯情况。从而对病灶做出准确的定性分析、明确诊断。

目前 CT 常用的对比剂主要为含碘对比剂,分为非离子型和离子型。需要注意的是,CT 对比剂进入人体后可能会出现程度不同的不良反应,轻者表现为头疼、头晕或胃肠道反应,个别严重者可出现过敏性休克甚至死亡。因此,临床应用对比剂时需要严格掌握适应证,密切观察患者反应,检查室内配备相应的急救设备。

(6) CT 灌注成像(perfusion imaging):在静脉快速团注对比剂时,对感兴趣区层面或整个器官进行连续计算,得出各种灌注参数值,以伪彩色图显示出来,从而更有效、并量化反映局部组织血流灌注情况。目前临床主要用于脑血管病变、肿瘤诊断和疗效评价,也可用于肝泡型包虫病生物学活性的评估,对诊断与鉴别有重要价值。

(7) 3D 可视化技术(3D visualization technology):CT 三维可视化技术可以融合不同扫描期相,透视不同内部结构,单独显示不同组织并计算其体积,来进行模拟肝段切除及支持 3D 打印,从而可以详细地了解肿块和肝脏内部不同的结构关系,帮助决定治疗方案及评估疗效,并可通过模拟手术观察手术切面及要处理的血管、胆管,选择最佳的手术路径,估计剩余肝脏占总肝脏的百分比。

(8) CT 血管成像(computed tomographic angiography,CTA):是将 CT 增强技术与薄层、大范围、快速扫描技术相结合,通过后处理清晰显示全身各部位血管细节,对于血管变异、血管疾病以及显示病变和血管的关系有重要价值,如肝动脉、门静脉及肝静脉与病灶的关系。高压注射 90ml 对比剂,追加生理盐水 30ml,注射流率 3ml/s;层厚 3mm,层距 3mm。三期动态扫描时间分别为动脉期 25~30 秒,静脉期 45~50 秒,延迟期 60~80 秒。肝泡型包虫动脉期及静脉早期病灶没有强化表现,仅在静脉晚期及延迟期病灶边缘有轻度强化,病灶边缘凹凸不平,灶内见数量不等的小囊泡影。肝动脉受压移位,可呈"抱球"征,部分可出现肝动脉远端及门静脉分支狭窄或闭塞,下腔静脉受侵或受压迫致狭窄或纤细,肝静脉不同程度受压、移位、闭塞,部分还可出现门静脉充盈缺损、高压和侧支循环建立。利用多层螺旋 CT 冠状动脉成像(multislice spiral computed tomographyangiography,MSCTA)可清晰显示包虫病灶与血管的关系,提供直观立体的影像学信息,主要用于手术前后综合评估、制定手术方案及自体肝移植时血管重建等,具有重要的临床实用价值。

四、磁共振成像

1. 磁共振成像(magnetic resonance imaging,MRI) 是利用人体内氢原子核在足够强的外加恒定磁场中产生共振信号来检测和诊断疾病。1946 年 Bloch 和 Purcell 分别发现核磁共振(nuclear magnetic resonance,NMR)现象主要用于化学分子结构的分析,1971 年 Damadian 在测定组织的磁共振参数时发现正常组织和肿瘤组织的纵向弛豫时间有显著差异,提出以 NMR 来诊断肿瘤的设想。1973 年 Lauterbur 等用影像重建法获得 NMR 体层成像,并称组合成像或自旋成像,1978 年 Mallaed、Huthison 和 Lauter 等应用实用性超低磁场设备摄取第一份人体头部与体部的 NMR 图像。1980 年 Damadian 等推出世界首台商用机,并迅速用于临床。随着弥散、灌注、流体成像和波谱成像技术的不断进步,MRI 为临床提供更有价值的新信息,基于多通道线圈图像并行采集技术的应用,更加有效地改善了成像速度。

2. MRI 结构 MRI 系统主要包括 4 个组成部分。第一是具有强大净磁场(B_0)的磁体,通常有永磁型、常导型和超导型,磁场强度在 0.2~3T,目前临床常用的范围在 1.5~3.0T。它能使原子核发生极化。第二是 RF(射频)系统,能够产生频率为拉莫尔频率 ω 的交变磁场

（B₁），并且还能接收从患者反馈的微弱 MRI 信号。第三是梯度系统，能够产生叠加在主磁场 B_0 上的线性梯度磁场，用于 MRI 信号空间编码。梯度线圈和 RF 体线圈通常位于磁体孔径的中心部位。第四是计算机组成系统，它提供用户操作界面，产生数字化的射频和梯度激发脉冲，并同时执行数学运算（傅里叶变换、滤过等），将患者的信号进行数字转化并重建为图像。

3. MRI 特点与优势　　与超声、X 线和 CT 成像相比较，MRI 有更高的软组织分辨率，所反映病变的病理、生理基础更加全面，因而在包虫病的诊断中具有重要意义。尤其对颅脑、脊柱、纵隔包虫有独特的价值。

MRI 多方位成像能够从横轴、矢状、冠状和斜位等不同角度全面观察病变位置及其与周围组织的关系，尤其对体积很大和多发的病变更易明确其大小和数目，有利于病变的空间定位。

MRI 多参数成像能够清晰区分包虫的类型，尤其在泡型包虫病的显示上有其特征性改变，根据其不同发育阶段小囊泡的多少、位置可了解泡型包虫病的生物学活性，有极高的诊断价值。

MRI 水成像能很好显示囊型包虫的不同类型和泡型包虫小囊泡的情况，当囊肿侵犯或压迫胆管引起梗阻性黄疸时，则能清晰辨别病变与胆管的解剖关系。

磁共振弥散加权成像（DWI）能够对病变组织的水分子弥散特性进行定性和定量分析。因此在包虫病的鉴别诊断中具有非常重要的价值。通过 DWI 上信号的变化及测量表观弥散系数（ADC）值，可以鉴别部分体积较大的肝囊肿与囊型包虫、泡型包虫和肝癌，判断病变是否感染，并据此与肝脓肿相鉴别。

目前，随着 MRI 在临床的普及和应用，对包虫病影像学诊断与研究有了进一步的深入和提高。利用磁共振的功能成像技术（如波谱、灌注、弥散张量）、特异性对比剂分子成像，从代谢、血流动力学、分子水平等定量、定性的角度研究包虫病的诊断与鉴别，也具有很高的应用价值和广阔的应用前景。

五、PET-CT 成像

1. 正电子发射计算机断层显像 - 计算机断层扫描（positron emission tomography/computer tomography，PET-CT）原理　　PET 是采用正电子核素为示踪剂，通过病灶部位对示踪剂的摄取情况了解病灶功能代谢状态。但是，PET 对解剖结构的分辨率较低不如 CT，因此，高性能的 PET 与 CT 有机融合，由 PET 进行功能代谢和受体显像，由 CT 提供病灶的精确解剖定位，一次检查同时了解受检者解剖结构与功能代谢状况，从分子水平上反映人体组织的病理生理、生化和代谢等功能，并获得全身各方位的断层图像，达到疾病的早期发现和诊断目的，其临床应用价值越来越受到人们的关注和认可。

2. PET-CT 临床应用　　PET-CT 广泛应用于肿瘤、心血管和神经系统疾病，尤其是对于疾病的早期诊断、疗效评估有重要价值。近年来，应用 PET-CT 对包虫病进行定性、半定量和定量分析认为，通过病灶对正电子放射性药物摄取的方式、特点及药物代谢过程评价包虫生物学活性，可以准确显示包虫病灶与正常肝组织之间的阳性边缘界限，并对是否侵及肝外邻近器官、侵及范围和程度及远处转移做出准确判断，具有独特功能优势，在包虫病研究领域有广阔的应用前景。

第二节　影像学检查的病理基础

一、囊型包虫病

囊型包虫病（cystic echinococcosis）是由细粒棘球绦虫的幼虫 - 细粒棘球蚴寄生于人体而引起的人畜共患寄生病。人在误食含有细粒棘球绦虫虫卵的食物以后，在消化液的作用下，六钩蚴被孵出，穿越肠壁经门静脉血流进入肝脏并大部分被肝脏阻留，经数月而形成包虫囊肿，大小在几厘米和几十厘米不等。囊肿可以单发，也可以多发，多发囊肿其大小和体积多较接近。少数六钩蚴可随血流到达全身其他部位生长发育。囊型包虫绝大多数位于肝脏，约占 70%，其次是肺，约占 20%。其余在颅脑、脾脏、骨骼肌肉、心、肾等部位也经常见到，约占 10%。几乎人体的任何组织器官都可以被包虫寄生并引起疾病。

包虫囊肿的囊壁分内囊和外囊，两层之间有潜在的宽 1~3mm 的界面间隙。内囊由棘球蚴本身形成，壁薄而光整，分泌清亮无色无味的囊液，可达数百毫升至数千毫升不等。囊液中含有碳水化合物和包虫代谢产物，悬浮着大量育囊和原头蚴，呈细小白色的颗粒样改变。"包虫砂"是其明显特征（图 5.2.1），CT 值为 0~25Hu，如合并感染，则囊液中有大量炎性细胞浸润，使其密度升高，CT 值多 ≥ 25Hu。内囊壁又由外层的角质层和内层的生发层组成，角质层呈半透明或乳白色状粉皮样物，易破裂（图 5.2.2）。位于肺部的包虫囊肿，其特征是有时可穿破支气管而咳出粉皮样物。生发层则向囊内芽生增殖长出原头蚴，或与母囊结构相似的子囊、孙囊，其数目大小不等。外囊是棘球蚴刺激宿主而形成的胶原纤维性包膜。包虫囊壁的这种双层结构和母囊内出现的子囊、孙囊的病理变化，形成了超声、CT 和 MRI 图像上共有的特征性表现，而不为其他囊型病变所具有。这种特征性影像学改变极具诊断价值。寄生于不同部位的囊型包虫，大多能表现出与此相同的特征。

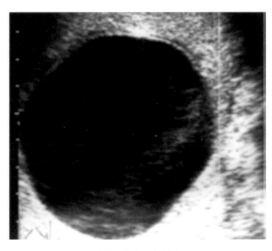

图 5.2.1　超声

肝左叶单纯囊肿型包虫，其内为无回声，可见漂浮的
"包虫砂"，前壁可见"双层壁"改变

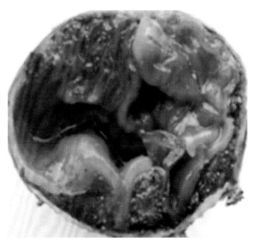

图 5.2.2　包虫内囊角质层，呈半透明粉皮样物

随着包虫的衰变或外力的作用,内囊可出现破裂、塌陷,部分或全部从外囊脱落分离,断裂的囊壁可折叠、卷曲,漂浮于囊液之中,形成变化多样且极具特征性的影像学表现(图 5.2.3),形似"花环""线条""带状"或"三叶草"样改变。病变晚期,囊液逐渐吸收浓缩或完全消失,可出现干酪样改变,实性成分增多或完全实变,形成"脑回"样或"洋葱皮"样改变。囊壁逐渐钙化,呈"蛋壳样"改变,或囊肿完全钙化,形成一实性、不均质的团块,也具有明显特征(图 5.2.4)。囊肿实变钙化后可在人体内长期存在。有时,包虫囊肿可因自身压力的改变或在外力作用下发生破裂,也可因感染等因素而自发破裂,此时大量的囊液夹带原头蚴、生发囊等一起溢出种植在腹腔和盆腔脏器,引起广泛继发性包虫病。此时,部分患者可产生过敏反应,出现皮肤瘙痒、红斑和荨麻疹、恶心、胸痛等现象,极少数患者会出现严重的过敏性休克,甚至引起死亡。

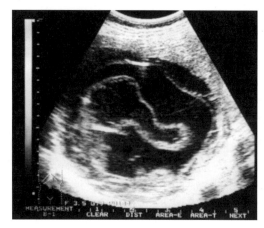

图 5.2.3　超声

肝右叶包虫,内囊完全分离

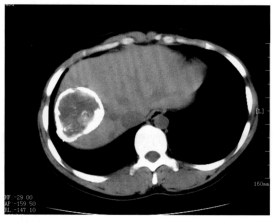

图 5.2.4　CT 平扫

肝右叶包虫囊肿退变,囊壁完全钙化,囊内点片钙化

二、泡型包虫病

泡型包虫病(alveolar echinococcosis)90% 以上发生于肝脏,其余部位如脑、肺等也可被感染,且多为经血液循环或淋巴转移所引起的继发性病变,原发性脑、肺泡型包虫病罕见。

与囊型包虫病不同,泡型包虫病主要表现为浸润性生长、坏死液化和伴随整个生长发育过程的钙化。泡型棘球蚴在肝内发育形成许多大小在几毫米至十几毫米的小囊泡,囊泡内含有黏稠的胶样物或豆腐渣样物,少数也可有原头节。囊泡间有纤维组织间隔,断面呈"蜂窝状"或"海绵状"改变。无数个小囊泡聚集在一起形成大小不等的结节或体积巨大的实质性肿块,类似于所谓的"地图征",此为泡型包虫病所具有的独特病理学改变,且在不同的影像学检查中均有特殊的表现,具有一定诊断价值(图 5.2.5、图 5.2.6)。

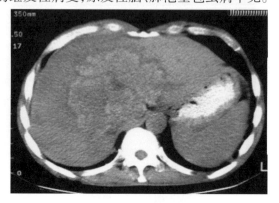

图 5.2.5　肝泡型包虫病

"地图征",CT 呈外形不规则肿块,其内密度略高于肝脏,形似"地图"样改变

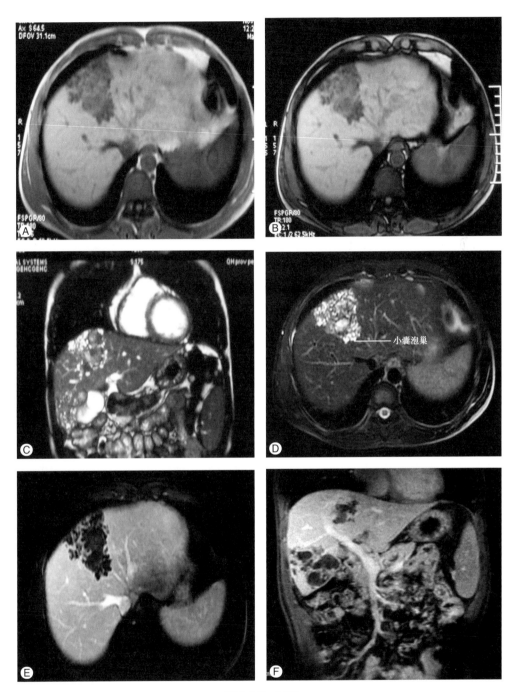

小囊泡巢

图 5.2.6 MRI

A~D. 分别为正、反相位像、FIESTA 序列(快速应用稳态进动)和抑脂 T_2WI,显示肝内不规则实性肿块,并可见多发聚集蜂房样的小囊泡,抑脂 T_2WI 为高信号,正、反相位像为低信号;E、F. 增强扫描小囊泡无强化此外,小囊泡不断向周围浸润性增殖芽生,常波及整个肝脏,无纤维包膜,与周围组织界限不清,形似癌肿,故又称"虫癌"。由于其生长速度较快而致供血不足,病灶中心常发生坏死液化形成较大而不规则的囊腔,内含蚴虫碎屑并呈胶冻样改变,易继发感染。随着病程的进展,病灶内经常出现斑片状或散在点片状钙化,有时呈簇集状或团块状钙化(图5.2.7)。这也是泡状棘球蚴的一个重要特征,容易被多种影像学方法发现识别并做出诊断。

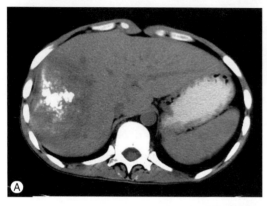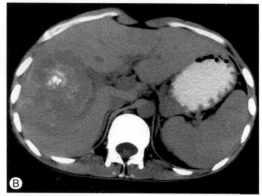

图 5.2.7　CT 平扫示肝右叶泡型包虫钙化

A、B. 病灶边界不清晰,其内多发不规则钙化,边缘呈低密度浸润,仍具有一定生物学活性

病变晚期,肿块常侵及血管或淋巴而向远处转移,临床表现为在肝泡型包虫病治疗或术后随访过程中,突然出现其他部位转移的相应症状。本研究团队经过 30 余年的研究,发现泡型包虫病的转移发生率可高达 20%~40%。最常见的转移部位是脑、肺或多个器官的同时转移,使得病变表现更加复杂多样化。这在包虫病严重流行区,尤其是青海南部牧区和青、川、甘三省交界经常可见,又不为临床所熟知,极易误诊为肿瘤转移,影响治疗。但不论泡球蚴转移至何处,也与肝内生长的基本病理方式相同,在转移部位形成以多发聚集的小囊泡改变为主要特征的病理学改变,囊泡大小多在 10mm 左右,甚至更小。这种独特的转移生长方式,也容易为目前先进的影像学检查发现并检出。有时,在病变周围淋巴结转移,或在肝静脉和门静脉内可见转移的"虫栓"。

由于泡型包虫病病程较长、治疗难度大,死亡率高,早期诊断和治疗,并了解和熟悉其生长方式和病理学改变极为重要,也是影像学诊断的基础。

第三节　包虫病影像学分型

包虫囊肿具有独特的生长方式与病理特征,因而形成了具有诊断价值的影像学表现与特征。无论是囊型包虫病还是泡型包虫病,均可依据这种独特的表现而做出准确诊断。影像学分型正是基于包虫囊肿所特有的生长方式,反映包虫在人体内不同生长发育阶段的病理学特征和自然演变的复杂过程,并对其生物学活性作出评估的一种方法。寄生于不同组织器官的包虫,其生长方式与病理特征基本是一致的,因而其影像学表现也基本一致。但以肝脏包虫病最具特征性和代表性,最能完整反映包虫感染,生长发育,直至衰变死亡的全部生物学演变过程,这是因为肝脏是人体器官中最适宜包虫生长发育的组织器官。而其余部位的包虫,则可能因为生长环境等多方面因素影响,而仅仅表现为其寄生过程中某一阶段的病理变化,或在此过程中所形成的某一单独类型而不是全部。因此,包虫病的影像学分型以肝包虫病为标准,其余部位包虫病分型与此一致。不同影像学检查技术如超声、CT、MRI等,都能很好显示包虫病的这种分型和特征性改变。

　　WHO 及原国家卫生部曾以 B 超影像为基础,对包虫病表现予以分型描述并在临床广泛应用。但由于包虫病在我国地理分布广泛、流行虫株种类和病变复杂程度的不同,其影像学表现也不尽相同。在我国西部广大省区,特别是在青海南部地区和青、甘、川三省交界区等我国包虫病最严重流行区域,存在着囊型包虫和泡型包虫混合感染流行。由于感染时间长短不一、个体差异以及并发症和重复感染等多种因素的影响,包虫病的影像学表现更为复杂多样,尤其是中晚期的患者,其影像学表现的复杂程度和多样化在我国其余包虫病流行地区很少见到。因此,其分型不能完全概括我国包虫病临床与影像学表现的实际情况。笔者根据 30 多年包虫病研究经验及两千余例完整病例资料分析,在上述分型基础上,结合 CT和 MRI 等多种影像学特征,补充完善如下分型:

一、囊型包虫病

1. 单纯囊肿型　囊肿可单发或多发,是囊型包虫最常见和最典型的一种类型,病变呈圆形或类圆形囊肿改变,囊壁光滑,边缘清晰锐利。其内充满水样透明包虫囊液,多者可达2 000ml 以上,囊液越多张力越大。囊液内漂浮有育囊、原头蚴等形成的"包虫砂"。B 超检查时,"包虫砂"可随探头振动在囊内扩散。囊肿大小一般在 5~10cm,大者可达 20~30cm。包虫囊肿内、外囊壁之间有潜在的界面间隙,宽 1~3mm,形成包虫囊特有的"双层壁"改变,具有重要的诊断价值。此特征在 B 超上显示更清晰。一般认为单纯囊肿型是包虫寄生的早期阶段,具有很强的生物学活性和生长发育能力(图 5.3.1~ 图 5.3.3)。

　　单纯囊肿型早期多无并发症,故患者早期很少有自觉症状。随着时间推移囊肿逐渐增大,压迫周围组织、并可合并囊内感染或胆汁漏。一般年增长速度在 1~4cm,小儿可更快一些。因此患者就诊时,囊肿多数已较大。包囊在肝内可以单个出现,也可以是多发的。二者虽有数量、大小和形态方面的差异,但其基本病理改变是一致的。

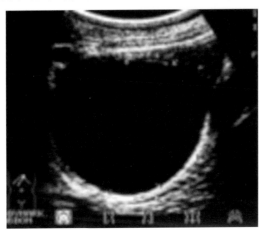

图 5.3.1　超声

肝右叶单纯囊肿型包虫,其内为无回声,边缘可见双层壁

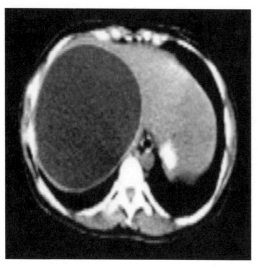

图 5.3.2 CT 平扫
肝右叶单纯囊肿型包虫,囊内可见密度
均匀的"包虫砂"

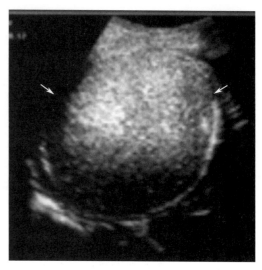

图 5.3.3 超声
肝右叶包虫囊肿,囊内漂浮密集"包虫砂"

2. 多子囊型 又称子囊孙囊型,也是包虫病最常见和典型的类型之一。即在一个较大的母囊内出现多发大小不一、数目不等、形态相似的小囊肿,形成包虫囊肿特有的"囊中囊"改变。母囊囊壁一般较单纯囊肿型稍厚,子囊多有规律地分布在母囊周边,呈有明显张力和特征的"车轮状""放射状"或"花瓣状"排列,边界清晰,也有人描述其为"蜂窝状"或"葡萄状"表现,提示包虫旺盛的生长发育能力。多子囊型在肝内可单发或多发,若子囊过多则相互挤压变形,影像学上表现形式多样(图 5.3.4、图 5.3.5)。

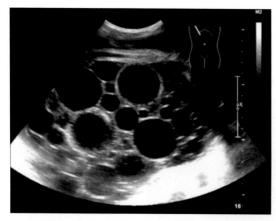

图 5.3.4 超声
肝右叶多子囊型包虫,子囊形态、大小相近

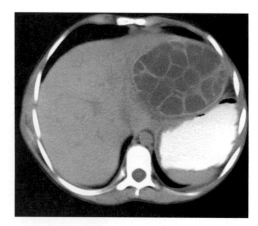

图 5.3.5 CT 平扫
肝左叶多子囊型包虫,内见多发、
大小不等的子囊、孙囊

3. 内囊塌陷(分离)型 内囊分离是包虫囊肿在外力作用或因囊内自身压力的改变下,包虫内囊破裂从外囊部分或完全剥离,呈塌陷、卷曲带状改变,游离或漂浮于囊液之中,或呈"三叶草"样等多种形式的改变,并可随体位的变化而漂移变形的现象。此时囊肿壁塌陷张力降低,囊液浑浊,是包虫病特有的征象之一,也是包虫生长中晚期发生退变的一个重要特征。有时,在 B 超引导下穿刺治疗时,随着囊液的抽出减少,囊内压力发生改变,也可导致内囊从外囊剥离。内囊分离多在原单纯囊肿型基础上发生(图 5.3.6、图 5.3.7)。

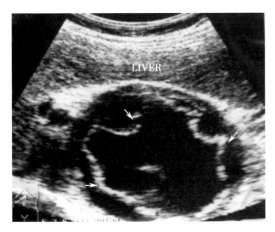

图 5.3.6　超声示肝右叶内囊分离型包虫

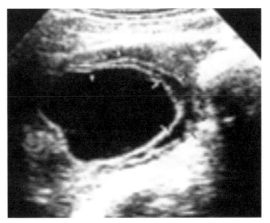

图 5.3.7　超声

肝左叶内囊分离型包虫,其内为无回声,
内囊分离呈"三叶草"样改变

少数情况下,包虫内外囊可全部破裂,形成胆汁漏并发感染,影像学表现出多种征象。

4. **实变型**　病变中晚期,包虫并发感染或胆汁漏而逐渐退化衰变,囊液吸收减少呈胶冻状基质,囊壁皱缩增厚,囊内出现不规则实性改变如塌陷的内囊皮等,其生物学活性逐渐降低甚至完全失去活性。据临床手术和病理证实,更多情况下,是原子囊、孙囊因胆汁漏或感染而退变坏死,囊壁紧贴一起呈典型的"脑回状"或"卷洋葱皮样"改变,这也是包虫病特有的改变之一,具有诊断价值。(图 5.3.8、图 5.3.9)。

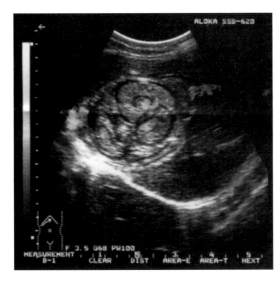

图 5.3.8　超声

肝右叶包虫囊肿实变,呈"洋葱皮样"改变和
致密粗强光点,囊壁不光整

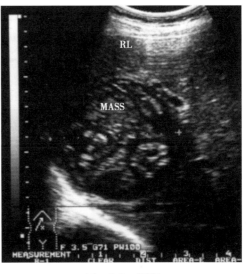

图 5.3.9　超声

肝左叶包虫囊肿实变,呈"脑回样"改变

5. 钙化型　随着时间的进一步发展,钙盐和磷盐等逐渐沉积于囊壁,并逐渐向中心区域发展,甚至完全钙化。如果钙化仅发生于囊壁,则呈"蛋壳样"改变,类似软骨组织质脆易折,容易破裂。而其内仍可有少量浑浊囊液和头节存在,多合并有胆汁漏,仍有一定的生物学活性。如果完全发生钙化,则囊肿缩小、囊壁塌陷,呈不规则斑片状,集簇状钙化团块,失去生物学活性(图 5.3.10、图 5.3.11),可以在患者体内长期存在。

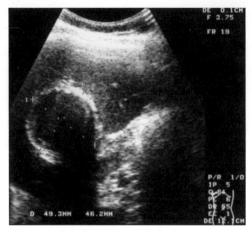

图 5.3.10　超声

肝右叶包虫钙化,囊壁钙化,内呈实性粗光点,
后方声衰减

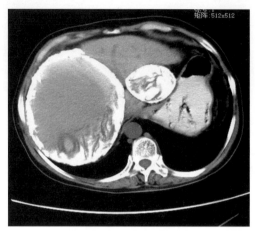

图 5.3.11　CT 平扫

肝内多发包虫完全钙化呈"蛋壳样"改变

6. 混合型　由于包虫感染的时间不一(首次或先后多次感染),生长发育过程中的变化和个体差异,上述不同类型的包虫可同时存在于同一个体中。也有可能为包虫囊自然破裂种植感染所致。这反映了包虫病在人体内的不同生长发育阶段,以及复杂的自然演变过程,意味着具有旺盛生长能力的包虫与退变衰亡的包虫同时存在(图 5.3.12),这也是包虫病特有的征象之一。此种改变主要见于肝包虫病患者,也可见于脾包虫病和肺包虫病。表现为肝内多发病变,影像学表现复杂。在我国包虫病严重流行区如西北五省和西藏,尤其是青海省南部地区和青、川、甘三省交界区,混合型改变十分常见,特别是在包虫病史较长和中晚期包虫病患者中更为多见,使得影像学表现复杂而多样化,而又不为人们所熟知,给临床诊治带来很大困惑。而在国内其他流行区,这种复杂、多变的现象则很少见。

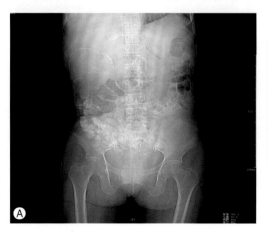

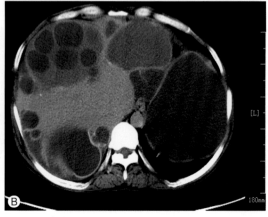

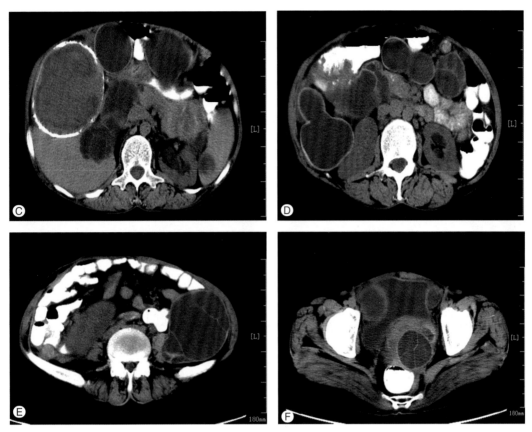

图 5.3.12 肝与腹腔多脏器包虫病混合型

A. 腹平片；B~F. CT 平扫；肝、脾、腹腔及盆腔内多发混合型包虫，部分病灶边缘见
"蛋壳样"钙化，部分病灶内见多发子囊，右肾、膀胱及子宫受压移位

上述分型比较完整反映了囊型包虫病的病理表现和不同生长发育阶段的影像学特征，符合包虫病自然感染—生长—衰老蜕变的演化规律，提示包虫病发生重复或多次感染的可能性，对临床治疗方案的选择很有帮助。

在此尚需强调的一点是包虫合并感染，肝包虫病在生长发育过程中往往穿透小胆管而形成胆汁漏，从而继发细菌感染，发生率可高达 20%~40%。从手术病理结果看，上述各个类型均可发生感染，而非一单独类型。感染后可导致囊液混浊，重度感染则可使囊液黏稠而成为脓液，若时间较长，可致使原头蚴死亡，囊肿蜕变停止生长发育。合并感染的肝包虫囊肿，酷似肝脓肿，在 B 超、CT 及 MRI 上均有相应改变和特征，一般不难鉴别。同样，寄生于其他部位的包虫如肺包虫等也时常合并感染。

二、泡型包虫病

泡型包虫病（alveolar echinococcosis）几乎都原发于肝脏，与囊型包虫病不同，其病理生长方式是在肝内形成多发聚集小囊泡，直径多在 1~10mm，少数可更大一些。无数小囊泡聚集在一起形成单或多发的结节或实质性肿块，少数可弥漫浸润至整个肝脏。较大的肿块中心易发生凝固性坏死液化，形成较大空洞。同时，在生长过程中，病变周围钙盐沉积并逐渐向内发展，形成大小不等、形态各异的钙化，晚期可大部或完全钙化。这种以小囊泡为主聚集形成的结节、肿块以及伴随的坏死液化和钙化是肝泡型包虫病的主要病理改变,是影像学诊断的主要依据。影像学分型在于客观真实地反映这种病理变化过程和特征,从而为准确诊断和临床治疗方案的选择提供依据。

1. **结节型**　病变呈圆或类圆形结节,大小多在 2~3cm,一般不超过 5cm。结节无包膜但边缘相对较清晰,内部质地相对均匀,结节内多可见聚集的小囊泡,但有时囊泡较小而不易显示(图 5.3.13、图 5.3.14)。结节型在肝内可单发或多发。一般认为结节型是泡型包虫的早期改变,此时行手术治疗效果最好。

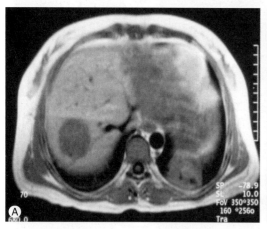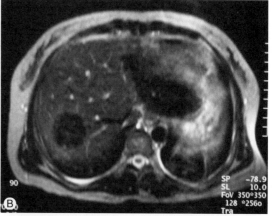

图 5.3.13　MRI 示肝右叶结节型包虫病灶

A、B. T$_1$WI、T$_2$WI 均为低信号

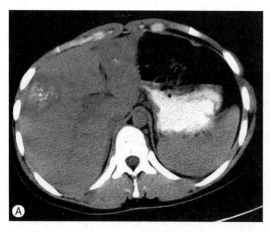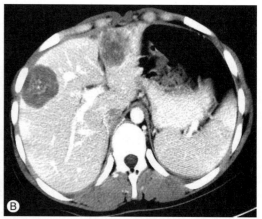

图 5.3.14　CT 平扫示肝泡型包虫病多发结节型

A、B. 两叶内多个结节,边缘较清晰,内有细小点状钙化,增强扫描无强化

2. **巨块型**　肿块直径多在 5~10cm,甚至达 20cm 以上,呈外形极不规则的实质性团块,无包膜,边缘界限不清晰,内部呈极不均质的粗颗粒状,B 超显像类似"落雪状"改变,其内多可显示不规则分布的密集小囊泡,CT 呈不均质混杂密度肿块,反映了包虫旺盛的生长发育能力,生物学活性强(图 5.3.15、图 5.3.16)。一般认为巨块型是包虫的快速生长期,由于此期包虫已经广泛浸润周围肝组织和血管,故手术多无法干净切除,术后易残留或复发。也可发生脑、肺等远处转移,预后差。

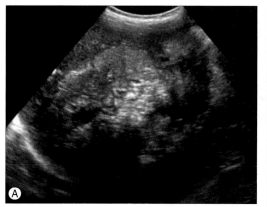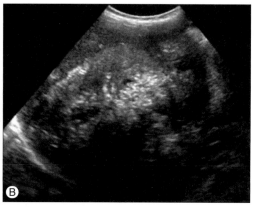

图 5.3.15　B 超示肝泡型包虫病巨块型

A、B. 肝右叶内巨大肿块,无包膜,边缘不清,内有密集点状钙化

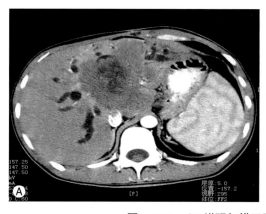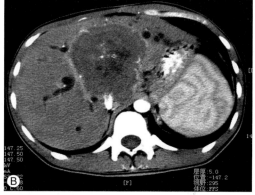

图 5.3.16　CT 增强扫描示肝左叶近肝门部巨块型包虫

A、B. 呈实性无强化混杂密度肿块,周边呈线样强化,压迫并侵犯肝门结构,远端胆管明显扩张

3. 坏死液化型　由于包虫生长速度较快,缺乏血供而致使肿块内出现形状不规则的坏死液化,呈熔岩样改变,多发生在肿块的中心区域,也可发生在边缘,范围较大者可呈厚壁脓肿样改变。但在病灶周边实质区内,仍可见不规则分布的小囊泡(图 5.3.17)。坏死液化后,易合并感染致囊液黏稠,包虫生物学活性逐渐降低,可较长期维持在这一现状。

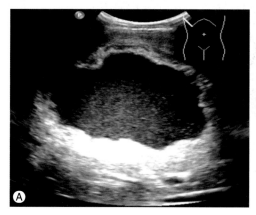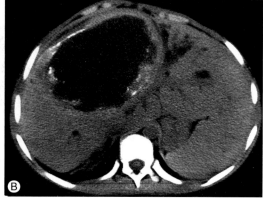

图 5.3.17　B 超与 CT 示肝泡型包虫病坏死液化型

A、B. 肝内巨大囊型病变,合并感染,边缘有钙化

4. 钙化型　钙化是大多数泡型包虫在生长过程中出现的特有改变,即使在病变早期和较小的结节中也常可见到。主要表现为病灶内钙盐沉积,呈"粗颗粒状""斑片状""结节状"或"团块状"等形式多样的钙化伴声影,病变中晚期病灶可大部分或完全钙化,无小囊泡出现,提示包虫的衰变死亡,这也是泡型包虫病所特有的影像学征象,具有诊断价值。完全钙化后病灶可在体内长期存在,无须手术(图 5.3.18~ 图 5.3.20)。

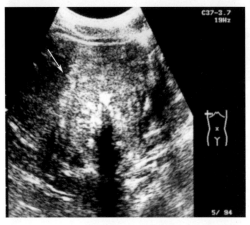

图 5.3.18　超声
肝右叶钙化型包虫呈不规则强回声光团,后伴声影

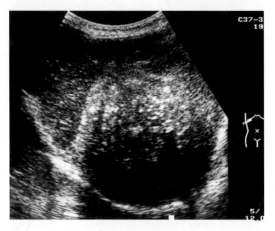

图 5.3.19　超声
肝右叶钙化型包虫呈落雪状粗强光点,后伴声影

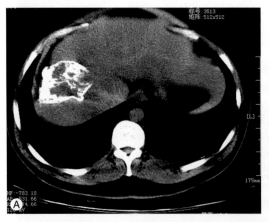

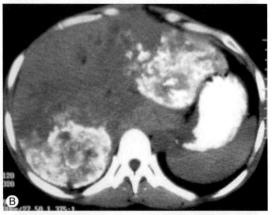

图 5.3.20　CT 平扫示肝泡型包虫病
A、B. 病灶大部分钙化,基本失去生物学活性

5. 混合型　上述两种或两种以上类型病变同时存在于肝脏,也可发生钙化,是泡球蚴在生长过程中不断向周边浸润、转移的复杂病理改变过程,反映了不同生长阶段包虫的形态学特征(图 5.3.21),多见于青海、西藏和青、甘、川三省交界高发流行区中老年晚期病变患者,在国内其余流行区少见。影像学为肝内多发型病灶,表现复杂多样化,易误诊,预后不佳。

此外,也有少数泡型肝包虫弥漫浸润生长至整个肝脏,并向周围组织器官侵犯,失去治疗机会,预后极差。

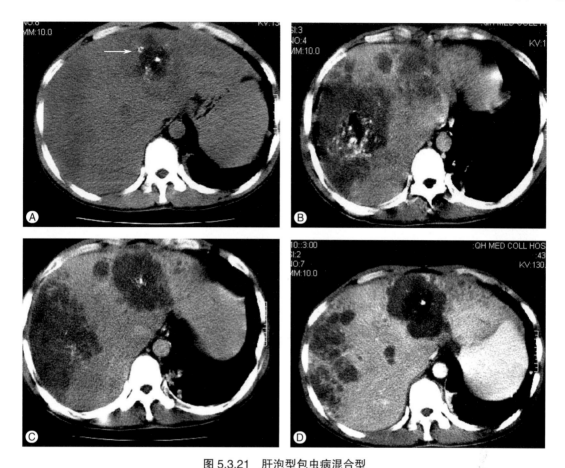

图 5.3.21　肝泡型包虫病混合型

A~C.CT 平扫;D.CT 增强;肝内多发类圆形结节和不规则巨块,呈低密度改变,其内见斑点状高密度钙化
及低密度坏死液化区(箭头),增强病灶不强化,周边肝组织强化衬托病灶显示更清晰

第四节　包虫生物学活性与转归的评价

　　包虫活性是指包虫的生长和发育繁殖能力。无论是囊型包虫还是泡型包虫,大多具有特征性的影像学改变,诊断并不困难。目前存在的问题是对包虫病生物学活性和转归少有专门影像学研究报道。研究表明,其活性和转归能影响包虫病在人体内的生长发育、手术残留、术中播散、术后复发等一系列问题。包虫在人体内可生存数年至数十年不等,最长曾有50 余年报道。包虫病变引发的症状、严重程度以及影像学表现,与其寄生时间、生长方式和生物学活性有密切的关系。

　　包虫病自然转归为感染—生长发育—退行性变—衰亡,影像学可以从形态解剖学的角度,对不同类型和阶段的包虫活性作出初步评价,临床有一定意义,但很难准确评判其寄生时间。评价的主要标准是:

一、囊壁改变

　　囊型包虫囊壁分内囊和外囊,内囊是虫体本身,外囊是宿主对虫体刺激后生成的纤维结构。内、外囊壁之间有潜在的间隙界面,即"双层壁"结构。这种"双层壁"结构是囊型包虫特有的改变,表明包虫活性强,生长发育旺盛(图5.4.1)。而在生长的中晚期,其活性逐渐降低,可出现内囊与外囊分离、塌陷,甚至从囊壁完全剥离而呈带状卷曲漂浮于囊液之中。内囊的剥离是包虫生物活性降低的重要特征(图5.4.2)。纤维组织增生使囊壁增厚,同时钙盐沉积使囊壁逐渐钙化并进行性加重,呈"蛋壳样"改变或全部钙化,最终失去生物学活性(图5.4.3)。

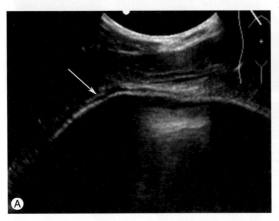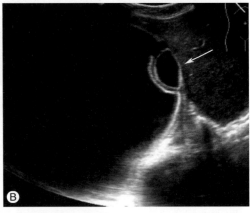

图5.4.1　超声示肝包虫单纯囊肿型
A.边缘见双层壁结构(箭头);B.内芽生子囊(箭头)

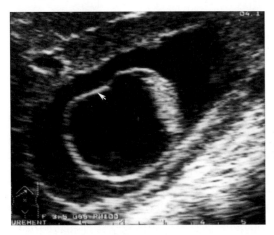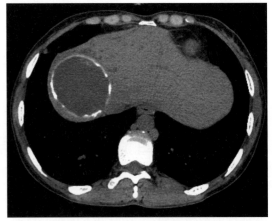

图5.4.2　超声示肝左叶包虫内囊
塌陷分离于囊液中

图5.4.3　CT示肝右叶包虫钙化型
囊壁呈"蛋壳样"钙化

二、子囊、孙囊的形成

包虫内囊又可分为两层,其外层为角皮层,呈白色非透明状如粉皮,厚3~4mm,具有吸收营养物质和保护生发层的作用。内层为生发层,具有显著的繁殖能力,生发层一般向内芽生,在囊内壁形成无数小突起即生发囊,生发囊脱落形成子囊。子囊内壁又可生成生发囊,形成多子囊样改变,又称子囊、孙囊,即在较大的母囊内布满大小相近的囊中囊样改变,反映了包虫旺盛的再生能力和生长发育能力。生发层也可向外芽生形成外生囊,从而不断向外扩张生长(图5.4.4)。

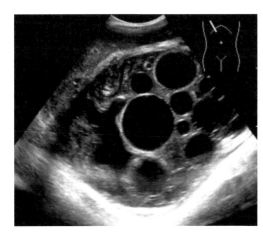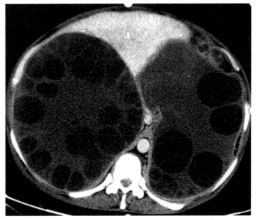

图 5.4.4 肝包虫囊肿多子囊型

多发子囊、孙囊,形态相似

三、包虫囊液量和张力大小

包虫囊肿内充满液体(棘球蚴液),呈无色透明状或淡黄色,数十毫升至数千毫升不等,多者可达 2 000ml。因此,包虫囊肿呈球形,张力非常大。囊液比重 1.01~1.02,pH 值 6.7~7.8,CT 值 0~26HU。悬浮于囊液中的原头蚴、生发囊等统称为棘球蚴砂——"包虫砂"。囊液越多,张力越大,"包虫砂"越多,也是包虫活性强的一个重要表现(图 5.4.5)。囊肿可自发破裂或术中由于囊液外溢,可种植生长于腹腔其他脏器、网膜或盆腔等部位。也是术中发生过敏性休克、术后残留复发的重要因素。曾经有学者对囊液中的原头蚴和生发囊做定量分析,认为可达 40 万个 /ml 之多,但也有人对包囊穿刺液沉淀计数,认为明显低于此结果。由于操作较复杂,计数困难,目前临床及实验室一般不做常规检测。

病变晚期囊液进行性减少,黏稠甚至呈胶冻状,其内混有破碎的囊皮和干瘪的子囊,原头蚴变性、活性下降,患者症状逐渐缓解或消失,与人体可长期共存。

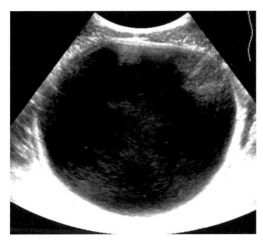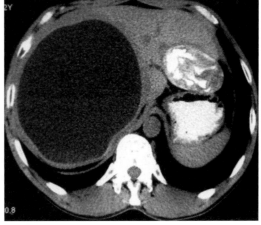

图 5.4.5 肝包虫囊肿

囊壁光整、囊内张力大,并可见密集悬浮于囊液中的"包虫砂"

四、实变钙化

随着时间的推移,包虫囊壁逐渐增厚,包虫内囊逐渐分离,折叠收缩,囊液逐渐吸收减少。原头蚴变性坏死形成干酪样物质。包虫由囊性逐渐演变成胶冻状并实变,提示包虫衰变,活性降低。但此时边界仍较清晰锐利,随着钙、磷等物质逐渐沉积,实质成分内出现斑片状、集簇状甚至完全发生钙化(图 5.4.6)。如钙化仅发生在囊壁,可呈蛋壳样改变,CT 值 >60HU。此时,包虫基本失去活性,可长期无症状与人共存,无须手术治疗。

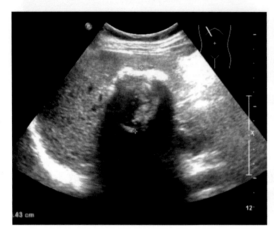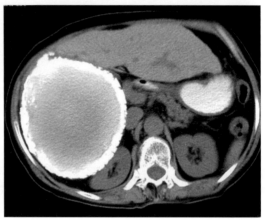

图 5.4.6　肝囊型包虫病
B 超与 CT 示大部实变钙化

包虫病的自然转归,可延续数年到数十年,一般而言,其生物学活性随时间增长而逐渐降低,最终衰变、死亡。影像学可根据其不同阶段的病理生长特征来评价其活性的强弱。包虫的生长速度可因其寄生部位的不同而有较大差异,影像学对此无法做出准确评价。30 余年来,人们对包虫病的研究取得了很大进展,但仍有许多未解之谜,如在同一生活环境下,有人患病有人正常,更为奇怪的是,在同一生活环境下有人患囊型包虫病,有人患泡型包虫病,诸如许多此类问题,需要我们进一步研究探讨。

第五节　PET-CT 诊断

PET-CT 具有高分辨率和清晰的断层解剖图像,又可以通过放射性药物代谢过程反映人体组织和病变的病理、生化和代谢等功能状态。近年来用于包虫病的诊断,尤其在泡型包虫病方面取得独特效果,临床主要用于检测病变部位、形态大小、边界范围和周边组织的浸润范围,发现远处转移病灶,评价其生物学活性、治疗效果和预后(图 5.5.1~图 5.5.4)。

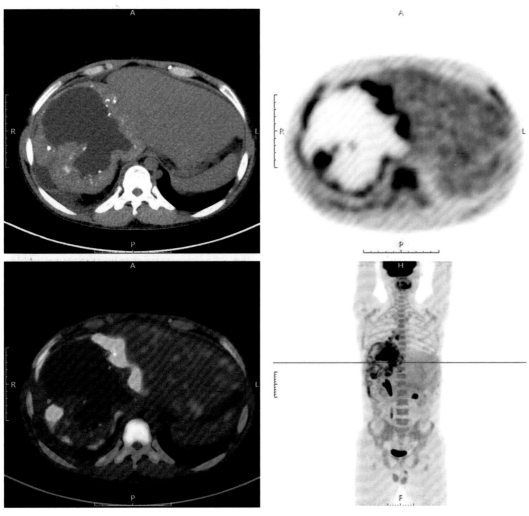

图 5.5.1 肝泡型包虫病

肝右叶巨大肿块伴坏死液化,周边钙化,环状糖代谢增高,SUVmax 值 14.7

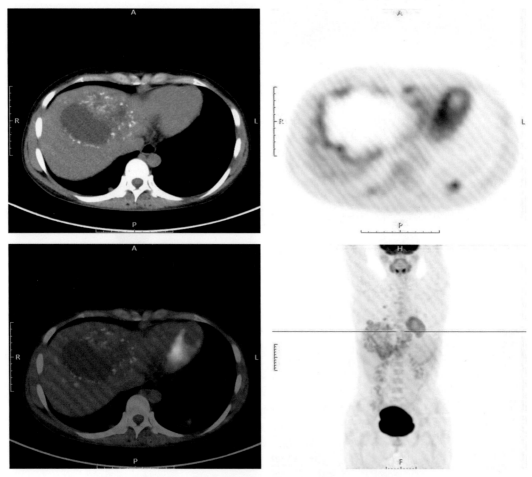

图 5.5.2 肝泡型包虫病双肺转移、纵隔淋巴结转移

肝内巨大混杂密度肿块,累及门脉和下腔静脉,周边花环状糖代谢增高,SUVmax 值 6.7,双肺内多发
大小不等结节,糖代谢增高,SUVmax 值 5.3,纵隔五区淋巴结增大、糖代谢增高

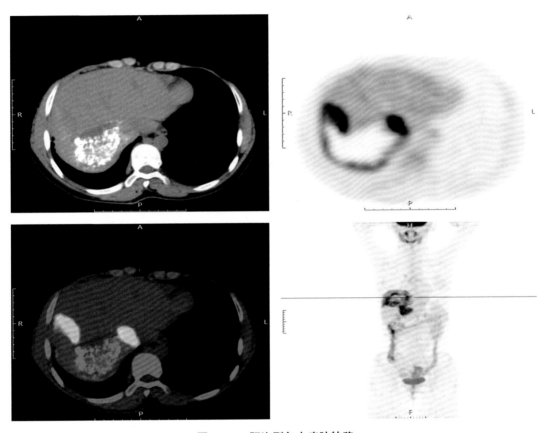

图 5.5.3　肝泡型包虫病脑转移

肝右后叶混杂密度肿块伴多发不规则钙化,环状糖代谢增高,SUVmax 值 12.5,脑内右侧基底节区
结节状高密度影

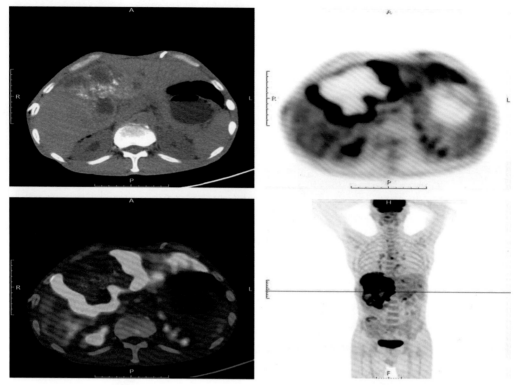

图 5.5.4 肝泡型包虫病

肝内多发不规则肿块伴斑片状钙化,环状糖代谢增高,SUVmax 值 20.9

（唐桂波 杨国财 徐 辉 赵丰平 刘金昊）

参 考 文 献

［1］石明国. 现代医学影像技术学. 西安: 陕西科学技术出版社, 2007.

［2］余建明. 医学影像技术学. 北京: 科学出版社, 2004.

［3］陈星荣, 沈天真, 段承祥. 全身 CT 和 MRI. 上海: 上海医科大学出版社, 1994.

［4］吴恩惠. 头部 CT 诊断学. 2 版. 北京: 人民卫生出版社, 2001.

［5］唐桂波, 杨国财, 张庆欣, 等. 泡型包虫病脑转移的 MRI 特征. 磁共振成像, 2010, 1 (3): 184-187.

［6］张彦博, 汪源, 孙宏夫, 等. 包虫病的病原与诊断. 西宁: 青海人民出版社, 1979.

［7］中华医学会青海分会. 中国西部医学文集放射分册. 西宁: 青海人民出版社, 2000.

［8］温浩, 栾梅香, 杨文光, 等. 肝包虫病的标准化分型及临床意义探讨. 新疆医科大学学报, 2002, 25 (2): 129-130.

［9］李彤, 闫秀荣, 黄加启, 等. 肝泡状棘球蚴病的超声图像分析. 中华超声影像学杂志, 1996, 5 (4): 157-158, 204.

［10］蒋次鹏. Clinical and pathological study of 96 cases with liver alveolar echinococcosis. 中国寄生虫病防治杂志, 1998, 11 (3): 187-190.

［11］肖占军. 国内肝包虫病诊疗现状. 肝胆外科杂志, 2002, 10 (5): 394-395.

［12］王迎, 吕永泉. 肝泡状棘球蚴病. 中国寄生虫学与寄生虫病杂志, 2001, 19 (5): 316-317.

［13］温浩. 包虫病学. 北京: 人民卫生出版社, 2015.

［14］贾万忠. 棘球蚴病. 北京: 中国农业出版社, 2015.

第六章　包虫病治疗原则

现阶段,包虫病的治疗方法主要分为两大类,即手术治疗和药物治疗。人体任何部位的包虫,当以彻底切除寄生虫病灶的根治性手术方法为首选。近年来,随着包虫病治疗研究的不断进展,其手术方式、方法也在不断延伸和拓展,但具体术式的选择因包虫病的分型、患病的部位、病变侵犯的范围、机体的耐受以及患者的年龄等而异。药物治疗亦是临床治疗中极其重要的手段,由于手术治疗存在局限性,有些病例必须要用药物治疗,尤其对于不能耐受手术的病患,药物治疗仍具有举足轻重的作用。除此之外,个体化综合治疗方案,对于一些特殊病例而言,无疑是手术与药物治疗的有益补充,并为患者带来新的希望。

第一节　药　物　治　疗

世界卫生组织(WHO)非正式工作组在人体包虫病治疗指南中,着重强调苯并咪唑类药物治疗人体包虫病的重要性。药物治疗具有便于携带,易于患者接受的优点,对于一些失去手术机会或者不能耐受手术的包虫病患者,药物治疗或是最佳治疗方式,能够明显提高患者生存质量。同时,外科手术后配合药物治疗,可以提高手术的治愈率、降低复发率。

一、化学制剂

目前抗包虫病常用化疗药物主要有苯并咪唑类、苯并咪唑类衍生物和非苯并咪唑类。

1. 苯并咪唑类药物　苯并咪唑类药物主要有甲苯咪唑(mebendazole,MBZ)和阿苯达唑(albendazole,ABZ)。20世纪80年代,世界卫生组织曾进行两次多中心人体包虫病临床试验,确定了这两种药物治疗人体包虫病的疗效。它们具有广谱抗寄生虫作用,疗效显著,安全性高,因此,从1975年沿用至今。该类药物的机制主要为:①干扰寄生虫糖代谢,抑制寄生虫对葡萄糖吸收,并抑制延胡索酸还原酶系统,阻碍三磷酸腺苷产生;②与寄生虫β-微管蛋白结合,导致细胞微管解聚,细胞周期停止;③抑制寄生虫线粒体的电子传递体系和与电子传递体系偶联的磷酸化反应。

(1)甲苯咪唑:甲苯咪唑是在20世纪70年代末第一个被用作治疗囊型包虫病的化学药物,随后证实其对多房棘球蚴也具有杀灭作用。其主要机制为影响虫体多种生化代谢途径,即与虫体β-微管蛋白结合抑制微管聚集,从而抑制分泌颗粒转运和其他亚细胞运动。可抑制虫体线粒体延胡索酸还原酶的活性,抑制葡萄糖的转运,并使氧化磷酸化脱耦联,减少

ATP生成,抑制虫体生存及繁殖而死亡。但在人体临床试验研究中,甲苯咪唑口服生物利用度仅为2%~3%,且透过包虫囊壁效果欠佳,使得甲苯咪唑使用剂量及治疗效果欠佳。

甲苯咪唑治疗囊型包虫病时,血药浓度达100ng/ml并维持3个月以上,口服剂量应大于40~50mg/(kg·d),3个月以上的疗程才能获得较好疗效,故目前临床上较少使用。

(2)阿苯达唑:阿苯达唑于1981年首次用于包虫病的治疗,现在已成为普遍应用的抗包虫病有效药物之一,是目前主要抗包虫病的药物。阿苯达唑主要作用机制为其进入人体后在肝内代谢为阿苯达唑亚砜从而发挥驱虫的作用,能够显著抑制寄生虫对葡萄糖的吸收,导致虫体耗尽葡萄糖或者抑制延胡索酸还原酶系统,阻碍ATP的生成,使得寄生虫无法存活和繁殖。Horton总结了各国临床数据,证实阿苯达唑治疗人体囊型包虫病效果优于甲苯达唑,治疗泡型包虫病两者疗效相似,其具有费用少、副作用轻、易于被人体吸收的优势。

阿苯达唑的使用剂量为10~20 mg/(kg·d),30天为一疗程,连续3个疗程以上,疗程间要间隔1~2周,以减轻副作用。然而阿苯达唑片剂由于其存在着肠道吸收差、在肝脏和肺脏等好发器官药物浓度较低等缺点,一定程度上影响了治疗效果。同时,其具有治愈率偏低、患者需长期服药、个体吸收差异性较大等缺点。

2. 苯并咪唑类新剂型 由于苯并咪唑类药物具有生物利用度差、血药浓度低、肝脏分布低等特征,所以提高苯并咪唑类药物生物利用度,加强透过包虫囊壁的能力,增加囊内有效浓度是新剂型首要解决的问题。

(1)甲苯达唑新剂型:甲苯达唑新剂型包括甲苯咪唑微丸和甲苯咪唑软胶囊,但目前暂无临床应用报告,仅在动物实验中表现了较好疗效。

(2)阿苯达唑新剂型

1)阿苯达唑乳剂:阿苯达唑乳剂具有较强的乳化能力,并能在乳滴周围形成牢固的乳化膜,对机体产生近期和远期的毒副作用小,稳定性好。

阿苯达唑乳剂是阿苯达唑与液状油脂、乳化剂、防腐剂和调味剂自乳化而成,是目前最常用的抗棘球蚴药物。阿苯达唑乳剂的推荐使用剂量为10~12.5mg/(kg·d),分两次口服,治疗周期为3~12个月。在12.5mg/kg口服剂量下,阿苯达唑乳剂最大血药浓度(Cmax)和时间曲线下面积(AUC)可分别达(1.71 ± 0.47)mg/L和(21.01 ± 7.54)mg/(h·L),远高于片剂,且阿苯达唑乳剂具有缩小个体之间的血药浓度差异、提高阿苯达唑亚砜的浓度等特点,故阿苯达唑乳剂是目前较为推荐的治疗包虫病的口服用药。

在随访过程中发现患者采用乳剂治疗后主要的不良反应就是消化道症状,包括恶心、呕吐等。由于目前相关试验尚未完结,所以结论还有待商榷。

2)阿苯达唑脂质体:阿苯达唑脂质体也称为微脂粒,是一种具有靶向给药功能的新型药物制剂。脂质体是利用磷脂双分子层膜所形成的囊泡包裹药物分子而形成的制剂。由于其具有与生物体细胞相类似磷脂双分子层膜结构,具有很好的生物相容性。

阿苯达唑脂质体由阿苯达唑、卵磷脂、苯甲酸钠制成,卵磷脂形成双分子磷脂并形成生物膜,从而使膜内药物更容易通过肠道吸收。阿苯达唑脂质体的推荐使用剂量为10mg/kg,2次/d,治疗周期为3~12个月。研究表明,服用阿苯达唑脂质体的动物模型肝脏及肺脏有大量吞噬细胞聚集,能有效增强机体免疫及对包虫的杀伤作用,服用阿苯达唑脂质体口服液治疗的显效率和总有效率均明显高于服用阿苯达唑片,能明显提升临床治疗效果,同时副作用明显低于常规阿苯达唑片,值得临床推广。

3)目前尚未应用于临床上的新剂型:目前已经申请专利的苯并咪唑类药物较多,但应用于临床上的新剂型较少,大部分处于体外实验及动物实验过程中。现在阿苯达唑实验阶段中的剂型包括阿苯达唑壳聚糖、阿苯达唑新型前体胶束、阿苯达唑新型胶囊、阿苯达唑渗透泵控释制剂、阿苯达唑口腔速溶制剂,其中阿苯达唑壳聚糖及新型前体胶束正处于动物实验当中。

3. **非苯并咪唑类药物** 目前,苯并咪唑类药物是治疗肝包虫病主流药物,但一些非苯并咪唑类药物也随之发展。

吡喹酮是目前应用于包虫病相对较多的一种药物,其本身为一种广谱抗蠕虫药,但在抗包虫病中也具有一定作用,其用法为 25mg/kg,顿服,与阿苯达唑乳剂联合使用效果更佳。

硝唑沙奈也具有抗包虫病作用,但目前仅进行了体外实验,尚未进行动物实验及临床试验,其应用价值有待进一步观察。

二、中草药及藏药

多年来,我国学者不断地进行中医药治疗包虫病的研究,虽然目前还处于探索阶段,但部分学者的研究显示,中医药在治疗包虫病中显示出一定的疗效,传统民族医药也有报道治疗包虫病并获得较好疗效的案例。虽然中草药及藏药治疗包虫病的机制及主要作用成分尚不明确,但通过几千年的时间证实确实有效。

1. **骆驼蓬子** 其主要成分为哈尔明碱、哈梅灵碱及鸭嘴花酮碱,具有抗癌及抗包虫作用,与苯并咪唑类药物联合使用可增加疗效。

2. **粉防己碱** 粉防己碱(汉防己甲素)是从防己科千金藤属植物粉防己的块根中分离的主要生物碱,属双节基异喹啉类,体外实验对原头节有明显的杀灭作用,可联用阿苯达唑类药物,口服剂量为 20~100mg,每天 3 次。

3. **藏药** 藏医是我国传统医术的一种,其对包虫病的治疗有丰富的经验,常用的藏药有占皎达色、七十味珍珠丸、二十味珍珠丸、二十味沉香丸以及二十五味珊瑚丸等。

目前,有关中草药及藏药治疗包虫病的方剂研究较多,其临床应用效果有待进一步观察。

三、联合用药

联合用药主要目的在于扩大药物间的协同作用,增强药物疗效,减少药物副作用。近年来随着对包虫研究的不断加深与治疗的进展,证实中西医联合治疗包虫病疗效显著,且不良反应小。有研究结果提示中药汤剂(六君子汤)联合阿苯达唑治疗肝包虫病,能有效控制包虫病的蔓延和扩散。去氢骆驼蓬碱和阿苯达唑联合用药,比起单一使用,对小鼠棘球蚴的生长抑制作用更强。在药物治疗包虫病研究中,中西医联合用药比单一用药具有更好的作用,且中药价格低廉、不良反应少,其在包虫病治疗中的作用日益彰显。

第二节 手 术 治 疗

目前,WHO 包虫病指导纲要建议对包虫病的治疗仍以手术为主,以药物治疗为辅。现在国内外同行业公认外科手术以及穿刺治疗为肝包虫病的主要治疗方式。因此,临床上主要通过外科手术来达到彻底清除和治疗包虫病的目的。

一、囊型包虫病的手术治疗

囊型包虫病可发生于人体各个脏器组织,包括肝、肺、脑、肾、脾、骨等脏器或组织,手术治疗原则是尽可能剥离或切除外囊。其手术方案可以概括为两大类,即根治性切除和姑息性切除。目前常用的术式主要有:内囊摘除术、外囊完整剥除术、内囊摘除加外囊次全切除术、连同脏器或部分脏器的完整切除术、经腹腔镜摘除包虫、经皮穿刺治疗、射频消融术等。各种手术方式的优缺点各异,其适应证也各不相同。具体术式的选择应当在规范的基础上,根据患者个体化情况合理选择,以达到有效治疗、降低术后并发症和复发,惠及包虫病患者。此外,有学者针对不同脏器包虫病,对上述的手术方式予以改良,取得了良好的效果,本章节以目前业内公认和普遍采用的手术方式加以阐述。

1. **内囊摘除术** 内囊摘除术属于姑息性手术,其手术治疗原则是完整剥除囊型包虫的内囊。该术式是最早应用于包虫病外科手术治疗的方法,至今已有上百年历史,可应用于各个时期囊型包虫病的治疗,主要适用于 ASA 评分(美国麻醉医师协会评分)较高、位置较深且病灶大于 10cm,或者同时伴有多个病灶的患者。其优点是能保留正常的肝组织,且操作简单、风险小、成本低。存在的主要问题是术中因囊液外渗有过敏性休克、残腔复发、残腔积液感染、顽固性胆汁漏等的可能。

2. **外囊完整剥除术或包虫囊肿全切除术** 外囊完整剥除术属于根治性手术,其手术方式是根据彭心宇等研究发现的肝包虫外囊与正常肝组织之间的"潜在间隙",完整剥除包虫囊肿,主要适用于肝囊型包虫病。其他脏器的囊型包虫可连同周围部分脏器组织一并切除。手术原则是在不打开包虫囊肿的情况下完整地将其剥离切除。其术式可用于大多数非比邻重要血管、脏器的囊型包虫的治疗。优点是包虫囊肿剥离完整,不会有包虫复发及残留的可能。但其弊端为若包虫囊肿紧邻重要脏器、组织、血管(如肺门、肝脏第一、二肝门等处),或囊壁薄、囊内压大时,完整剥除时损伤其他脏器或组织的风险较大,则需酌情选择该术式。

3. **外囊次全切除术** 外囊次全切除术亦属于姑息性手术,其手术方式是先将包虫囊肿的内囊摘除,然后再把外面大部分外囊壁切除。主要适用于一些包虫囊肿体积大或紧邻重要血管、脏器、组织而无法做根治性切除的病例,目的是避免完整剥除可能会导致严重的并发症。其优点是因外囊残留减少,可最大限度减少包虫原位复发,残腔积液感染的可能,在一定程度上降低了术后复发及引起复杂并发症的概率。

4. **连同脏器或部分脏器的完整切除术** 连同脏器或部分脏器的完整切除术属于根治性手术。囊型包虫病术后复发或并发症的主要原因是外囊以及残腔的存在,故此术式可以降低患者术后复发率。主要适用于受累脏器完全丧失功能或脏器其他部位可以完全代偿受累部位功能、包虫囊肿较大、囊壁较厚、不易塌陷、囊内合并感染、胆汁或支气管瘘等情况,以及包虫囊肿局限在脏器边缘、术后复发的厚壁包虫囊肿以及残腔术后长期胆汁漏的病例。其缺点在于对包虫所在器官的组织损伤较大,手术时间、术中出血及术中风险高于其他术式,并且依赖手术者的技术水平,应尽量减少脏器功能损害,防止术中大出血等。

5. **经腹腔镜摘除包虫囊肿** 1992 年 Katkhouda 等报道了第一例腹腔镜下肝包虫内囊摘除 + 大网膜填塞术,此后该技术有了改进及大力发展。目前应用较多的术式是腹腔镜包虫囊肿完整切除术,主要适用于脏器表面包虫囊肿,直径一般小于 10cm,病灶一般少于 3 个的初次治疗病例。腹腔镜技术优势明显,可减少术中出血、术后恢复快、术后疼痛轻、住院时间缩短、切口感染率低,并且不增加其他术中及术后风险等。该术式对手术者腹腔镜操作的技术水平要求较高,应根据医院条件和适宜病例量力而行。

6. 经皮穿刺治疗和射频消融术　随着医疗技术的发展,超声或 CT 引导下经皮穿刺结合药物治疗、硬化治疗等,对部分囊型包虫病例,也取得了较好的治疗效果。该方法被 WHO 包虫病治疗导纲所推荐,主要适用于患者病情较重、不能耐受开腹或腹腔镜手术;或存在较大麻醉及手术风险,需要穿刺下行进一步明确诊断的患者。此术式的优点在于创伤小、恢复快、出血量少、操作简单、住院时间短。其缺点主要是治疗的彻底性不佳以及术后囊肿的复发。此外,超声引导下的经皮穿刺射频消融,对难以手术治疗的肝包虫病患者,在减轻其痛苦的同时,延长了寿命,提高了生活质量。

二、泡型包虫病的手术治疗

泡型包虫病 98% 发生于肝脏,其余脏器的原发泡型包虫病极为少见。其手术方案亦可以概括为两大类,即根治性切除和姑息性切除。因其生长方式类似于恶性肿瘤,若条件允许,首选根治性切除手术。对于无法行根治性手术的患者只能采取姑息性切除、脏器移植,包括药物在内的治疗方案。但根治性切除术患者生存率远大于姑息性手术及药物治疗,并且术后并发症和复发率较少。具体术式的选择,需根据患者本身及当地医疗水平选择最有利于患者的治疗方案,但无论采取何种治疗方式,需同时使用抗寄生虫药物治疗。

1. 根治性切除手术　根治性切除手术是治疗泡型包虫病最为理想的治疗手段。因泡型包虫病的特点,根治性切除手术原则上需要将脏器完整切除或至少切除超过病灶边缘 1~2cm,以达到消除活跃带的目的,预防术后复发。主要应用于无远处转移、无邻近脏器侵犯、病灶局限且没有侵犯重要血管、脏器、管道等的病例,其优点是病灶切除彻底、复发率低。

2. 姑息性手术治疗　姑息性手术治疗主要针对晚期无法行根治性手术切除且又合并相关并发症的患者,如病灶过大或累及主要血管、胆道等。手术原则为尽可能改善脏器功能,就肝脏包虫病而言,需改善肝功能,解除胆道压力及消除黄疸等。姑息性手术当为进一步治疗或为脏器移植创造条件,适用于基础状况较差,病灶范围较广,无法行根治性切除且化学治疗效果欠佳的患者。有资料显示,做姑息手术治疗的患者生存时间和生活质量并不低于做器官移植的受体。

第三节　综 合 治 疗

虽然手术治疗为治疗包虫病有效的方式之一,且效果立竿见影,但手术治疗往往是把双刃剑,在治疗患者疾病同时,术后残留、复发等并发症不可避免,同时也对机体造成一定损伤,尤其是对存在手术禁忌证或手术风险极大的患者,单纯手术治疗可能不会给患者带来明显益处。因此,综合应用化学治疗、放射治疗、射频消融、微波固化等技术,多元化治疗包虫病尤其是泡型包虫病十分重要,临床最常用的方法为手术切除联合应用药物治疗,可以提高和巩固手术疗效,尤其适用于中晚期包虫病患者。

但所谓治病不如防病,提高流行区人民群众包虫病防控知识,定期普查,早期发现、早期治疗才是包虫病防治工作中的根本。

(吴世乐　郭亚民　朱文君)

参 考 文 献

［1］温浩, 李海涛. 肝包虫病的外科手术及药物治疗进展. 中国动物保健, 2017, 19 (7): 29-32.

［2］中国医师协会外科医师分会包虫病外科专业委员会. 肝两型包虫病诊断与治疗专家共识 (2015 版). 中华消化外科杂志, 2015, 14 (4): 253-264.

［3］麦冉穆尼沙·吐尔逊, 邵英梅. 肝泡型包虫病诊治新进展. 腹部外科, 2015, 28 (2): 137-139.

［4］Akbulut S, Senol A, Sezgin A, et al. Radical vs conservative surgery for hydatid liver cysts: experience from single center. World J Gastroenterol, 2010, 16 (8): 953-959.

［5］Ramia JM, Poves I, Castellón C, et al. Radical laparoscopic treatment for liver hydatidosis. World J Surg, 2013, 37 (10): 2387-2392.

［6］Katkhouda N, Fabiani P, Benizri E, et al. Laser resection of a liver hydatid cyst under videolaparoscopy. Br J Surg, 1992, 79 (6): 560-561.

［7］彭心宇, 吴向未, 张示杰, 等. 肝包虫囊肿周围纤维囊壁病理结构的再认识. 世界华人消化杂志, 2005, 13 (3): 276-279.

［8］祖逸峥, 陶栋义, 方万胜, 等. 包虫病药物治疗与预防现状. 临床医药文献电子杂志, 2017, 4 (27): 5344, 5346.

［9］高学军, 李庆章. 苯并咪唑氨基甲酸酯类抗蠕虫药物作用机理研究进展. 东北农业大学学报, 2004, 35 (4): 492-495.

［10］Köroğlu M, Erol B, Gürses C, et al. Hepatic cystic echinococcosis: percutaneous treatment as an outpatient procedure. Asian Pac J Trop Med, 2014, 7 (3): 212-215.

［11］温浩. 包虫病学. 北京: 人民卫生出版社, 2015.

［12］Acar F, Sahin M, Alptekin H, et al. Surgical treatment of giant liver hydatid cysts: comparison of cystojejunostomy and partial cystectomy. Surg Today, 2014, 44 (11): 2065-2071.

［13］Ramana B. Radical laparoscopic treatment for liver hydatidosis. World J Surg, 2013, 37 (10): 2392.

［14］夏亮. 肝包虫病个体化综合治疗适宜技术的初步研究. 石河子: 石河子大学, 2011.

［15］麦冉穆尼沙·土尔逊. 肝泡型包虫病的手术治疗临床疗效分析. 乌鲁木齐: 新疆医科大学, 2016.

［16］李海涛. 阿苯达唑脂质体治疗包虫病的临床研究. 乌鲁木齐: 新疆医科大学, 2011.

［17］何迎盈, 罗治彬, 李少林. 苯并咪唑类药物抗肿瘤研究进展. 重庆医学, 2011, 40 (27): 2796-2798.

［18］Camacho J, Barazarte A, Gamboa N, et al. Synthesis and biological evaluation of benzimidazole-5-carbohydrazide derivatives as antimalarial, cytotoxic and antitubercular agents. Bioorg Med Chem, 2011, 19 (6): 2023-2029.

第七章 肝囊型包虫病

第一节 概　　述

　　肝包虫病又称肝棘球蚴病，是棘球属绦虫的幼虫（棘球蚴）寄生于肝脏所引起的人畜共患疾病。包虫病可发生在全身各个部位，肝脏是包虫病最好发生的组织器官，占人体包虫病的 70%~80%。肝脏丰富的血液供应和营养条件，为包虫生长发育提供了一个良好的生活环境，无论是细粒棘球蚴引起的囊型包虫病，还是多房棘球蚴引起的泡型包虫病，都容易寄生于肝脏，完成其感染、生长发育、蜕变衰亡的整个生物学演变过程。影像学检查可完整地显示疾病各个生长发育阶段的病理改变与特征，展现出具有诊断价值的影像学表现，从而为人类研究包虫病提供了最直观和最有价值的科学依据。肝包虫病以囊型包虫病更为常见，约占 90%，但以泡型包虫病对人体危害性更大，在青藏高原的东部地区如青海、西藏和青、川、甘三省交界区，肝泡型包虫病发病率要明显高于其他地区，达 20.6%~40%。

　　细粒棘球绦虫呈世界性分布，主要流行于以畜牧业生产为主的国家和地区。其传播主要发生在以家犬为终末宿主、家畜为主要中间宿主的生物循环链中。人类作为中间宿主感染，但不参与病原生活循环。本病可发生在任何年龄和性别的人群，通常在儿童期感染，青少年时期发病，以 20~40 岁最为多见。

　　中国是世界上包虫病流行的主要国家之一，存在囊型包虫病和泡型包虫病，少数地区甚至存在囊型包虫病和泡型包虫病的混合感染流行。主要分布于新疆、内蒙古、青海、西藏、四川、甘肃和宁夏等地区，也是世界上包虫病流行最严重的地区之一。近年来，随着经济的发展、旅游业的兴起、人员与物资交流的快速增加，包虫病呈现由牧业区向农业区和城市扩散、由西北地区向东南部省区蔓延的趋势，城市居民感染有增加趋势。几乎全国各个省、自治区都有包虫病例报告，提示流行区域在扩大。非流行区居民，即使家中不养犬无直接接触机会，但仍有误食饮用或接触被棘球绦虫虫卵污染的食物、水源和物品而间接感染的可能。

第二节 发病机制

　　人误食含有细粒棘球绦虫虫卵的食物以后，在消化液作用下，六钩蚴在十二指肠内孵化而出并吸附于肠黏膜上，然后钻入肠黏膜毛细血管，经肠系膜上静脉进入门静脉系统,随血流到达肝脏。门静脉的解剖特点是两端皆为毛细血管末梢,肝窦如同"滤池",大多数六钩蚴经此筛子过滤而滞留在肝脏内生长发育,转变为包虫病。因此,肝脏包虫病发病率最高。肝右叶较大,门静脉右支较粗而直,血流量多,故肝右叶患病率较高。青海省人民医院统计了 804 份囊型包虫病病历,其中肝左叶包虫 189 例,占 23.5%;肝右叶包虫 487 例,占 60.5%;肝左、右叶均有的病例数 103 例,占 12.8%;腹腔其他部位包虫 25 例,占 3.1%。囊肿可单发或多发,数量因二次或多次重复感染或囊肿破裂肝内种植生长而异。

六钩蚴进入肝脏后,机体募集大量单核细胞、巨噬细胞和嗜酸性细胞将其包围来杀灭和限制其生长,残留者则在肝内形成囊状体——包虫囊或棘球蚴囊,并逐渐生长增大,一般每年增长 1~4cm,最大可达 20~30cm,囊液量可达数百至数千毫升,囊内压力 60~80cmH$_2$O。幼虫在生长过程中,刺激周围肝组织形成纤维结缔组织,即包虫外囊,以限制其生长和扩散,外囊易发生钙化。内囊是虫体本身,由生发层和角质层组成,生发层分泌囊液,并向囊内芽生原头蚴和与母囊结构相似的子囊、孙囊,也可向外芽生扩张。当子孙囊过多,则相互挤压变形,囊液减少,导致营养不足、变性坏死或继发感染实变。内、外囊之囊壁一般紧密贴附在一起,但疾病发生时易分离,二者之间有 1~2mm 的潜在间隙,从而形成包虫囊肿所特有的"双层壁"结构。当包虫发生退变或囊内外压力变化时,内囊可破裂塌陷并从外囊分离呈带状卷曲漂浮于囊液中,中晚期囊液吸收浓缩呈干酪样物质,囊壁钙化,活性降低或衰变死亡。影像学根据其自然发展过程不同阶段的病理变化和特征性表现,分为活力旺盛的单纯囊肿型和多子囊型、活力减退的内囊塌陷型、蜕变衰亡的实变型和钙化型,以及由于二次或多次感染而同时具有上述多种病理表现的混合型。

少量六钩蚴能通过肝脏过滤,随血流到达肺脏或进入体循环动脉系统而迁移到全身各部位组织器官。极少数情况下,细粒棘球蚴和多房棘球蚴可同时感染同一个体并在其体内生长发育。

第三节　临　床　表　现

肝包虫病潜伏期较长,早期多无明显症状,可在人体内生长 20~30 年甚至更长时间。随着囊肿不断增大,可出现肝区隐痛、饱胀感觉及腹部包块等,多不为人所注意,通常因体检或无意中发现。待出现明显症状和体征时,囊肿多数已长至很大,压迫周围组织,并产生一系列并发症,临床表现复杂多样、无特异性、诊断困难。

1. **囊肿压迫**　包虫囊膨胀性生长压迫周围组织,致使肝内结构受压、移位,严重时出现肝萎缩、坏死和功能异常,如肝区饱满胀痛、肝功异常、脾大腹水、黄疸或局灶性肝硬化等。肝右叶顶部包虫可使膈肌抬高,影响呼吸,其程度取决于包囊寄生的部位、大小和数量。

2. **合并感染**　囊型包虫病临床易继发感染,发病率为 18.8%~26.5%,可以发生在任何一种类型。包虫在生长过程中穿破小胆管引发胆汁漏、子孙囊繁殖过多过快营养不足而变性坏死、囊肿破裂或衰老蜕变等多种因素均可继发感染。患者可出现畏寒发热、白细胞增高、肝区疼痛、贫血和慢性消耗等类似肝脓肿症状。体检时,发现肝大和叩击痛。临床症状和体征因感染的程度和部位而有所不同,如肝顶部包虫合并感染后引起膈肌及胸膜粘连。合并感染后,内囊壁或子囊塌陷坏死,囊液逐渐减少、浑浊黏稠呈胶冻样,生物学活性逐渐降低,并形成具有典型特征的影像学表现。

3. **包囊破裂**　包虫在生长过程中,可因为包囊生长过快、囊液量过多导致囊内外压力差增大而自发破裂,或因受外界撞击挤压、贯通伤等因素而破裂,是临床常见的并发症,发病率占 7.5%~14.62%。包囊破裂后,囊液及具有生物学活性的原头蚴和子囊大量外溢进入腹腔和周围脏器,形成广泛多发的种植性转移和腹膜炎,后果严重,少数患者可引起急性过敏反应或休克。其次是包囊破入胆道系统(约 80% 破入肝内胆管,也可破入胆总管和胆囊),子囊和破裂碎片涌入引发胆绞痛和梗阻性黄疸,临床表现为急性梗阻性化脓性胆管炎。最后是包囊破入胸腔,引发膈肌和胸膜粘连,胸腔积液,形成肝 - 膈肌 - 支气管瘘、肝 - 膈 - 胸膜腔瘘等,同时可引起胸腔内播散种植转移。少数情况下包囊可破入血管,影像学检查可见血管内 “虫栓”,严重时可导致肺动脉栓塞。此外,包囊破入邻近器官如肾脏、消化道等也比较常见。

4. **过敏反应**　多年来,包虫引发的过敏反应一直是临床关注的问题,研究认为,囊液中的蛋白质具有抗原性,是引发过敏性休克的主要原因,但由于病程长,包囊自发破裂所引起的急性过敏反应和过敏性休克,多在非治疗期间发生,故资料统计尚不完善。据文献报道和研究团队两千余例包虫病患者的资料,发现包虫病引发的过敏反应多数为皮肤瘙痒、红斑和荨麻疹等轻度反应,少数表现有恶心、胸闷等现象。真正术中发生严重过敏性休克和死亡的比例较低,我院统计 2012—2018 年有 756 例囊型包虫病手术患者,但只有 1 例因过敏性休克发生死亡;早期 90 例 B 超引导下穿刺治疗患者,发生急性过敏性休克至呼吸心跳停止 2 例(抢救后恢复正常),占 2.2%;血压降低伴抽搐 2 例,占 2.2%;阵发性呛咳伴胸闷不适 20 例,占 22%;术后荨麻疹、皮肤瘙痒等 10 例,占 11%;合计过敏反应高达 37.8%。原因在于早期经验不足、预防措施不到位。

第四节　诊断与鉴别

一、诊断

(一) 流行病学史

患者有流行区居住生活史或过敏反应史,与犬类密切接触,或既往有诊断肝脏或其他包虫病史。少数患者可间接接触动物或畜产品而感染。

(二) 实验室检查

肝包虫病的实验室检查方法很多,常规如:①嗜酸性粒细胞计数升高,通常在 4%~12%。囊肿破入腹腔者,升高可达 30% 以上。②包虫皮内试验(Casoni 试验)皮丘扩大或周围红晕直径超过 2cm 者为阳性,阳性率可达 90%~93%,泡状棘球蚴病阳性率更高。但因此法假阳性和假阴性较高,临床已停止使用。③补体结合试验阳性率为 80%~90%,如手术一年后仍呈阳性,提示体内仍有包虫囊肿残留。④间接血凝试验,特异性较高,罕见假阳性反应,阳性率为 81%。⑤亲和素 - 生物素复合物酶联免疫吸附试验(ABC-ELISA),特异性和敏感性均较好。⑥ dot-ELISA 法操作简单,观察容易,适合基层使用。

免疫学检查是目前筛查和诊断肝包虫病的主要方法,阳性率80%~90%,假阳性5%~10%。假阳性反应可见于感染其他肠道寄生虫病、癌症和慢性免疫疾病的患者,阴性结果并不能除外棘球蚴病。

（三）影像学检查

影像学检查是筛查和诊断肝包虫病首选和最有价值的检查方法,其重点是依据包虫自然生长规律,反映不同生长阶段的病理学改变特征,评价其生物学活性,从而为临床治疗方法的选择提供客观依据。不同组织器官的包虫病,其基本生长方式和病理特征是一致的,但以肝包虫病最具有特征性,最能完整反映包虫感染、衰变直至凋亡的整个生长发育过程,故包虫病的影像学分型均以肝包虫为基本依据。影像学检查以B超为首选,同时可根据包虫病的不同类型、寄生部位和临床需要,选择X线、CT、MRI或PET-CT检查。WHO将囊型包虫病在B超影像中分为五型,即单囊型(CE Ⅰ型),多子囊型(CE Ⅱ型),内囊破裂型(CE Ⅲ型),实变型(CE Ⅳ型)和钙化型(CE Ⅴ型),并在国内包虫病诊断中推广应用。我们根据国内包虫病发病实际状况,尤其是青海、新疆、西藏和青、川、甘三省交界区包虫病最严重流行区特点,结合2 000余例资料分析,补充增加混合型(CE Ⅵ型),因为许多复杂包虫病例同时存在有上述两种或两种以上的分型表现,提示包虫病可二次或多次重复感染,反映了包虫病的不同生长发育阶段及生物学活性,以便临床采取合适的治疗方法。

1. **单纯囊肿型（单囊型）**　约占28.1%,是肝囊型包虫最常见的生长方式之一,其病理学基础是六钩蚴在肝内逐渐生长发育成一个含液体的包囊,并随时间的推移而长大,由1cm到十几厘米或更大,囊内液体也不断增多,形成具有很大张力的球形囊肿,囊内有原头蚴和生发囊;囊壁呈"双层壁"改变,具有很强的生物学活性。囊肿可单发或多发,但其病理改变是一致的。普通X线除能反映囊壁钙化、膈肌升高等征象以外,诊断价值有限。超声、CT和MRI均显示为肝内圆或类圆形囊肿,囊壁光滑,边缘清晰锐利,囊壁厚度1~3mm。超声对"双层壁"的显示优于CT和MRI,可见"包虫砂"呈致密较强光点悬浮于囊液中。CT对囊壁钙化的显示优于超声和MRI,囊液CT值在-5~20HU(图7.4.1)。MRI囊壁在T_1WI呈等或稍高于囊液信号,T_2WI呈低信号并可见"双壁征",囊液呈长T_2长T_1信号,合并感染时信号可不均匀(图7.4.2、图7.4.3)。

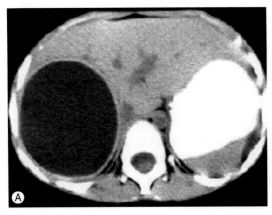
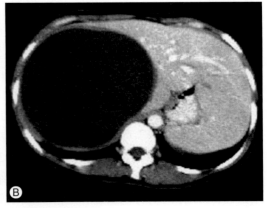

图7.4.1　肝右叶包虫单纯囊肿型
A. CT平扫;B. 增强;囊内为低密度,囊壁光整,增强扫描无强化

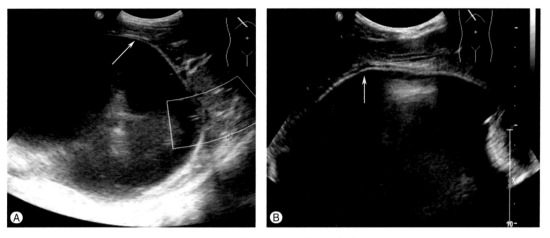

图 7.4.2　B 超示肝包虫病单纯囊肿型

A、B. 箭头示双层壁结构,囊内漂浮有"包虫砂"

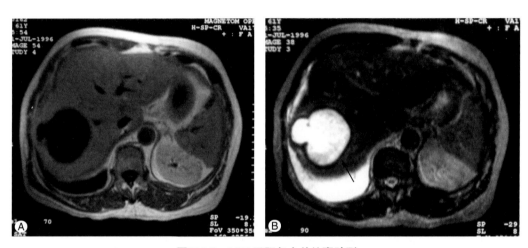

图 7.4.3　MRI 示肝包虫单纯囊肿型

A. T_1WI;B. T_2WI;囊壁呈短 T_2 信号,囊内呈长 T_1 长 T_2 信号,囊肿向外芽生(箭头)

2. **多子囊型**　约占 25.3%,多子囊型是由囊壁生发层上芽生而出的无数子代或孙代个体,又称其为子、孙囊,即"囊中囊"改变。子囊少时沿母囊生发层排列,即子囊位于母囊边缘,子囊多时其排列形式多样化,多见"花瓣样"或"车轮状"排列,并相互挤压变形。多子囊型反映了包虫旺盛的再生能力和生物学活性。超声、CT 和 MRI 均能清晰显示多子囊型这种特征性病理变化,具有重要的诊断价值,而超声对这种病理变化和囊内头节和"砂粒"的显示更为敏感(图 7.4.4、图 7.4.5),CT 扫描子囊的密度低于母囊是其重要特征之一(图7.4.6),MRI 子囊间隔呈长 T_1 短 T_2 信号,T_1WI 子囊信号较母囊更低,T_2WI 子囊信号较母囊更高是其特征(图 7.4.7)。

3. **内囊破裂型**　约占 8.4%,包虫囊肿在外力作用或自身内环境改变时(如囊内外压力改变),可发生内囊破裂分离,此时,内囊从囊壁完全或不完全脱离呈卷曲带状结构漂浮于囊液之中。内囊分离是包虫生物学活性降低、蜕变的主要特征之一。影像学表现视内囊从囊壁分离的不同程度而异。轻度或不完全分离时,内、外囊间隙逐渐增宽,但部分仍与囊壁相连(图7.4.8、图 7.4.9)。完全分离时内囊不与囊壁相连,完全游离于囊液之中(图 7.4.10)。超声、CT 和

MRI 均可清晰而明确地显示囊壁塌陷、囊液量减少、囊内实性成分逐渐增多等变化。

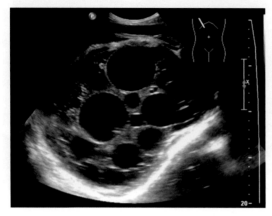

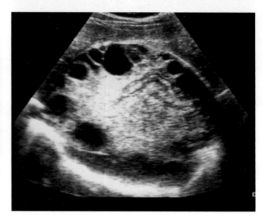

图 7.4.4　超声示肝右叶包虫多子囊型

子囊呈乒乓球或葡萄样大小

图 7.4.5　超声示肝左叶包虫多子囊型

子囊沿母囊周边排列，中心纤维基质呈强回声

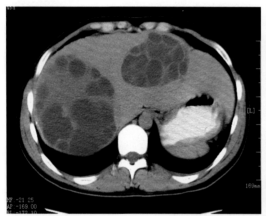

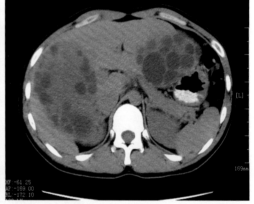

图 7.4.6　CT 平扫示肝包虫多子囊型

子囊形态、大小不等

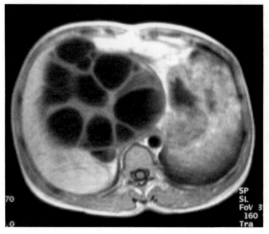

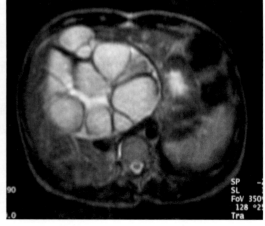

图 7.4.7　MRI 示肝包虫多子囊型

子囊形态、大小相近

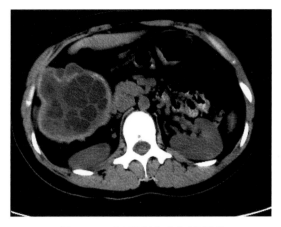

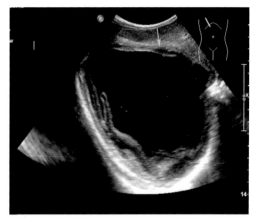

图 7.4.8 CT 示肝包虫多子囊型
囊壁部分破裂塌陷，囊液外溢

图 7.4.9 超声
内囊不完全分离，卷曲漂浮于囊液中（箭头）

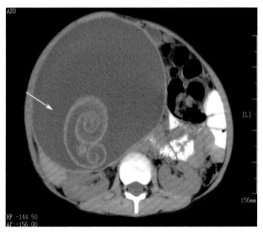

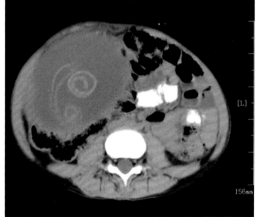

图 7.4.10 CT 示肝右叶包虫内囊分离型
内囊完全分离卷曲漂浮于囊液中

4. **实变型** 约占 9.85%，肝包虫中晚期包虫逐渐退变衰亡，囊液逐渐吸收浓缩，实变成分增多并干酪样改变，超声和 CT 表现为典型的"脑回状"或"卷洋葱皮样"改变（图 7.4.11）。

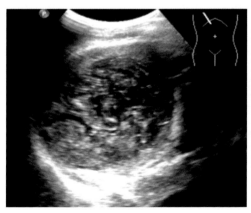

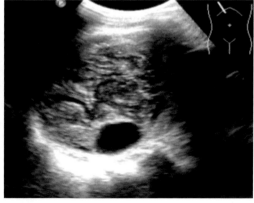

图 7.4.11 超声
肝右叶包虫实变，呈"脑回状"改变

5. **钙化型**　约占 17.15%，随着时间的推移，囊壁及囊内发生钙化并逐渐增多，部分可完全发生钙化而形成形态各异的影像学表现，如"蛋壳状"或不规则带状、团状钙化影（图7.4.12~图7.4.15）预示着包虫失去生物学活性。CT 和超声对钙化敏感。

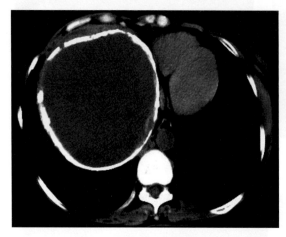
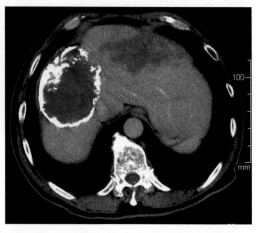

图 7.4.12　肝包虫"蛋壳样"钙化　　　　　　图 7.4.13　不规则钙化

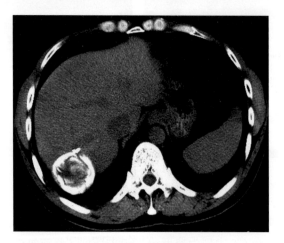

图 7.4.14　完全钙化

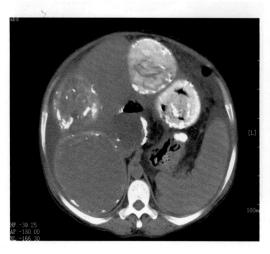
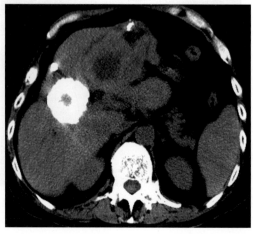

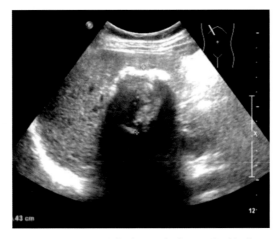

图 7.4.15　CT 和超声示肝包虫不同类型钙化

　　6. 混合型　约占 11.2%,混合型同时具有上述两种或两种以上不同类型的影像学改变(图 7.4.16~ 图 7.4.20),反映了包虫病在不同的感染时期和生长发育阶段,以及术后复发或再感染的特征。在我国包虫病严重流行区十分常见,给临床治疗带来极大问题。

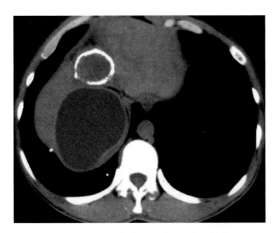

图 7.4.16　单纯囊肿型和多子囊型伴钙化

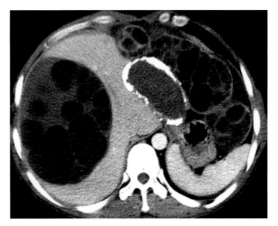

图 7.4.17　多子囊型和钙化

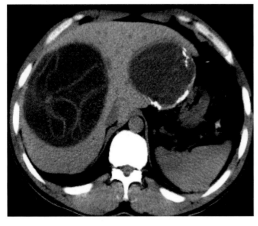

图 7.4.18　内囊分离型和钙化

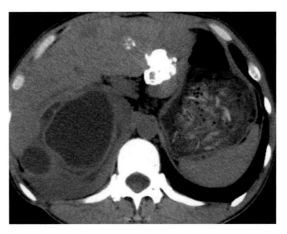

图 7.4.19　内囊破裂和钙化

上述六种分型,基本反映了肝囊型包虫的生长特点和病理学改变,并具有诊断价值。除此以外,肝包虫病的并发症也是不能忽视的一个重点,并发症的出现使影像学表现变得更为复杂多样,因此,要根据不同影像学技术特点,选择不同的检查方法。近年来,MRI许多新技术也用于包虫病的诊断研究中,MRI水成像技术对子、孙囊的显示较常规显像更为清晰;MRI胆道造影可清晰显示梗阻扩张的胆管系统,明确包虫与胆管的关系;而在DWI图上,包虫囊液信号强度随b值的增加而明显减低,但囊壁信号不

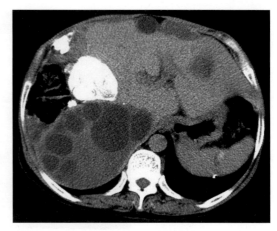

图7.4.20　多子囊型和钙化

变均呈低信号是其特征;ADC图上子囊的信号高于母囊,这为一些在其他影像学检查中发现不典型包虫病的诊断与鉴别上提供了重要信息。此外,CT、MRI造影增强时,包虫囊肿均无增强,囊壁可轻度增强,随着肝脏实质增强的衬托,囊肿边界和形态显示较平扫更为清晰(图7.4.21)。

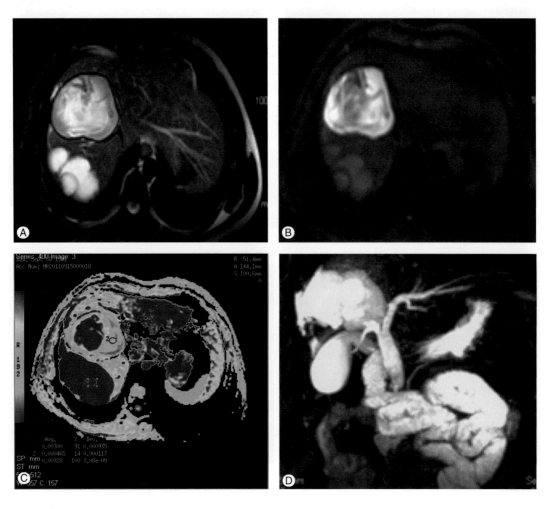

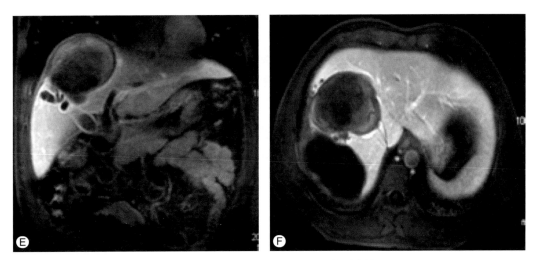

图 7.4.21　MRI 示肝囊型包虫混合型病灶
A. 抑脂 T_2WI；B. DWI；C. ADC 图；D. MRCP（磁共振胰胆管成像）；E、F. 增强扫描

　　人类同时感染囊型包虫和泡型包虫的情况极为罕见，但在青海南部和青、川、甘三省交界的高发流行区，偶尔也可以见到（图 7.4.22）。

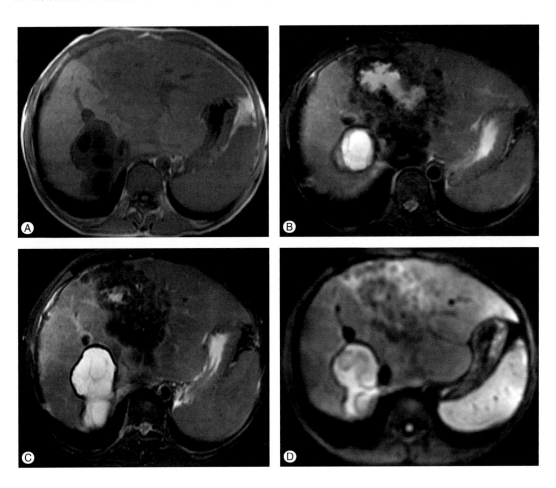

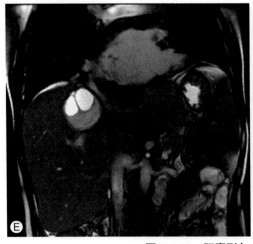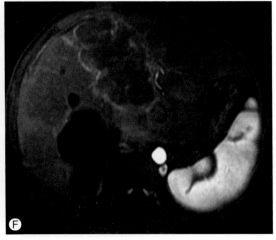

图 7.4.22　肝囊型包虫病和泡型包虫病混合感染

A. T₁WI；B、C. T₂WI；D. DWI；E. 冠状位 FIESTA（快速应用稳态进动）；F. 增强扫描；肝左叶巨大泡型包虫，呈实质性肿块，外形不规整，压迫膈肌，突入胸腔，其内坏死液化，DWI 信号不均，边缘信号增高，增强边缘线性强化呈花环状。肝右后叶上段囊型包虫多子囊型病灶，外形较规整，边界清晰。T₂WI 母囊壁呈低信号，增强囊壁轻度线状强化

（四）抽吸细胞病理学

对少数临床诊断困难患者，术前可采用细针抽吸细胞病理学检查，当发现包虫囊成分（如角皮层、头节和小钩）的存在，即可明确诊断。

二、鉴别诊断

1. 肝囊肿　病灶通常较小，可多发。边界清楚，密度、信号均匀，无双层壁结构，增强扫描无强化。

2. 肝脓肿　临床有感染病史，病灶周围有晕环，水肿明显。增强扫描动脉早期周围肝组织，由于充血而明显强化，脓肿壁呈花环状强化，中心液化坏死区无强化，其内间隔可有强化。

3. 右肾积水　泌尿系统先天发育畸形或各种原因导致梗阻，引起肾盂肾盏扩张积水，最常见为盂管交界处狭窄或炎症所致。

第五节　治　疗　原　则

肝包虫病的治疗包括药物治疗、手术治疗以及近 30 年发展采用的超声引导下穿刺或微创射频治疗等。对于囊型包虫病来讲，临床仍以手术切除为首选和主要治疗方法，药物治疗是手术治疗前后重要的辅助治疗手段。传统的手术治疗已有百余年历史，其手术方式经过不断改进完善，在临床取得显著效果，治愈率可达 95%。但手术后较高的复发率和种植播散、残腔感染及胆汁漏等并发症，依然是十分棘手和麻烦的问题，值得引起重视。阿根廷 Posados 是 1895 年首先采用包虫内囊摘除术治疗肝包虫病的外科医生，包虫内囊摘除术到目前为止仍是治疗复杂性肝囊型包虫病常用的手术方法。目前常用的手术方法有：①肝包

虫内囊摘除术；②肝包虫外囊剥除术；③肝囊型包虫次全切除术；④肝囊型包虫肝部分切除术；⑤腹腔镜包虫摘除术。上述方法各有利弊，应根据患者具体情况选择应用。手术中应常规使用抗过敏药物并做好抢救过敏性休克的准备。

第六节　手术适应证与方法

一、肝包虫内囊摘除术

1. 适应证　内囊摘除术是最早应用的经典手术方式，手术简单实用，适用于各种分型和时期的囊型包虫病，主要适用于 ASA 评分较高且位置较深的病灶，或病灶大于 10cm，多个部位的囊性包虫病。其优点为最大限度保存肝脏功能，但术后胆汁漏、残腔积液及感染出血等术后并发症及复发率较高。为纠正术式的缺点，内囊摘除外囊内翻缝合术、内囊摘除大网膜填塞术、内囊摘除囊空肠吻合术等改进术式应运而生。

2. 手术步骤

（1）手术一般选用全身麻醉，根据囊肿大小、部位等情况选择手术切口，如腹正中切口、右腹直肌切口、右肋缘下斜切口等。

（2）进腹腔后分离粘连组织，探查明确包虫部位和数量后，充分显露病灶，必要时可游离肝脏；用 10%~20% 高渗盐纱布隔离周围组织，防止囊液外溢引起腹腔播散性转移。

（3）负压吸引条件下，在囊肿距肝脏最浅表部位穿刺，抽吸囊腔内液体，包虫囊液一般为无色清亮液体，但当发生胆汁漏时，囊液为黄色。

（4）囊肿塌陷后钳夹穿刺部位提起外囊壁，在两钳中间切开，插入套管吸引头吸尽囊液，卵圆钳夹出内囊或子囊，完全去除囊内容物后，腔内注满 10%~20% 生理盐水，浸泡 10~15 分钟后可用刮勺及卵圆钳夹纱布块反复仔细擦拭外囊壁，以杀灭其皱襞间的原头节。

（5）可适度剪去外囊壁以缩小残腔，对较小无胆汁漏的残腔可开放或外囊残腔缝合闭锁后不置管引流处理；对较大或胆汁漏的囊壁可通过胆总管内注射亚甲蓝的方法明确胆汁漏的位置，并予以缝扎处理；对严重感染，应放置引流管。各种内引流或大网膜填塞等消除残腔方式经长期临床实践，效果并不理想，并可能会引发相应并发症，目前已较少采用（图 7.6.1~ 图 7.6.4）。

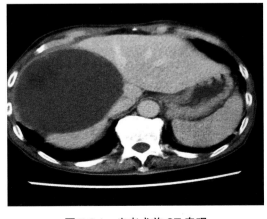

图 7.6.1　患者术前 CT 表现

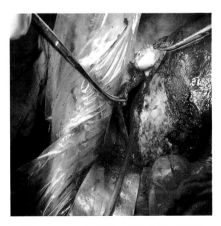

图 7.6.2　打开囊壁，清除内囊及囊液

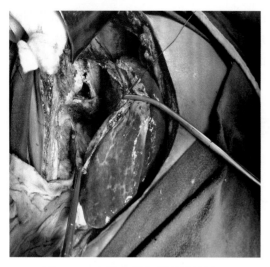

图 7.6.3　查看内囊壁,缝扎胆汁漏口

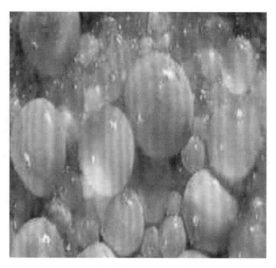

图 7.6.4　内囊摘除术清除的包虫内囊

(6)灌洗液的选择:包虫囊内灌洗液包括高渗盐、3% 过氧化氢、95% 乙醇、阿苯达唑溶液等,目前临床主要使用 10%~20% 高渗盐水。高渗盐水对于包虫病局部灭活主要是借助其高渗作用,使原头蚴脱水而亡,是目前公认的安全、有效、无毒副作用的头节局部灭火剂,在预防腹腔内包虫种植方面起着至关重要的作用。囊腔内注入后必须保留 10 分钟以上,以达到有效杀死原头节的作用。

包虫内囊摘除术主要的问题是术后复发(2.6%~10%)、胆汁漏(8.6%)和合并感染(10.8%~65.8%)。

二、肝包虫外囊剥除术

1. 适应证　外囊剥除术被认为是根治性治疗囊型包虫病的主要术式,适用于所有类型和术后复发的囊型包虫病。近些年来,国内彭心宇和温浩等学者研究发现囊型包虫病外囊与肝脏交界处存在纤维组织构成的膜样结构,沿此外囊及膜样结构间隙可将外囊完整剥除。该手术优势为完整剥除虫体,减少了囊液在手术过程中溢出并扩散至腹腔的可能,降低复发率,并减少胆汁漏、残腔出血、感染等术后并发症,同时最大程度保存正常肝脏组织,减少肝功能损害。但相较于内囊摘除术,外囊剥除术术中风险较大,术前应行病灶与周围脉管之间关系的评估。若病灶靠近第一或第二肝门时应酌情选择其他术式。

2. 手术步骤

(1)手术一般选用全身麻醉,根据肿块大小、部位等情况选择手术切口,一般选用右侧肋缘下斜切口。

(2)进腹腔后分离粘连组织,探查包虫囊肿的位置,及其与周围重要血管、胆管走行关系和囊肿外膜粘连程度,确认能否完整剥切外囊。

(3)切开肝脏背膜,明确外囊与外膜之间的间隙,并沿间隙将外囊完整剥除,避免损伤肝脏及包虫囊肿,避免囊肿破裂引起囊液扩散,遇到较小的胆汁漏及出血点可给予缝扎,缝针不宜过深,避免不慎将重要的管道闭塞,以达到止血和封堵胆汁漏目的为宜。

(4)剥离完成后用电凝将渗血点凝固止血,不必缝合创面,创面可放置止血药物,创面附近置管外引流。笔者多年临床实践认为使用彭氏刮吸刀可以缩短手术时间,降低术中出血量,实用性很强(图 7.6.5~ 图 7.6.8)。

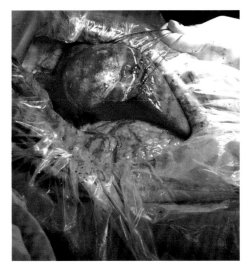

图 7.6.5　找到囊肿与肝组织之间界限

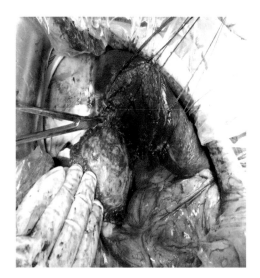

图 7.6.6　沿外囊及外膜间隙剥除外囊

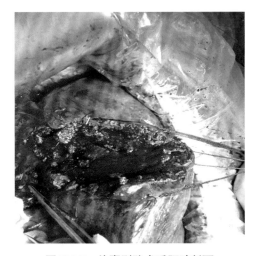

图 7.6.7　外囊剥除术后肝脏创面

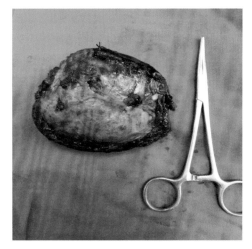

图 7.6.8　外囊剥除术完整切除的囊肿

三、肝囊型包虫次全切除术

　　肝囊型包虫次全切除术主要的手术方式为内囊摘除＋外囊次全切除术,在重要的血管及胆管处可保留部分的外囊壁。适用于多次手术、局部组织解剖不清或囊肿靠近重要组织(如第一肝门或第二肝门)。由于单纯的内囊摘除术术后复发率和残腔并发症发生率较高,而行外囊剥除术较困难,故此式为首选方法。由于切除大部分外囊,消灭了残腔,故相对于内囊摘除术,降低了复发、残腔感染等术后并发症及住院时间;相对于外囊剥除术,减少了手术耗时及术中出血量。

四、肝囊型包虫肝部分切除术

1. 适应证　肝段切除术是囊型包虫病根治性手术方式之一,主要应用于包虫囊肿较大、囊壁较厚、不易塌陷、肝组织破坏严重、囊内合并感染、胆汁漏等复杂病例,特别是对于直径小于10cm,位于肝左叶及肝右叶Ⅴ、Ⅵ段的包虫病灶患者。肝叶切除术虽然可以降低患者术后复发率,但对肝组织损伤较大,手术时间、术中出血及术中风险明显高于其他术式,并且过于依赖手术者的技术水平。随着近几年精准外科手术及快速康复理念的发展与应用,肝段切除术也逐渐向减少创伤、加快恢复的方向发展。

2. 手术步骤

(1)根据肿块的大小、部位、比邻情况,可行肝段、肝叶、半肝或扩大半肝切除术,根据其切除区域可分为规则肝段切除术和不规则肝段切除术,术中应注意避免破坏包虫外壁,避免发生腹腔转移。

(2)全身麻醉,取右侧肋缘下斜切口,必要时可取人字形及反"L"形切口。

(3)逐层进腹后,解剖第一肝门并至阻断带,可根据具体情况选用不同的肝门血管阻断方法(在泡型包虫病根治性手术方式中介绍);解剖第二肝门,切断肝周围韧带,将肝脏拉向下方,显露第二肝门,打开肝腔静脉韧带,解剖肝右静脉与肝中/左静脉主干之间的陷窝,依据手术部位不同分别结扎肝右/左静脉,若病灶情况允许,尽量保留肝中静脉;解剖第三肝门,若要行扩大半肝切除术时,则应解剖第三肝门,首先将肝脏从病灶侧托起,分离肝脏与下腔静脉之间疏松结缔组织,结扎下腔静脉与肝脏之间的穿支静脉,若穿支静脉难以结扎,可缝扎处理。

(4)切断左/右半肝:选择肝中静脉左/右侧缘0.5cm处切开肝包膜,钝性分离肝组织,以连发钛夹夹闭小胆管和血管并离断,至肝左/右静脉、门静脉左/右支、肝动脉左/右支时,以丝线或血管缝线缝扎并切断。

(5)肝断面处理:在恢复肝脏血流之后,观察肝脏创面渗血情况,明确的出血位置可给予结扎后缝扎,广泛性渗血给予电凝或止血药物,肝镰状韧带复位以后,于创面处放置引流管引出体外,并缝合腹壁。(图7.6.9~图7.6.14)。

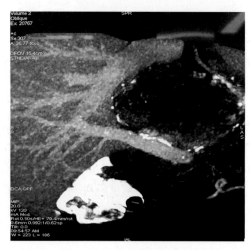

图 7.6.9　患者术前血管造影

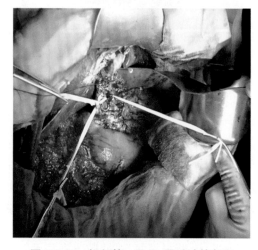

图 7.6.10　解剖第一肝门,置乳胶管备用

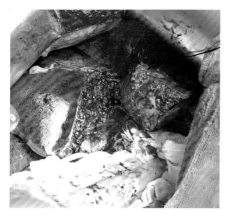

图 7.6.11 离断肝组织

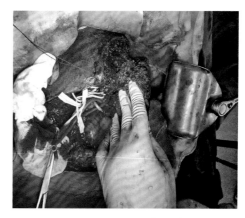

图 7.6.12 肝段切除术肝脏创面

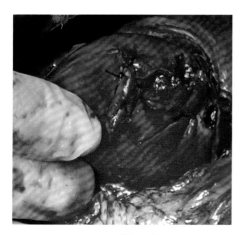

图 7.6.13 肝脏创面缝扎止血

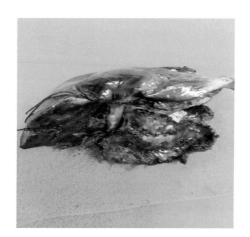

图 7.6.14 肝切除术后标本

五、腹腔镜包虫摘除术

1. 适应证 自 1992 年报道第 1 例腹腔镜下肝包虫内囊摘除 + 大网膜填塞术后,该手术方式得到了大力发展。主要适用于肝脏表面囊肿,位于 Ⅱ、Ⅳ、Ⅴ 肝段,直径一般小于 10cm,病灶一般少于 3 个的初次手术患者;靠近边缘的局限在 1 个肝段或叶内多发性肝囊型包虫病囊肿也可施行腹腔镜手术。

2. 手术步骤

(1)全身麻醉后,根据包虫的不同位置选择适宜的操作孔,观察孔的位置一般选择脐上,当包虫位于肝右叶时,主操作口可选择剑突下 3cm,副操作口可选择右侧锁骨中线及腋前线肋缘下 3cm,一般选择头高脚底,左侧卧位;病变位于肝左叶时,主操作孔可选择左侧锁骨中线肋缘下 3cm,副操作孔可选择剑突下及右侧锁骨中线 3cm,可选择头高脚低及平卧或右侧卧位。

(2)腹腔镜下内囊摘除术:与开腹的内囊摘除手术方法类似,重点是保护囊肿周围,避免囊肿破裂囊液溢出引起腹腔转移。囊腔清理干净后可将腹腔镜深入囊腔中观察有无胆汁漏。腹腔镜内囊切除术可观察较为细小的胆汁漏,并可更充分地清理坏死组织及残留内囊,这是腹腔镜手术的优势。

（3）腹腔镜下外囊切除术：首先游离肝脏周围组织，切开肝被膜，找到肝脏组织与包虫之间的间隙，沿着间隙可将包虫囊肿完全剥离，术中应避免打破包虫内囊，遇到细小的血管及胆管可以用钛夹及 homlock 夹闭，肝脏弥漫性渗血可以用电凝止血，术后应在肝脏创面处放置引流管，避免发生胆汁漏及出血时发生积液、感染性休克等症状，术中标本应放置到标本袋中，避免囊肿破裂时囊液流入腹腔。

（4）腹腔镜下肝部分切除术：腹腔镜下肝部分切除术与开腹手术的手术方法类似，术中应充分暴露肝脏，尽量减少出血及胆汁漏的发生。

腹腔镜手术的优势在于术中出血较少，术后疼痛轻、恢复快，住院时间缩短，切口感染率低，并且不增加其他术中及术后风险优点。腹腔镜手术禁忌证也较多（如囊肿位置靠近肝门、腹腔镜下显露困难；包虫囊肿巨大或外囊壁薄已破裂者等），因此，术前评估患者病灶大小、部位、数目十分重要。

第七节　术后并发症

肝囊型包虫病术后的并发症较多且复杂，严重者甚至危及患者生命，影响预后，需积极正确处理。

1. **过敏性休克**　主要是术中包虫囊肿破裂或过度挤压囊液进入血液出现不同程度的过敏反应，严重时可出现过敏性休克。因此术中操作须仔细谨慎，应用穿刺针吸出囊液，迅速降低囊液压力，减少囊液外溢，并采用"无瘤手术操作"原则，用纱布巾严格保护手术野，防止囊液喷洒外溢污染手术野，如在术中有包虫囊液外溢时，尽可能吸尽囊液，并用大量生理盐水冲洗全腹腔以清除过敏原。为尽量减少过敏性休克的发生，术前可给予地塞米松注射液 10mg 缓慢滴注，术中密切观察患者各项生命体征，若发现休克前期征兆，需及时进行处理。

2. **术后复发与播散种植**　在手术过程中，未能将原头蚴全部杀灭，或原头蚴溢出在腹腔其他脏器继续生长，则会出现术后包虫复发及播散种植。术中需遵循"无瘤原则"，用带有杀虫剂的纱布巾严格保护手术野，防止囊液喷洒外溢污染手术野，打开囊肿前对其充分减压，能有效避免包虫腹腔播种，若出现囊液外溢，则应立即吸引清除，并以 10% 高渗盐局部冲洗术区。术后残余囊腔内杀虫剂冲洗可有效地减少包虫的原位复发概率。对于复发及转移可能性较高的患者，可在术前 7 天及术后 6 个月口服阿苯达唑 20mg/（kg·d），并随时复查相关检查，争取早期处理。

3. **肝包虫合并胆汁漏**　包虫囊肿在生长过程中可能会将狭小的胆管裹挟于外囊壁中，在反复炎性刺激及压迫过程中胆管壁发生缺血坏死进而发生胆汁漏。术中要明确囊腔内是否存在胆汁样囊液或脓液，并及时予以清洗，必要时可在胆总管注射亚甲蓝观察囊壁情况，若发现胆汁漏，则应予以缝闭。发生胆汁漏时应长期带管引流，直至瘘口自行封闭。

4. **包虫残腔继发感染**　肝包虫囊肿术前合并感染属于临床常见，由于外囊壁肥厚，对包囊内的炎症有屏障作用，限制炎症向肝组织浸润，故感染症状较化脓性肝脓肿轻；但也由于囊壁的屏障作用，抗生素难以进入囊腔，故可使感染长期存在。术后患者出现感染的常见原因，一是原囊腔内感染，术后患者引流不畅，使感染加重；二是患者术后存在胆汁漏，当胆道或十二指肠压力较高时,细菌可逆行进入残腔中引起感染;三是引流管逆行性感染。对此,应保持引流通畅,或选择在超声下穿刺引流,对于无法行穿刺引流的患者,需根据具体情况给予足量抗生素治疗,并积极做好再次手术准备。

术后残腔感染的患者常因残腔积液或疑似复发而再次就诊,部分患者表现为肝脓肿的症状,如右上腹部疼痛、高热、寒战等,此时需穿刺抽液以明确诊断。部分患者经穿刺置管,高渗盐水冲洗可痊愈,但也可因残腔感染迁延不愈而形成慢性窦道或反复积脓,此时应再次手术,最大限度切除外囊壁,争取做到根治性切除,彻底消除病灶,若病灶难以切除,应对胆汁漏处进行缝扎,并保证胆道下流通畅,避免胆道压力过高而使瘘口迁延不愈。为预防残腔并发症的发生,在初次手术中可酌情选择外囊空腔缝合闭锁、置管闭式引流、外囊空腔敞开、大网膜填充术等治疗策略。

第八节　复杂囊型包虫病的治疗

复杂囊型包虫病为就诊时已出现一种或多种并发症,以及病灶侵及肝门、重要血管及胆管,或在初次手术时处理不当,引发术后并发症,导致病灶迁延不愈,致住院时间延长。常见的复杂囊型包虫病有以下几种类型。

1. 肝包虫囊肿破裂　肝包虫囊肿破裂在临床上较为常见,最常见的是破入腹腔、胆道,其次是胸腔或血管。由于囊内含有大量的过敏原及原头蚴,因此可引起过敏反应、感染、胆汁漏、支气管脓肿、肺脓肿、胸腔瘘或胸、腹腔继发性种植。除此以外,棘球蚴病病灶还可侵及胸腔、心包及肾盂。根据破裂的部位及程度不同,可分为 3 类:①内囊破裂,囊液仍局限在外囊之内;②游离型破裂,囊液及内囊进入胸腔、腹腔和心包腔内;③交通型破裂,内囊及囊液进入胆道、支气管及胃肠道。据青海省人民医院统计,2016—2017 年共收治肝囊型包虫病患者 131 例,其中破入腹腔 5 例,占患病人数的 3.8%;破入胆道 26 例,占患病人数的 19.84%;破入胸腔引起支气管瘘 2 例,约占 1.5%。

(1)肝包虫囊肿破入腹腔:包虫囊肿破入腹腔,可出现腹部及全身症状,腹部症状类似于消化道穿孔;查体时表现为弥漫性腹膜炎,并伴有移动性浊音;全身性症状主要表现为过敏性反应,轻者可出现荨麻疹、皮肤瘙痒,严重时可出现过敏性休克,导致循环功能衰竭,危及生命。一经确诊,应行急诊手术,及时清除破入腹腔的子囊及囊液,并使用高渗盐水冲洗浸泡腹腔 20 分钟以上,肝脏原发病灶应尽量切除外囊。患者术后需定期服用抗棘球蚴药物阿苯达唑 10~15 mg/(kg·d),每月为 1 疗程,每疗程之间间隔 10 天,需至少服用 3 个疗程。

(2)肝包虫囊肿破入胆道:肝包虫囊肿破入胆道在临床中最为常见。主要有两种形式:隐匿型破入一般指囊肿与细小胆道相通,通常不引起明显症状,易忽视;交通型破入是指囊肿与较大的胆管相通,内囊可进入胆道,发病率在 3%~17%。囊肿破入胆道后囊液、内囊和胆汁相互流动,可引起囊腔感染、胆道感染、胆道梗阻等,部分患者因急性梗阻性化脓性胆管炎而发生生命危险。

肝包虫囊肿破入胆道首选的治疗方式是手术治疗,应第一时间行根治性手术并探查胆管,手术时应取净内囊,通畅引流,并对胆管瘘口进行修补,术后应在囊腔内或手术部位置管引流,也可将 T 管置入破溃的胆管中,使胆汁不经过囊腔而直接引流至体外,以加速囊腔的封闭,防止胆道狭窄。T管放置时间一般超过1个月,拔管时需行彩超和CT检查以确定囊腔封闭状况。

随着内镜及超声介入技术的发展,内镜鼻胆管引流术(ENBD)和经皮肝穿刺胆道引流术(PTCD)在包虫囊肿破入胆道合并梗阻性黄疸、胆道感染等病例中的使用越来越广泛,并积累了丰富的经验,值得推广。

(3)肝包虫囊肿破入胸腔:肝包虫囊肿破入胸腔后可引起胸腔种植性转移。破入胸腔后患者症状与包裹性胸腔积液症状类似,主要表现为胸痛、咳嗽、胸闷、气促,严重时可表现为呼吸困难;囊肿破入支气管可引起支气管瘘,囊液进入支气管而形成包虫囊肿-支气管瘘,此时若同时发生胆管瘘则可形成胆管-包虫囊肿-支气管瘘。手术是治疗的主要选择,需多学科协作进行,手术方式可选择开胸手术、开腹手术或胸腹腔联合手术,但原则上首先解决原发病灶(肝脏病灶),并修补胆道、支气管、膈肌瘘口,胸、肺部情况允许时可酌情行肺叶切除、窦道切除大网膜填塞术,并做好充分的胸腹腔引流。

2. **胆道狭窄** 肝囊型包虫在生长过程中刺激周围肝组织增生压迫胆管,或因残腔感染,胆管壁因慢性炎性改变、增厚形成瘢痕,均可导致胆管狭窄。部分患者可因术中封闭胆汁漏时不慎将较大胆管缝闭,术后因胆道狭窄的程度和部位的不同可引起不同程度的黄疸。胆道狭窄早期无胆管炎表现,长期黄疸时受累肝组织出现胆汁淤积表现,严重时可导致肝组织萎缩和肝硬化。影像学检查提示狭窄梗阻部位以上胆管扩张,或继发结石形成,受累胆管壁局部不规则性增厚。术中以去除病灶、解除梗阻、通畅引流为原则,并在术前明确波及的肝段、肝叶或一侧肝脏,酌情行肝段或肝叶切除。此时,手术应遵循良性胆道狭窄的处理原则,应尽可能恢复原有的胆道解剖结构,或行胆肠吻合术。应特别注意的是,若患者术前出现胆道梗阻而发生重度黄疸时,术前应行PTCD或ENBD等治疗,以达到减轻黄疸、改善肝功能的目的,提高手术的安全性。

3. **术后药物治疗**

(1)阿苯达唑:阿苯达唑是目前抗包虫病的药物之一,使用剂量为10~20mg/(kg·d),30天为一疗程,连续使用3个疗程以上,每个疗程之间需间隔1~2周,以减轻副作用。

(2)阿苯达唑乳剂:推荐使用剂量为10~12.5mg/(kg·d),分两次口服,治疗周期为3~12个月。

(3)阿苯达唑脂质体:推荐使用剂量为10mg/kg,2次/d,治疗周期为3~12个月。

第九节 术 后 护 理

一、密切监测生命体征

术后对患者各项体征进行严密监测,包括体温、脉搏、心率、血压、呼吸频率等变化情况。部分患者在术后会出现正常吸收热,体温升高,但一般不超过38℃,在护理中可以采用酒精擦浴等物理降温方法。术后血压每小时测1次,待病情稳定后改为每4小时测1次,并做好记录。

二、肝包虫内囊摘除手术

一般采用全身麻醉,术后可平卧位或斜坡卧位,以降低腹壁张力,减轻切口疼痛。伴有腹腔内感染者,视患者情况,应尽早改为半坐位或头高脚低位,以利有效引流。

三、预防深静脉血栓

由于手术创伤大、血液黏稠度高、血流缓慢增加了深静脉血栓形成的风险,要指导患者早期床上活动、定时变换体位,协助按摩双下肢或使用压力波治疗 3 次 /d,以促进下肢静脉回流,病情允许时应尽早下床活动。

四、术后疼痛的护理

术后疼痛不仅与手术部位、切口方式和镇静剂应用恰当与否有关,而且与每一个体的疼痛阈值、耐受能力相关。患者术后留置止痛泵,可连续运用 1~3 天。此外,患者情绪过度紧张、烦躁和疲倦等,也会加剧疼痛。从环境方面来说,噪声、强光等也会对患者产生影响。此时,护理人员应与患者进行良好的沟通,积极为患者营造舒适、整洁的环境,并做好患者的健康宣教,给以足够的鼓励和安慰。

五、引流管护理

肝包虫手术中常留置各种引流管,护理时要注意观察引流是否通畅,有无阻塞、扭曲、折叠和脱落,并记录引流物的颜色、性状和量。引流管一般于术后 1 周左右拔除或引流液体少于 5ml/d 时拔出;如果引流液体多,或进行腹腔冲洗者引流管放置的时间相对延长。个别患者置管时间可达数月甚至数年,此时需固定好引流管并保持通畅,防止脱出,定期更换敷料。

六、饮食

术后第 1 天可进半流食,如果手术涉及肠间的包虫囊肿,待肠蠕动恢复、肛门排气后开始进水、少量流食,逐步过渡到半流食、普食。同时,保持大便通畅避免便秘,术后 3 天内仍无大便者给予灌肠,以恢复肠道功能。

第十节　预　　后

肝包虫囊肿在体内膨胀性生长、速度缓慢,往往在很长一段时间内无明显临床症状、体征和并发症。此时,若能早期发现并手术治疗,效果最佳,基本可以达到根治目的,治愈率可达 95%。

部分出现 CE Ⅳ型及 CE Ⅴ型患者,由于囊肿与肝脏之间界限清晰,故在手术过程中根治性切除率较高,术后复发相对较低,患者预后及术后生活质量较高。

中晚期患者,囊肿较大压迫周围组织,同时,包虫囊肿在自然生长过程中,大约 1/3 病例会发生囊肿感染、破裂、种植播散等并发症,增加手术治疗难度,甚至影响患者生命。对于不能完全根治及不能耐受手术的患者,口服药物治疗也可延长患者生命,提高患者生活质量。

(郭亚民　朱文君　吴世乐　赵顺云　唐桂波)

参 考 文 献

［1］ Moro PL, Schantz PM. Echinococcosis: historical landmarks and progress in research and control. Ann Trop Med Parasitol, 2006, 100 (8): 703-714.

［2］ Yang YR, Liu XZ, Vuitton DA, et al. Simultaneous alveolar and cystic echinococcosis of the liver. Trans Royal Soc Trop Med Hyg, 2006, 100 (6): 597-600.

［3］ 王国强. 全国包虫病流行情况调查报告. 上海: 上海科学技术出版社, 2016: 9-10.

［4］ 温浩. 包虫病学. 北京: 人民卫生出版社, 2015: 10-12.

［5］ WHO Informal Working Group. International classification of ultrasound images in cystic echinococcosis for application in clinical and field epidemiological settings. Acta Trop, 2003, 85 (2): 253-261.

［6］ Akbulut S, Senol A, Sezgin A, et al. Radical vs conservative surgery for hydatid liver cysts: experience from single center. World J Gastroenterol, 2010, 16 (8): 953-959.

［7］ Acar F, Sahin M, Alptekin H, et al. Surgical treatment of giant liver hydatid cysts: comparison of cystojejunostomy and partial cystectomy. Surg Today, 2014, 44 (11): 2065-2071.

［8］ 王琦, 段键, 林杰, 等. 应用不同手术方式治疗肝囊型包虫病疗效评价. 中国实用外科杂志, 2016, 36 (6): 656-659.

［9］ Aydin U, Yazici P, Oenen Z, et al. The optimal treatment of hydatid cyst of the liver: Radical surgery with a significant reduced risk of recurrence. Turk J Gastroenterol, 2008, 19 (1): 33-39.

［10］ Katkhouda N, Fabiani P, Benizri E, et al. Laser resection of a liver hydatid cyst under videolaparoscopy. Br J Surg, 1992, 79 (6): 560-561.

［11］ Ramia JM, Poves I, Castellón C, et al. Radical laparoscopic treatment for liver hydatidosis. World J Surg, 2013, 37 (10): 2387-2392.

［12］ 王瑞涛, 李庆, 梁欢, 等. 肝包虫囊肿破裂的相关因素分析及疗效评价. 中华肝脏外科手术学电子杂志, 2017, 6 (6): 484-488.

［13］ 李作安, 邵英梅. 肝囊型包虫病囊肿破入腹腔诊治进展. 中华实用诊断与治疗杂志, 2011, 25 (10): 939-941.

［14］ 马金山, 金澄宇, 梁路广, 等. 肺包虫病的诊断及治疗现状. 中华胸部外科电子杂志, 2016, 3 (2): 117-121.

［15］ Kahriman G, Ozcan N, Dogan S, et al. Percutaneous treatment of liver hydatid cysts in 190 patients: a retrospective study. Acta Radiol, 2017, 58 (6): 676-684.

［16］ Li H, Song T, Shao Y, et al. Comparativeevaluation of liposomalalbendazole and tablet-albendazole against hepatic cystic echinococcosis: a non-randomized clinical trial. Medicine (Baltimore), 2016, 95 (4): e2237.

［17］ Maoz D, Greif F, Chen J. Operative treatment of hepatic hydatid cysts: asingle center experience in Israel, a nonendemic country. Isrn Surg, 2013, 2013: 276807.

［18］ Botezatu C, Mastalier B, Patrascu T. Hepatic hydatid cyst-diagnose and treatment algorithm. J Med Life, 2018, 11 (3): 203-209.

［19］ Daldoul S, Ben Dhaou A, Ben Tahar A, et al. Internal transfistulary drainage for intrabiliary rupture of hydatid cyst of the liver: Analysis of the indications and the results. Report of 50 cases. La Tunis Med, 2017, 95 (1): 10-18.

第八章　肝泡型包虫病

第一节　概　　述

泡型包虫病是由多房棘球绦虫的幼虫(多房棘球蚴)寄生于人体引起的疾病,又称泡球蚴病、多房棘球蚴病等。泡型包虫病遍布亚洲、非洲、中欧、南美、北美等各大洲。我国的青海、西藏、新疆、甘肃、四川、宁夏、内蒙古等省、自治区是泡型包虫病的主要流行地区,在2012年全国包虫病普查中,泡型包虫病约占包虫病总人数的22.38%,青藏高原地区是我国泡型包虫病的严重流行区,青、甘、川三省交界的局部地区可达40%。青海省人民医院统计2012—2016年包虫病病例952例,其中囊型包虫病756例,占79.4%;泡型包虫病196例,占20.6%。952例中女性509例,占53.5%;男性为443例,占46.5%。

与细粒棘球绦虫生活史迥然不同,多房棘球绦虫的终末宿主有狐、狼、犬等,人类为非适宜中间宿主。流行病学调查显示,我国泡型包虫病终末宿主在不同区域有不同侧重,在青藏高原地区尤其是青海南部和青、川、甘三省交界区,犬类感染率高达40%~60%,局部地区甚至更高,是人类泡型包虫病主要感染源,对此应给予高度重视。泡型包虫在肝内呈浸润性生长,类似肝癌,因此又称其为"虫癌",预后极差,若不进行临床干预,5年病死率可大于52%,10年病死率更是高达90%。

第二节　发　病　机　制

泡型包虫病几乎100%原发于肝脏,也可通过血运等途径转移播散至肺、脑等全身器官。人体误食多房棘球绦虫虫卵以后,六钩蚴在十二指肠孵化并经门静脉到达肝脏,形成无数直径1~10mm,甚至更大的小囊泡,并不断以外芽生方式向周围肝组织浸润蔓延,类似恶性肿瘤样浸润和破坏性生长,侵及肝脏的血管及胆管,甚至弥漫浸润至整个肝脏。囊泡无包膜,与肝脏组织分界不清,囊泡内含有豆腐渣样蚴体碎屑和胶冻样液体。囊泡间有大量纤维组织增生。无数个小囊泡聚集而形成不规则的结节,并快速生长成巨大实质性肿块,质地坚硬,切面呈灰白色"蜂窝状"改变,肿块周围无纤维包膜形成的外囊,故与肝组织界限不清。由于病灶内供血不足或退行性改变,常发生坏死液化,形成较大而形态不规则的空腔犹如熔岩状,易继发感染形成肝脓肿。病变侵入血管或淋巴管可向全身转移。泡球蚴生长过程中极易发生钙盐沉积在早期即出现颗粒状或斑点状钙化,随病程延长,钙化逐渐增多并相互融合成不规则片状或团块状钙化灶。泡型包虫这种以密集小囊泡浸润性生长、坏死液化、钙化和远处转移为病理特征的生长演变过程,是影像学诊断的基础(图8.2.1、图8.2.2)。

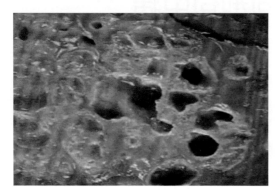

图8.2.1 肝泡型包虫病,巨块内见多
发囊泡状改变

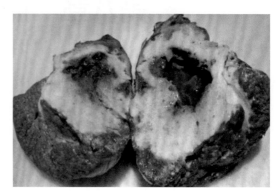

图8.2.2 肝泡型包虫病大体标本,
中心坏死液化呈空洞

泡型包虫病可发生于肝脏的任何部位,以肝右叶多见,病灶单发或多发,甚至从肝脏浸润生长至邻近脏器组织,向上可侵犯膈肌,进入胸腔,向后可侵犯下腔静脉,向下可侵犯右肾上腺及肾脏,并且可随血液或淋巴液转移至其他脏器,其中以肺和脑居多,也可同时肺、脑转移。文献报道肺转移为20%,以右下肺居多,脑转移率为5%。青海省人民医院新近209例肝泡型包虫病统计发现,直接侵犯膈肌、肾上腺等部位104例(占49.8%),肺转移19例(9.1%),脑转移4例(1.9%),肺、脑同时转移3例(1.4%)。由此可见,肝泡型包虫直接侵犯周围组织和远处转移是一个十分重要的问题,也是手术治疗的难点之一,应给予足够的重视。

第三节　临床表现

肝泡型包虫病(HAE)发病隐匿,早期无明显临床症状,病程可达数年至数十年,待发现时多进入中晚期,肿块较大,常累及肝门、侵及胆管或周边脏器,表现为肝脏肿大、肝功能异常或失代偿、黄疸、门静脉高压等(表8.3.1)。晚期常随血流转移至脑、肺,临床诊断困难。

一、腹痛
腹痛为泡型包虫病主要症状之一,50%~80%的人首发症状表现为上腹部胀痛不适,包块位于肝右叶时,可伴有右肩背部的放射性疼痛,无明显特异性,常被误诊为其他疾病,延误病情。

二、肝区包块
肝区肿块在泡型肝包虫病较为常见,约占20%甚至更多,不易与肝癌相鉴别。包块质硬、无压痛、表面光滑或伴有结节、边界较清晰。

三、黄疸

病灶较大压迫或浸润重要胆管时,可出现梗阻性黄疸,并进行性加重,伴有皮肤瘙痒、食欲减退等消化道系统症状,严重时可出现胆道感染的表现,如寒战、发热、败血症等。

四、门静脉高压

泡球蚴肿块直接压迫或侵及门静脉,可导致门静脉回流受阻,压力升高。

五、恶病质与衰竭

长期慢性的消耗病程,导致患者出现营养不良、贫血、消瘦乏力,全身衰竭等症状。

六、周围侵犯与转移

约 62.2% 的 HAE 患者晚期可直接侵犯周围脏器,甚至出现远处转移,常累及到膈肌、右肾上腺、右肾、肝后下腔静脉等器官,也可随血流转移至肺、脑、骨等脏器,在青海南部和青、川、甘三省交界的局部泡球蚴病高发区,此比例则更高。

表 8.3.1　224 例肝泡型包虫病首发症状

症状	例数 / 人次	百分率 /%
无症状	24	10.7
腹痛及腹胀	177	79.0
黄疸	12	5.2
腹部包块	51	22.8
消瘦	4	1.8

第四节　诊断与鉴别

一、诊断

1. **流行病学史**　疫区居住生活史,或与牛、羊、犬密切接触史等,部分患者为间接接触畜产品或从事畜产品加工而感染。

2. **实验室检查**　免疫学检查是诊断和鉴别 HAE 的重要方法,敏感性高、特异性强。常用的有酶联免疫吸附试验(ELISA)、间接血凝法(IHA)、斑点免疫金渗滤法(DIGFA)等,阳性率可达 80% 以上。但免疫学诊断对这两型包虫病存在交叉反应,不能鉴别囊型和泡型包虫病。此时,Em2 抗原、Em18 抗原试纸条带技术则有效针对泡型包虫病,敏感性和特异性提高到 90% 以上。中晚期患者由于肝脏广泛性病变而出现肝功能异常,白蛋白降低、球蛋白升高、白球比例倒置等问题。

3. **影像学检查**　肝泡型包虫病在人体内有其自然发展和转归过程,以及典型的病理学特征和影像学表现,如多发小囊泡、病灶浸润、液化空洞和钙化等,并可在超声、CT 和 MRI 等多种影像学检查技术中显示,熟悉掌握 HAE 典型的影像学改变与特征,诊断并不十分困难。影像学分型在于综合其自然生长规律,反映其基本病理改变特征,评价其生物学活性和浸润的范围、明确包虫病分期、确定手术方案及术后复发。影像学检查首选 B 超和 CT,根据需要加做 MRI 和 PET-CT 检查。

(1)结节型:结节型是泡型包虫病的早期生长阶段,占 6%~7%,病灶可单发或多发,边缘较清晰,大小多在 2~4 cm,质地较均匀并可见多发的小囊泡,无坏死液化,有时可见小颗粒状钙化。超声显示为中强回声,周边无低回声晕,CDFI 其内多无血流,周边可见散在血流。CT 显示为等或稍高密度结节,CT 值为 20~30HU,对小颗粒状钙化敏感。MRI T_1WI 呈低或等信号,T_2WI 呈低信号是其特征(图 8.4.1)。

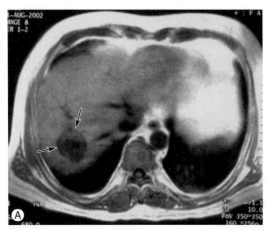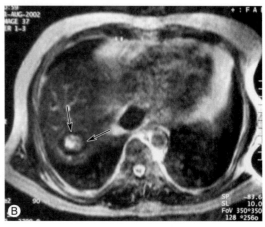

图 8.4.1　MRI 示肝右叶结节型病灶

A、B. T_1WI 为低信号,T_2WI 周边为低信号,中心少量液化部分为高信号(箭头)

(2)巨块型:肿块多在 5cm 以上,大者可达 20cm 左右,甚至弥漫浸润全肝,是包虫病快速生长阶段,占 50%~60%,肿块外形不规整,边缘界限不清,实质内大多可见密集分布的小囊泡和散在分布的粗颗粒状钙化,有时小囊泡体积较小不易发现。超声多呈"落雪状"不均匀强回声肿块,后方回声衰减明显(图 8.4.2),CT 则表现为肝内巨大的等或低密度肿块,CT 值为 20~30HU,实质内可见不规则的钙化和囊泡(图 8.4.3)。MRI 表现 T_1WI 和 T_2WI 均为低信号,边缘界限相对超声和 CT 清晰,对小囊泡的显示较超声、CT 更为敏感(图 8.4.4)。

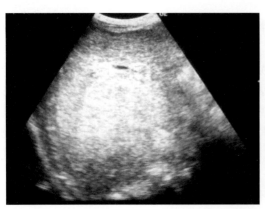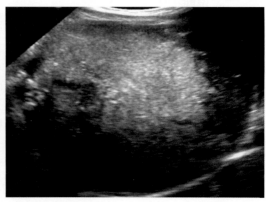

图 8.4.2　超声示肝泡型包虫病巨块型

呈密集粗强光点回声,似"落雪样"改变,后方回声衰减

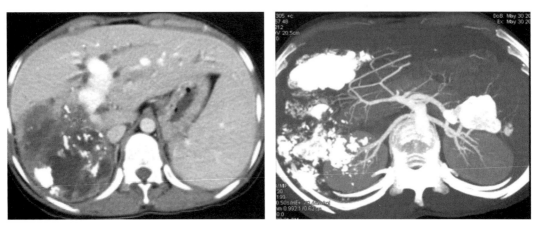

图 8.4.3　CT 示肝泡型包虫巨块型
病变界限不清,混杂密度,明显钙化,侵及门脉右干

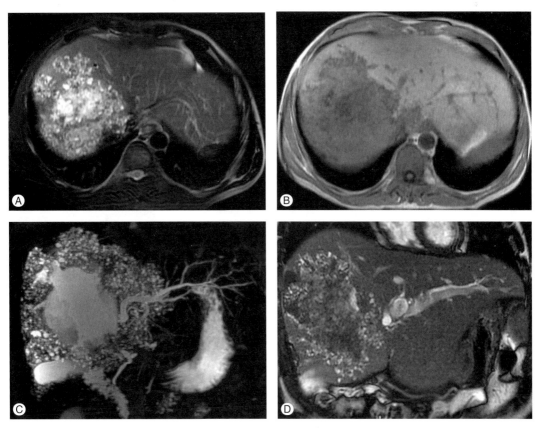

图 8.4.4　MRI 示肝泡型包虫病巨块型
A~D. 呈稍长 T_1 短 T_2 信号,巨块内密集不规则小囊泡,病变侵及肝门结构

(3)坏死液化型:约占 20%,肿块内出现明显坏死液化且范围一般较大,与肝癌不同,其坏死液化范围在肿块中心和边缘均可发生,周边实质部仍可见小囊泡。液化坏死多发生于较大肿块,结节型一般少见,是缺乏血供逐渐退变的表现。坏死后常继发感染形成厚壁型较大空腔。此时,超声表现为混合型肿块,坏死液化区呈低回声改变(图 8.4.5),CT 于周边实质区呈等或稍高密度,其内可见钙化和小囊泡,液化区呈低密度(图 8.4.6)。MRI 实质区

域 T_1WI 和 T_2WI 均呈低信号,坏死液化区 T_2WI 呈高信号,实质区内可见散在的小囊泡(图 8.4.7)。CT 和 MRI 在显示坏死液化及周边实质病变效果更好(图 8.4.8)。

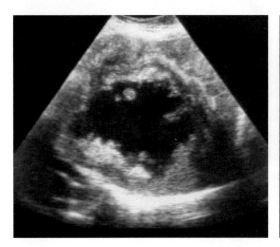

图 8.4.5　超声示肝泡型包虫病坏死液化型
周边呈熔岩状改变

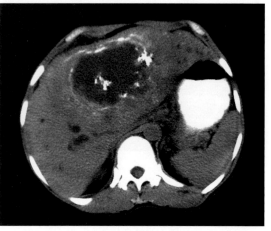

图 8.4.6　CT 示肝泡型包虫坏死液化型
内部及边缘见不规则钙化

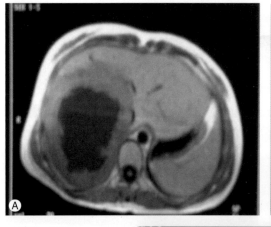

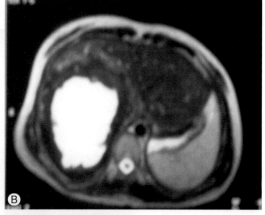

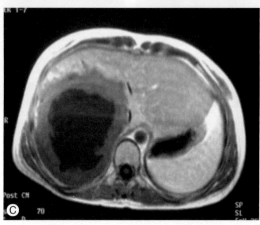

图 8.4.7　MRI 示肝泡型坏死液化型
A~C. 坏死液化区 T_1WI 呈低信号,T_2WI 呈高信号,周边实质区域 T_1WI 和 T_2WI 均呈低信号

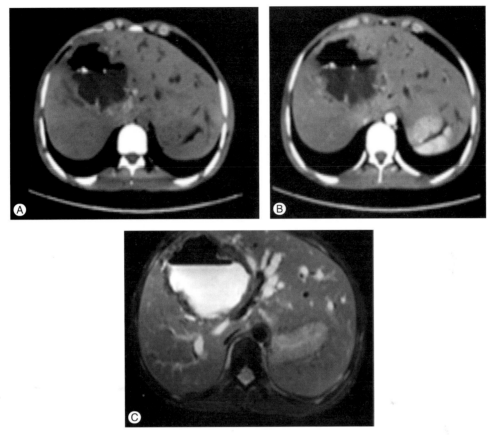

图 8.4.8　肝泡型包虫病坏死液化型

A、B. CT 平扫和增强,囊壁呈"虫蚀样",并见点状钙化,边缘轻度强化,伴肝内胆管扩张;C. MRI 抑脂 T_2,
病灶坏死液化区形态不规则,为高信号,有液平。肝门处胆管受侵连续性中断,远端胆管明显扩张

（4）钙化型：肝泡型包虫钙化是其特征性改变之一,无论在结节型和巨块型,病变早期与晚期均可出现钙化。此处所指钙化一般是包虫病晚期退变衰亡,肿块内部和边缘广泛钙盐沉积,大部分或完全钙化,约占 14%,肿块内无小囊泡,失去生物学活性,可以与机体长期共存。此时,超声和 CT 对钙化的显示均优于 MRI,多为形状不规则、形态各异的回声和密度增高改变（图 8.4.9、图 8.4.10）。

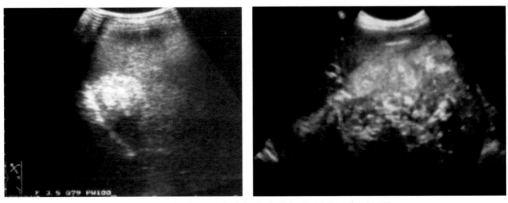

图 8.4.9　超声示肝右叶包虫完全钙化型或不规则钙化

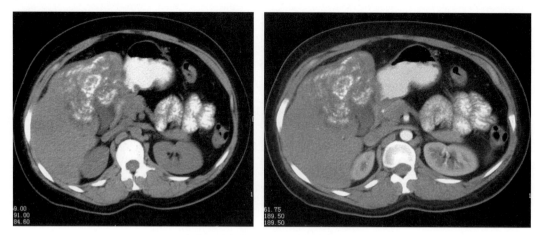

图 8.4.10 CT 示肝右叶钙化型病灶

不规则混杂密度,边界不清,其内斑片状钙化,无强化

(5)混合型:同时出现上述两种或两种以上的病理类型,约占 10%,临床比较常见为巨块型病灶伴坏死液化,周边有单发或多发的结节。此种病理学改变,反映了泡型包虫在肝内不断浸润生长,向周围扩散的能力和较强的生物学活性,预后不良。影像学表现兼有上述分型的各种特征,一般不难诊断(图 8.4.11~ 图 8.4.13)。

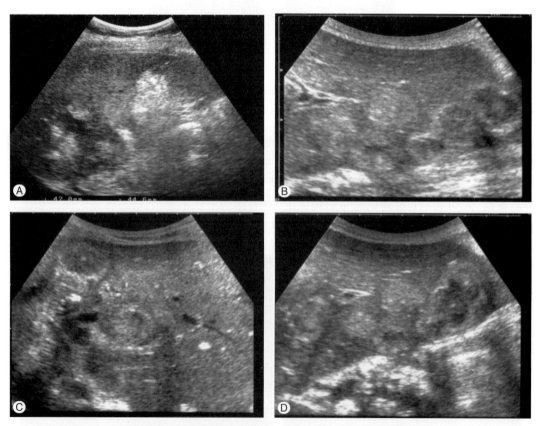

图 8.4.11 B 超示同一患者不同切面图,肝内多发混合型病灶

A~D. 中心呈等及中高回声,边缘见不典型蛋壳样钙化

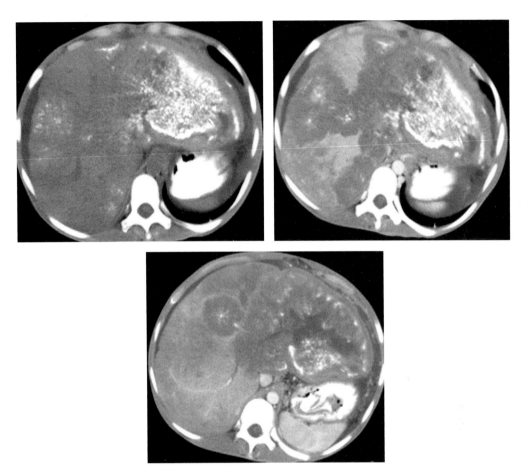

图 8.4.12　CT 平扫与增强示肝内多发混合型病灶

结节、巨块和钙化,病灶无强化

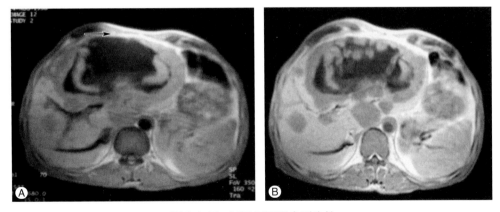

图 8.4.13　MRI 示肝混合型病灶

A、B. T_1WI 平扫、T_1WI 增强,巨块型伴坏死液化,其周边多发实性结节病灶,无强化

总之,肝泡型包虫病的影像学表现与分型与其病理学改变相一致,熟悉和掌握这些特征对诊断十分重要。此外,以下几点对诊断也极有帮助:

1. 造影增强检查

(1)超声造影:有助于提高其诊断的敏感性和特异性,动脉期、门脉期和延迟期病灶内均无对比剂流入——无增强表现,呈负显影状态,可与肝癌及少血供的良、恶性病变相鉴别(图8.4.14)。

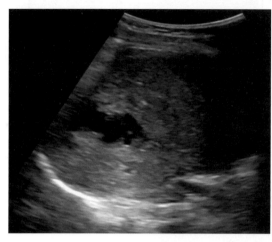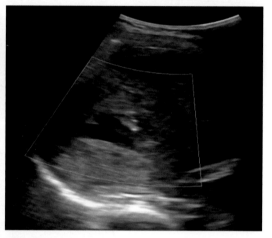

图 8.4.14　超声造影

肝泡型包虫液化坏死型,病灶无强化

(2)CT 和 MRI 增强:病灶内和周边无强化,但由于周围肝组织明显强化衬托作用,使病灶轮廓显示更为清晰。如果病灶有密集的小囊泡,则囊泡的间隔有时可轻度强化。

2. 磁共振弥散加权成像(DWI)　DWI 利用 MRI 对水分子运动检测十分敏感的基本特性,测定活体组织水分子的弥散情况。因肝泡型包虫病特有的生长方式,病灶内水分子运动相对受限,DWI 在一定程度上反映肝泡型包虫病的病理变化,信号强度与肝泡型包虫病的病理分型与发展程度相关,较 T_1WI、T_2WI 显示病灶的边缘带更加清楚,在病灶周围可见环状高信号带,此带可能为病灶的"生物学边界"。病灶中心液化坏死区的 ADC 值不均匀,如果坏死区继发了细菌感染,产生大量黏稠度高的液体,可限制水分子的运动,液化坏死区 ADC 值可降低。因此弥散成像技术可通过 DWI 值、ADC 值、ADC 图从分子水平为包虫病的诊断提供参考。

3. PET-CT 成像　[18]FDG PET/CT 通过病灶及周围增生组织及炎症细胞对 SUVmax 摄取值的增加程度可以有效判断病灶浸润增殖区的活性变化,同时还可以根据放射性物质的浓聚分布勾画出病灶的生物学边界,通过三维立体成像充分显示出包虫病灶的具体位置、大小、形态及病灶与周围重要组织之间的关系,并可发现是否存在肝外转移,对肝泡型包虫病诊断和随访评估具有显著优势(图8.4.15)。

4. CT 三维可视化技术　三维可视化技术通过融合不同扫描期相,透视不同内部结构,单独显示不同组织并计算其体积,来进行模拟肝段切除及支持 3D 打印。可以详细了解肿块和肝脏内部结构关系,帮助决定治疗方案及评估疗效,并可通过模拟手术观察手术切面及要处理的血管、胆管,选择最佳的手术路径(图8.4.16、图8.4.17)。

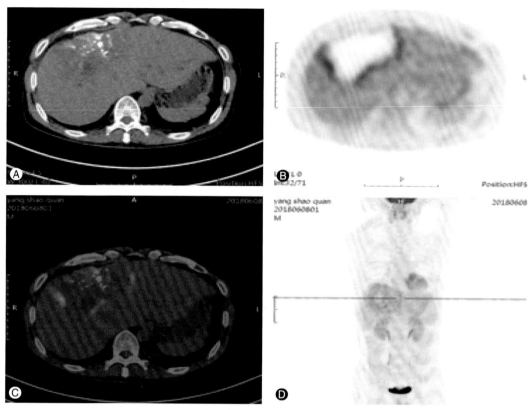

图 8.4.15　PET-CT 示肝 S4-5-8 段

A~D. 混杂密度肿块 111mm×74.4mm，SUVmax 值 5.1，周边糖代谢增高

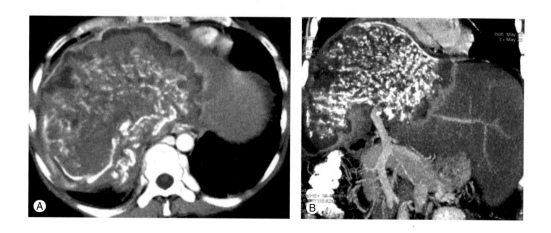

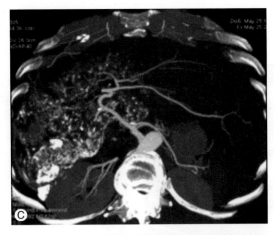

图 8.4.16 CT 增强示肝 S4-7-8 段泡型包虫

A~C.病灶边界不光整,其内密度不均匀,见多发条状、斑片状钙化,增强扫描中央不
强化边缘呈线状强化影。病灶侵及肝动脉右支并阻断,主干、左支及其分支显示清
晰。门静脉主干受侵犯未见显影,左、右分支显示不清

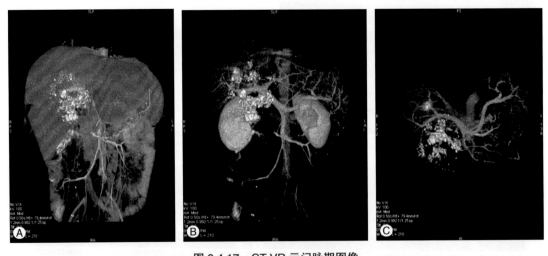

图 8.4.17 CT VR 示门脉期图像

A~C.病灶位于肝门周围,呈不规则斑点状高密度影、不均匀,边界不清,
门静脉右支推压呈反手抱球状改变,病灶内未见血管影

二、鉴别诊断

1. **原发性肝癌** 肝癌病程较短,病情恶化迅速,往往有肝炎、肝硬化病史,血清中甲胎蛋白含量显著增高,肿瘤相关标志物阳性,CT 无明显钙化灶,增强 CT "快进快出" 是其特点。

2. **肝脓肿** 肝脓肿起病急,伴有发热、寒战等中毒症状,脓肿壁相对较薄。增强 CT 脓壁规则强化,呈现双环征或三环征,MR DWI 有助于诊断。

3. **肝血管瘤** 肝血管瘤一般无症状,边界清,超声呈网格状改变,MRI 重 T_2 加权呈 "灯泡征",增强扫描呈 "填充式" 强化。详细鉴别诊断见表 8.4.1。

表 8.4.1　肝泡型包虫病鉴别诊断表

疾病名称	临床表现	影像学检查	酶免实验	血液检查
泡型肝包虫病	早期无症状或上腹部疼痛不适,晚期可有肝区包块、梗阻性黄疸、门静脉高压、肝功能不全等	病灶周围贫血症,形状不规则,可有浸润表现,囊内多有低密度液化坏死囊腔,周边多钙化,"地图征",增强CT一般无强化,核磁双加权表现为低信号	阳性	常伴嗜酸性粒细胞增高,晚期肝功能异常、肝硬化
囊型肝包虫病	囊肿较大时引起压迫症状,上腹痛,破裂时腹腔种植,过敏性休克等	影像学呈"双层壁""子孙囊"及"水上浮莲征"等典型表现	阳性	伴有嗜酸性粒细胞增多
肝癌	多有乙肝病史,病程较短进展快,晚期出现黄疸、低热、恶病质等	CT示低密度肿块,单发或多发,边缘较清晰,增强CT表现为快进快出	阴性	甲胎蛋白增高,肿瘤相关标志物阳性
肝囊肿	无明显症状,囊肿较大时表现为压迫症状	CT为圆形低密度影,均匀一致,与水相似,囊内无钙化灶,MRI表现为长T_1长T_2,增强无强化	阴性	阴性
肝脓肿	起病急,伴有发热、寒战等中毒症状	CT囊壁较HAE薄,MRI长T_1长T_2信号,DWI高信号,增强扫描囊壁环形强化	阴性	炎性细胞增高,血培养阳性
肝血管瘤	无明显症状,多体检时发现,瘤体较大时可有压迫症状	增强CT呈渐进式强化	阴性	阴性

第五节　治 疗 原 则

肝泡型包虫病治疗原则是在流行区易感人群筛查的基础上,做到早发现、早手术,争取达到根治性切除效果,而对于晚期难以手术的复杂性肝泡型包虫病患者,则需要根据患者病情,综合评估,选择合理的治疗方案,争取达到根治目的。姑息性手术主要为延长患者生命,解决危及生命的并发症,为日后的自体肝移植及同种异体肝移植手术赢得机会。

外科手术治疗是目前泡型肝包虫病的主要方法,术前需要进行包虫病分型、分期评估以及患者肝脏储备功能的评估,以确定手术方式。当病灶浸润小于肝脏组织的1/2或大于1/2且无重要管道浸润,争取行根治性肝切除术;当病灶浸润范围大于1/2并伴有重要血管及胆道浸润时,争取根除病灶,并行管道重建;病灶浸润范围超过手术耐受最大范围,且无远处转移,可行肝移植术;晚期患者可行姑息性切除手术或单纯引流术。

世界卫生组织包虫病PNM分型见表8.5.1:

表 8.5.1 PNM 分型

P0~4、N0~1、M0~1	
病灶	P0：肝脏内无可见病灶
	P1：病灶周围无血管及胆管受累
	P2：中央病灶，局限在半肝内，有血管及胆道受累
	P3：中央病灶累及左右肝脏，并有肝门部血管及胆管累及
	P4：肝脏病灶伴有肝血管及胆管树的扩张
邻近脏器	N0：无邻近脏器、组织受累
	N1：有邻近脏器、组织受累
病灶转移	M0：无远处转移
	M1：单个病灶远处转移

PNM 分级对评估肝包虫病的预后有着重要意义，但对手术方式的选择指导作用较差。新疆维吾尔自治区包虫病临床研究所提出的 PIVM 分型，更加贴近临床应用，见表 8.5.2。

表 8.5.2 PIVM 临床分型

PⅠ~Ⅷ、I0-2、V-2、M-2	
病灶	P0：肝脏内无可见病灶
	PⅠ~Ⅷ：标出病灶所累及的肝段
侵犯胆道	I0：无胆道侵犯
	I1：有胆道侵犯无临床黄疸
	I3：有胆道侵犯并有临床黄疸
侵犯血管	V0：无血管侵犯
	V1：有血管侵犯，无门静脉高压症
	V2：有血管侵犯，有门静脉高压症
病灶转移	M0：无转移
	M1：邻近器官、组织直接种植
	M2：膈上远处病灶转移

目前最常用的肝功能分级是 Child-Pugh 改良分级法，具体分级标准见表 8.5.3：

表 8.5.3 Child-Pugh 改良分级

临床生化指标	1 分	2 分	3 分
肝性脑病 / 级	无	1~2	3~4
腹水	无	轻度	中、重度
总胆红素 /（μmol/L）	<34	34~51	>51
白蛋白 /（g/L）	>35	28~35	<28
凝血酶原时间延长 /s	<4	4~6	>6

A 级：5~6 分；B 级：7~9 分；C 级：≥10 分

而临床上多采用 Child 分级和 ICG15（吲哚菁绿 15 分钟滞留率）联合手术评价指标肝储备功能，见表 8.5.4：

表 8.5.4　Child 分级和 ICG15 联合手术评价指标

Child 分级	ICG15				
	<10%	10%~19%	20%~29%	30%~39%	≥ 40%
A 级	半肝或扩大半肝手术	2 个肝段	1 个肝段或亚肝段	局部剜除	难以手术可行微波固化
B 级	2 个肝段	1 个肝段或亚肝段，或局部剜除	局部剜除或微波固化	难以手术	难以手术
C 级	难以手术	难以手术	难以手术	难以手术	难以手术

对于无法接受手术治疗的患者，可以通过药物治疗、射频消融、微波固化等手段进行治疗，对患者预后有一定帮助。

第六节　手术适应证与方法

目前，常用的肝泡型包虫病手术治疗方法有根治性切除术、姑息性手术、单纯外引流术、肝移植术（包括自体肝移植）等多种方法。但由于泡型包虫病以浸润性生长方式向周围扩散，且多数患者就诊时已属病变中晚期，失去手术最佳时机，手术方式应根据不同患者选择。

一、根治性肝脏切除术

1. 手术适应证　根治性切除术是泡型包虫病的首选方式，适用于：①病灶局限于半肝或几个肝段；②残余肝有足够的储备功能；③无重要胆管、血管及邻近器官侵犯；④无远处转移。手术的基本原则是保证病灶周围 1~2cm 完整切除，保证主要胆管及血管重建后通畅，以满足患者术后的康复。若患者一般情况良好，能够耐受手术，为保证手术切除效果、防治术后复发，亦可考虑实施"扩大半肝切除 + 血管胆管重建 + 胆肠吻合术"。目前，欧洲及日本根治性切除率约为 50%，近年来我国根治性切除率达到 58%。

2. 手术方法　肝门血管阻断目前主要有全肝阻断法及选择性半肝阻断法两种，全肝阻断目前较为普及的为 Pringle 法，用乳胶管或导尿管扎紧肝十二指肠韧带完全阻断肝门三管，每次阻断时间为 15~20min，可根据肝功能储备适当延长或缩短。若超过阻断时间，间歇 5~10min 后可再次阻断；选择性半肝阻断法主要有选择性入肝动脉和门静脉分支血流阻断。操作方式为在解剖第一肝门，打开 Glisson 鞘，分别结扎病灶侧门静脉、肝动脉和胆管分支；全肝及半肝阻断法各有优缺点，全肝阻断手术方式较为简洁，避免解剖 Glisson 鞘时损伤重要管道；选择性半肝阻断法可以减轻缺血再灌注时对肝脏的损伤，有利于术后患者肝功能的恢复，比较适用于肝功能不全、脂肪肝、肝硬化的患者。

（1）进腹后游离肝脏周围及韧带粘连，高渗盐纱布填充术野，防止腹腔播散。

（2）阻断第一肝门：可根据具体情况选用上述肝门血管阻断方法。

（3）解剖第二肝门：切断肝周围韧带，将肝脏拉向下方，显露第二肝门，打开肝腔静脉韧带，解剖肝右静脉与肝中 / 左静脉主干之间的陷窝，依据手术部位不同分别结扎肝右 / 左静脉。

（4）解剖第三肝门：若要行扩大半肝切除术时，则应解剖第三肝门。首先将肝脏从病灶侧托起，将肝脏与下腔静脉之间疏松结缔组织分离，分离过程中结扎下腔静脉与肝脏之间的穿支静脉，若穿支静脉难以结扎，可缝扎处理；

（5）切断患侧肝叶：据病灶边缘 1~2cm 切开肝被膜，离断肝脏组织（可根据术者经验及设备条件选用不同方法离断肝组织），术中应注意保护健侧血流供应和胆道引流；

（6）肝脏断面处理：肝脏断面应用电凝、缝扎等方法严密止血，表面可放置止血粉或类似止血材料，检查无明显出血后，肝镰状韧带复位缝合，于小网膜孔，肝脏创面，左／右侧肝窝处各放置引流管，逐层关腹（图 8.6.1~ 图 8.6.4）。

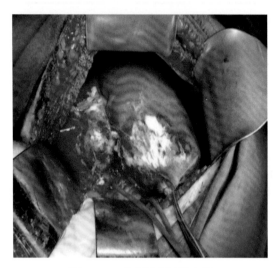

图 8.6.1　术中探查显示病灶

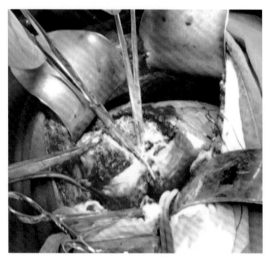

图 8.6.2　术中游离包虫周围肝组织

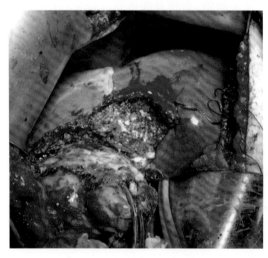

图 8.6.3　包虫病灶已大部分离

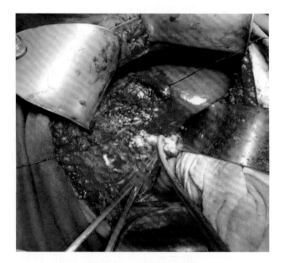

图 8.6.4　病灶切除后

二、姑息性肝切除术

1. 手术适应证　姑息性手术适用于包虫病灶较大，侵及下腔静脉、胆总管、门静脉、肝总动脉无法实施根治性手术患者。包括片状切除及掏核式肝切除，手术的目的是减少和预防晚期 HAE 患者黄疸、液化、感染等严重并发症及减小瘤体、减轻压迫、延长患者生命、提高生活质量,为其他治疗争取时机。最大缺点是术后复发率高、并发症多。根据青海省人民医院多年来包虫病治疗经验,姑息性手术应具体到每一个体患者,部分患者可以从中获益,减轻临床症状和痛苦,不能一概而论。

2. 手术方法

(1)进腹后游离肝周韧带及粘连。

(2)导尿管经小网膜孔悬吊肝十二指肠韧带备用。

(3)肝脏周围铺高渗盐水纱布,防止包虫内坏死组织溢出而发生腹腔种植。

(4)选择最大限度切除 HAE 范围,切除应紧贴病灶侧,遇到重要血管和胆管,应在保证管道不被损伤的情况下尽量切除病灶组织。

(5)残留的包虫组织及肝脏断面应用氩气刀或电刀止血,小胆管进行封闭处理。

(6)高渗盐水冲洗腹腔,放置引流管,逐层关腹(图 8.6.5、图 8.6.6)。

姑息性手术的弊端是,术中坏死组织溢出容易导致腹腔种植性转移,术后残留包虫组织,复发率高,并且胆汁漏等术后并发症较多,部分患者术后需长期带管,影响生活质量。此外,该手术术后需长期服用抗包虫药物,增加患者痛苦。目前,随着介入治疗及自体肝移植技术的逐渐成熟,姑息性手术治疗被逐渐替代。

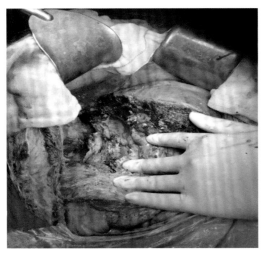

图 8.6.5 病灶姑息性切除

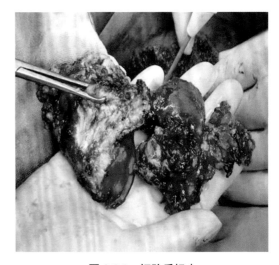

图 8.6.6 切除后标本

三、单纯外引流术

1. 手术适应证 包括胆道引流或包虫液化性空腔引流。适用于病变范围较广、肝脏储备功能极差、难以耐受肝脏手术患者。该手术仅仅缓解致命性并发症,没有切除病灶,患者预后无明显改善。

2. 手术方法

(1)取上腹部切口,切口尽量取小切口,逐层进腹。

(2)充分保护病灶周围组织及切口。

(3)根据患者情况行胆道或空腔引流。

单纯外引流术目前使用较少,并且随着经皮肝穿胆道引流技术、经皮肝脓肿穿刺引流技术的发展,目前已逐渐替代该手术方式。

第七节　肝 移 植 术

肝移植作为终末期肝病治疗方法,其技术已经成熟。世界首例泡型肝包虫肝移植手术1986 年在法国 Besancon 医院实施,我国自 2000 年开展泡型包虫患者的肝移植术。该技术是目前治疗晚期肝泡型包虫病及其严重并发症的一种有效手段。但由于供肝短缺、术后需长期服用免疫抑制剂等原因,难以普及。

一、手术适应证
肝泡型包虫病晚期并伴有严重并发症患者。

二、手术方法
1. **供体选择与供体肝切除**　肝移植术供体选择极为重要,供受体血型应一致或相容,对于全肝移植的患者,供受体体重比应维持在 0.25~1.25,对于活体供肝者,应充分地进行临床前评估,确保术后供体者生命及健康安全。以尸体供体为例,简述主要步骤:

(1)取十字切口,方便肝脏、胰腺和肾脏等脏器取出。

(2)肠系膜上静脉用生理盐水 1 000ml 中速灌注,断肝血流时用 4℃的 UW 液或 HTK液(康斯特液)2 000ml 快速注入,然后用 4℃的 UW 液或 HTK 液经门静脉慢速灌注并行肝修整。

(3)腹主动脉多器官灌注应在腹主动脉上水平阻断后,先用 4℃ 2 000ml 的 UW 液快速灌注,再用 2 000ml 的 UW 液中速灌注,直到下腔静脉流出清亮液体为止。

(4)在行腹主动脉及下腔静脉灌注时,应放开肝下下腔静脉,防止肝细胞发生肿胀以减少肝功能损害。

(5)修剪肝脏各个管道,注水观察有无漏水,若行背驮式肝移植术,应关闭肝上、肝下下腔静脉端口,以备行侧侧吻合。

2. **受体肝切除**

(1)取屋顶样或人字形切口,切口处置保护巾,切断肝圆韧带、镰状韧带、冠状韧带及左右三角韧带,充分游离肝脏。

(2)解剖第一肝门,离断、无损伤血管夹夹闭胆总管、门静脉及肝固有动脉。

(3)解剖第二肝门,游离下腔静脉,术中根据包虫浸润下腔静脉程度决定切断下腔静脉范围,断端以无损伤钳夹闭,将肝脏移出体外。

3. **供肝原位移植**

(1)门静脉重建:门静脉应以最小张力和无扭曲的条件行端端两侧半环绕连续缝合,由于门静脉血流再通时常引起吻合口环形狭窄,故在门静脉缝合打第二个结时常留出 5mm 的环祥空间,可以预防门静脉再通时的环形狭窄,减少门静脉血栓的发生。另外采用翻转袖口血管吻合技术也可减少门静脉血栓形成。

（2）肝动脉重建：肝动脉由于解剖变异及口径较小的解剖特点，增加了吻合难度，肝动脉吻合方式不定，且术后并发症较多。完全解剖出肝动脉分支，合理设计重建，尽力修剪出较大口径动脉吻合端口是肝动脉重建的重要环节。70% 的患者可以通过解剖分离出肝固有动脉及肝左右动脉分支并在其 1cm 处分别剪断，修剪成喇叭口状与供肝的肝固有动脉行端端吻合。

（3）胆道系统重建：胆总管端端吻合及胆总管空肠端侧吻合是胆道重建的主要手术方式。在行胆总管端端吻合时，若胆总管直径不一，可斜切或中线纵行切开较小的胆总管，扩大胆总管口径进行吻合。

（4）引流管放置：术后应沿下腔静脉至肝上、下腔静脉吻合口及第一肝门下方各放置一条引流管，必要时可在盆腔放置一条引流管。

4. 术后免疫抑制剂的使用　肝移植术后常规使用免疫抑制剂，目前主要采用"三联法"免疫抑制治疗。三联法最早以环孢素联合硫唑嘌呤及小剂量的激素使用，优点是利用药物之间的相互协同作用，减少了药物使用剂量，减轻药物毒性及副作用，同时提高了抗排斥反应。近几年，环孢素逐渐被他克莫司（FK506）代替，FK506 属于钙调神经蛋白抑制剂，其免疫抑制特性与环孢素类似但效力更强另外，免疫抑制治疗方案向逐渐减少激素或停用激素，单一用药方向发展。单一用药的患者应以 FK506 最为推荐，FK506 首次剂量为 $0.15mg/(kg \cdot d)$ 静脉滴注，此后改为 $0.075mg/(kg \cdot d)$，12 小时滴注一次，1~2 小时内输完，2~3 天后可改为口服给药，口服剂量为 $0.15mg/(kg \cdot d)$，FK506 可单独使用，也可和小剂量激素和硫唑嘌呤或吗替麦考酚酯组成二联及三联治疗。但 HAE 是寄生虫感染性疾病，免疫抑制剂的使用增加了复发概率，故肝移植术后患者需将免疫抑制剂使用剂量维持在最低有效剂量并同时服用抗包虫药物。

肝移植术为终末期 HAE 患者提供了有效的治疗手段，但肝移植术也有较大的局限性，如：①供体短缺，使很多患者难以得到及时的治疗；②术后患者需长期服用免疫抑制剂，经济负担较重；③由于 HAE 患者晚期常发生远处转移，因此适合肝移植术的患者不多。肝移植术仅适用于治疗晚期存在严重肝功能衰竭的患者；反复发生危及生命的胆管炎和无法根治性肝切除术的患者；并发肝外泡型包虫病的患者是手术绝对禁忌证。

本院 1 例晚期肝泡型包虫患者，在实施全肝移植术后第 13 个月病故，期间曾多次影像学复查为肝内多发不规则囊实性病变，经肝穿刺诊断为肝泡型包虫复发（图 8.7.1）。此前曾有新疆报道 1 例肝移植术后复发。究其原因尚不得而知，但提示肝泡型包虫病肝移植存在很大风险，即使全肝移植后，仍有复发或再发的可能，应予以认真研究对待。

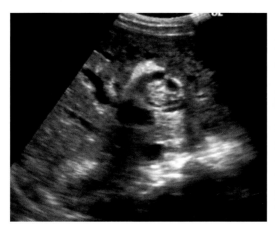
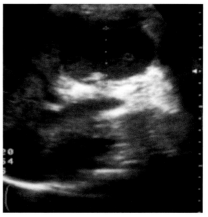

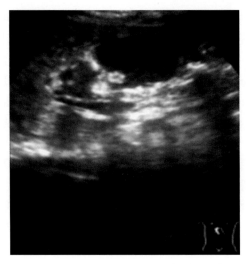

图 8.7.1　B 超示泡型肝包虫病全肝移植术后

肝内多发囊实性病变,B 超引导穿刺为包虫复发

第八节　自体肝移植术

自体肝移植术(auto liver transplantation,ALT)是德国汉诺威器官移植中心的 Pichlmayr 教授首先提出,其全称是离体肝切除联合自体肝移植术(ex vivo liver resection and auto-transplantation,ERAT),兼有现代精准肝切除及肝移植手术两大技术特征,是目前突破中央型肝病灶侵犯肝静脉和下腔静脉常规手术无法根治这一禁忌的重大创新手术方式。该手术方式利用肝移植术的低温灌注及静脉转流术,克服了肝缺血损伤和病变特殊部位的限制,将肝脏病灶切除在体外完成,同时对肝脏血管及胆道进行修补,而后将剩余肝脏移植到原位。由于肝泡型包虫病呈缓慢浸润生长的特点,故健侧肝脏往往代偿性增大,从而有足够体积的健侧肝脏修整后再移植的可能,从根本上改变了外科手术的指征,扩大了肝移植手术适应证,为肝泡型包虫病根治性手术开辟了新的道路。更为重要的是自体肝移植术克服了根治性肝切除术对晚期 HAE 侵及第一肝门、下腔静脉时无法根治性切除的手术限制,保障了切缘安全,同时对受侵蚀的主要管道包括胆总管、肝固有动脉、门静脉及肝后下腔静脉进行修复及重建,使原先被认为手术禁地的中央区病灶及肝后下腔静脉病灶得以完整切除,达到了无瘤手术标准,同时也克服了肝移植术后需要长期口服免疫抑制剂及供体严重不足的限制,得以在临床较为广泛地开展应用。青海省人民医院自 2012 年开展自体肝移植以来,在国内有关专家的指导协助下,先后完成 11 例中晚期肝泡型包虫自体肝移植术,取得较好效果。

一、术前评估

自体肝移植术前及术后应着重做好相关评估工作。

1. 术前需完善常规检查,评估患者肺、肾、肝等重要器官功能。

2. 同时行头颅、胸腔、腹盆腔 CT 平扫加增强,明确有无远处器官转移。

3. 重点明确肝脏病变的位置和重要脉管侵犯的程度,行腹部 CTA、MRCP 和三维重建。

4. 术前应行多学科讨论,评估残肝体积大小,功能状态,血管流出道、流入道的情况,并对术中及术后可能出现的风险及并发症做出应急对策,最大限度保证患者安全。

二、手术适应证

目前,新疆医科大学第一附属医院温浩教授团队是进行泡型包虫病自体肝移植手术量较大的团队,对该手术方式积累了丰富的经验,并提出了以下手术适应证:①肝后下腔静脉受到浸润者,堵塞长度 >1.5cm,周径 >125°;②病灶侵犯甚至完全闭塞肝后下腔静脉、三条肝静脉或第一肝门;③自体肝移植术正常肝组织应大于肝脏总重量的 40%;④合并梗阻性黄疸患者需行 PTCD 或其他措施以减轻或减低总胆红素至 60mmol/L 以下;⑤肝外转移患者服用抗包虫药物效果良好者。

三、手术方法

1. 取屋顶样或人字形切口,切口处置保护巾,探查肝脏病灶及周围组织浸润情况;切断肝圆韧带、镰状韧带、冠状韧带及左右三角韧带,充分游离肝脏。

2. 解剖第一肝门,离断无损伤血管夹夹闭胆总管、门静脉及肝固有动脉。

3. 解剖第二肝门,游离下腔静脉,由于晚期 HAE 往往侵及下腔静脉,故肝上下腔静脉一般需向上游离至心包,以保证有充足的切缘和血管吻合,肝下下腔静脉向下一般游离右肾静脉上,切断下腔静脉并以无损伤钳夹闭,将肝脏移出体外。使用人造血管行下腔静脉搭桥,门静脉与人造血管亦进行搭桥,松开阻断钳,保证心脏回血并减轻门静脉系淤血造成的损伤。

4. 肝脏取出后,置于 4℃冰水中,并用 2L 4℃ UW 液或 HTK 液经门静脉快速灌注,并同时灌注肝动脉及胆总管(门静脉闭塞时可经脐静脉灌注),待灌注完成后,以 4℃灌注液缓慢灌注。在病灶外 2cm 处切开肝被膜,钝性分离肝组织,分离工具可选用水刀或超声吸引刀等,连发钛夹或超声分离器闭合小胆管及血管。途经的较大血管及胆管应给予结扎,避免复流后出现出血及胆汁漏。对健侧肝脏受损胆管及血管进行修补,移植血管的选择应考虑:①自身血管最佳,肝圆韧带或大隐静脉;②同种异体血管;③人工血管容易发生感染和血栓的形成,术后应当给予密切观察并及时解决。

修复后的肝脏重新还纳入腹腔,若下腔静脉未受侵蚀,则可行下腔静脉端端吻合术,若下腔静脉侵蚀严重,则需用人工血管替代,行肝静脉人工血管端侧吻合术。第一肝门处血管及胆管吻合方式需根据具体病灶侵犯程度决定,若无侵犯或经修剪后管道可行胆总管、肝固有动脉、门静脉端端吻合;若侵犯严重,则需修剪出健侧的动脉及门静脉,通过斜形切口或中线剪开扩大孔径,与肝固有动脉及门静脉端端吻合。胆管则根据情况,可行健侧胆管 - 胆总管端端吻合或 Roux-en-Y 胆肠吻合术。吻合过程中应先吻合门静脉并开放,结束无肝期,再进行肝固有动脉及胆管的吻合。观察有无活动性出血及胆汁漏,观察各吻合口有无异常,于肝窝、肝脏创面各放置引流管 1 条,引流管可根据术中情况适当增加(图 8.8.1)。

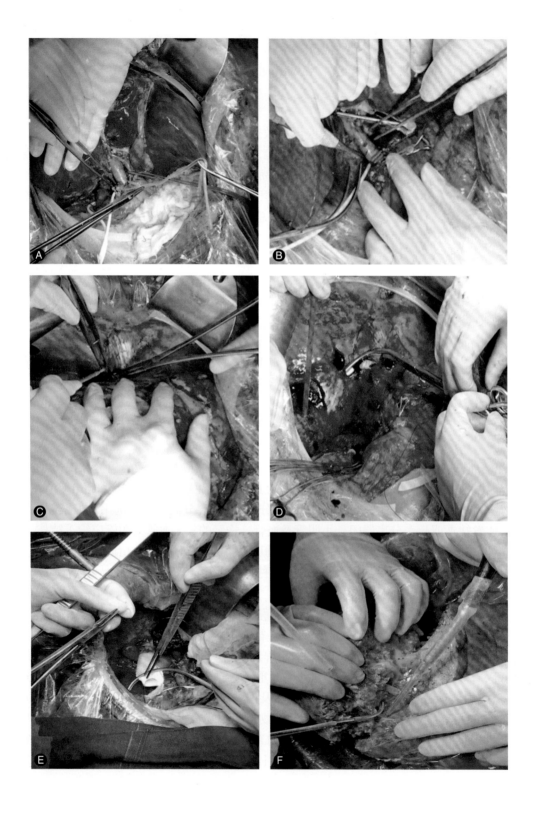

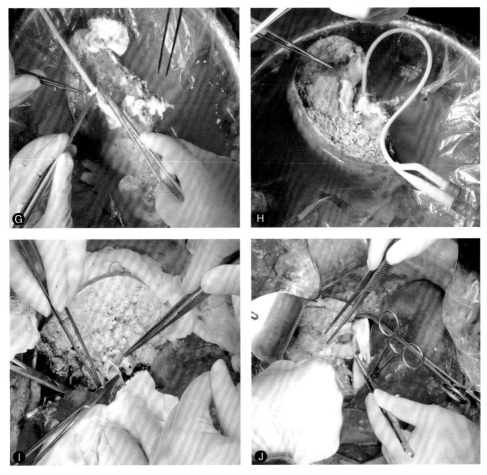

图 8.8.1　泡型包虫病自体肝移植手术

A. 游离第一肝门；B. 离断门静脉及肝固有动脉；C. 游离第二肝门；D. 离断肝静脉及肝后下腔静脉；E. 肝后下腔静脉搭桥；F. 体外病灶切除；G. 重建脉管系统；H. 移植前检查脉管修补状况；I. 建立移植肝血管通道（肝静脉）；J. 建立移植肝血管通道（门静脉）

四、手术中麻醉要点及无肝期代谢状态的维护

自体肝移植主要划分 3 个阶段：无肝前期、无肝期、新肝期。其中无肝前期是指手术开始到门脉阻断的过程。无肝期为门脉阻断到开放回肝血流的过程。新肝期是从肝脏恢复血流到手术安全结束的过程。麻醉管理的各个时期维护的基础是调整肝功能与凝血功能状态，维持循环功能稳定。下面简要阐述手术中各个时期麻醉管理的要点：

（一）无肝前期

即受体肝切除期，此时应将患者的营养状态、肝肾功能、内环境状态以及心肺功能，调整至相对稳定状态，以减少肝门阻断过程中可能出现的低血压，凝血功能障碍，低体温以及血糖、电解质及酸碱平衡等改变，密切观察指标的变化，及时动态调整。手术中应尽量减少或减轻对下腔静脉的压迫或牵拉造成的循环不稳定。

（二）无肝期

指门静脉阻断至开放、肝脏恢复再灌注的时期。特点是阻断门静脉、下腔静脉和肝动脉后,回心血量减少50%~60%,此时,心脏指数、平均动脉压、肺毛细血管楔压、中心静脉压显著下降,而心率、全身血管阻力指数、肺血管阻力指数明显增高。此期的特点是血流动力学和酸碱、电解质平衡发生显著变化,因此无肝期时应密切观察血流动力学指标(包括心率、血压、中心静脉压、血气等)和机体代谢指标(包括肾功能、血清蛋白、血氨等)等。为避免出现严重而持续的代谢紊乱,造成脏器不可逆的损害,可考虑使用静脉转流技术。近年来,大多数医院采用了替代血管重建下腔静脉及门静脉的技术,特别是在自体肝移植中,由于体外肝切除以及管道的重建需要较长时间完成,故此技术的应用尤为重要。

(三) 新肝期

指门静脉、下腔静脉开放,残存肝再灌注到手术结束,此期主要注意点是预防和治疗再灌注损伤综合征,维护循环和凝血功能的稳定,维持体温以及酸碱、电解质的平稳,保护肝肾功能。

1. 再灌注综合征(post reperfusion syndrome,PRS)　可能是由多种因素引起的,如灌注液中钾离子较高,引起高钾血症、代谢性酸中毒、低钙血症或移植肝释放的血管活性物质等,据报道低钙和高钾血症是引起PRS的主要诱因,其特点是心脏收缩力、体循环阻力、动脉血压降低,血管阻力、肺毛细血管楔压增高。

防治:在开放静脉前重新评估机体血容量、酸碱平衡、电解质平稳,纠正内环境紊乱。可根据具体情况,采用碳酸氢钠、葡萄糖酸钙、胰岛素、血管活性药物处理,特别需要注意的是,为防止患者出现致命的高钾血症,可在灌注液中加入"冰生理盐水 + 人血白蛋白"进行肝脏灌注冲洗出保存液,可有效减轻肝再灌注综合征的发生。

2. 移植肝的保护　门静脉及下腔静脉重建开放后,静脉压力应避免过高,以免引起移植肝静脉的回流障碍导致肝细胞肿胀、变性、坏死、移植肝功能不全和小肝综合征的发生。由于自体肝移植是在离体切除肝脏的病灶后,残肝经修整再移植原位的手术,故手术对残肝的体积及功能的评估,术中及术后残肝的保护就显得尤为重要。

五、自体肝移植术后及并发症的处理

自体肝移植手术后并发症主要包括术后出血、血管和胆道并发症等。

1. 术后出血

(1)凝血功能紊乱:部分患者在再次手术止血中,未发现明显血管性出血,此时考虑肝功能异常导致的凝血因子分泌减少,引起的凝血功能紊乱。此类出血占术后出血的10%~15%,可输入凝血因子、冷沉淀、血小板,以维持水电解质平衡,但需谨慎处理,否则有引起血栓的风险。

(2)血管出血:主因肝脏创面止血不彻底引起。因肝脏功能不良导致凝血功能障碍发生的出血并不常见,所以患者术后发生出血、血流动力学不稳定、并伴有血液大量丢失的表现时,需要及时再次手术止血,而不是寄希望于大量使用止血药物。如果肝移植患者全身冰冷,并出现凝血功能紊乱,此时不要过早再次手术,避免凝血功能更加恶化,应该给予相应处理等待血液不凝现象的解除,并出现稳定的凝血块。若此时仍存在出血,可考虑动脉性流动性出血,应及时行手术探查。

2. 血管并发症　血管并发症是自体肝移植术后较重的并发症之一,一旦发生,若不给予及时有效的处理,通常会发生生命危险。

(1)肝动脉血栓形成:肝移植完成后,为纠正凝血功能缺陷,应给予对症治疗,包括新鲜血浆、血小板、凝血因子、冷沉淀等血制品的输注,但这些措施可出现血液的高凝状态。另外血管吻合口内皮损伤、狭窄引起动脉湍流,血管过长扭曲等均可引起血栓。血栓形成可在术后早期或恢复期发生,这是严重的并发症,主要表现为肝实质发生梗死、坏死、脓肿,继而引发全身症状(如反复的败血症、脓毒血症),长期缺血也可引起胆道狭窄。凝血功能正常的情况下,手术早期使用低分子肝素钙,4 000U/d 皮下注射,使患者凝血功能维持在相对低凝状态,并每天行彩色多普勒超声检查肝动脉血流状态,以便及时发现问题,早期处理。

(2)门静脉血栓形成:相对少见,是肝移植术后早期并发症之一。门静脉在重建中内皮的损伤、管腔的狭窄是引起门静脉血栓的重要原因。门静脉血栓主要表现为门静脉淤血扩张,静脉曲张性出血,肠静脉淤血,肠道缺血、坏死,顽固性腹水等一系列症状。此时多普勒彩超提示门静脉无血流或流速缓慢,增强 CT 可发现门静脉血栓形成。术后应用低分子肝素钙治疗,维持机体处于低凝状态,可有效减少静脉血栓形成,并且对于自体肝移植术后患者,应慎用促凝药和抗纤溶药物。

3. 胆道并发症　胆道并发症可发生在肝移植术后的任何时间,自体肝移植术后胆道并发症发生率为 5%~50%,胆道并发症发生的主要原因是手术技术的缺陷和各种原因所致的胆管缺血,主要的并发症有胆汁漏、胆道狭窄、胆道缺血性改变。

(1)胆汁漏

1)吻合口漏:因胆道吻合技术缺陷引起或吻合口血供不良所致,几乎发生在术后早期,引流管内可出现较多的胆汁样液体引出,引流量与漏口大小成正比。若引流通畅,无腹部体征及全身症状,一般不需要处理,保持引流通畅,大多患者可自愈。若长期不愈,则有胆道狭窄的可能,此时需进一步通过造影或 MRCP 等手段明确原因,必要时行胆道内支架改善引流。经介入等治疗无法自愈者,可考虑行手术治疗,行胆肠吻合或拆除原吻合口重新吻合。

2)肝脏创面胆汁漏:在自体肝移植,此类并发症较常见,主要是在肝脏病灶切除的处理时未能有效结扎创面胆管所致,此类胆汁漏漏出量一般不大,但需保持局部引流通畅。在胆肠或胆道吻合口无梗阻时一般可以自愈,长期不愈需解决远端梗阻或重新结扎。

(2)胆道狭窄:胆道狭窄主要因手术中胆管扭曲或因吻合口过小而引起。临床表现为梗阻性黄疸,若不及时处理,可引起继发性结石形成,使得黄疸进一步加重并反复发生胆道感染,严重时可能导致胆汁淤积性肝硬化。影像学检查,特别是 MRCP 可以明确诊断,狭窄发生后应及时行胆道引流,PTCD 或经内镜下十二指肠乳头置管引流均是缓解症状的有效方式。大多数吻合口狭窄的患者,经 PTCD 置管球囊扩张后,可得到较好的疗效,若狭窄管道较长,经介入治疗困难或效果欠佳,则需行手术治疗,此时应切除狭窄段,重新行胆道端端吻合或胆管空肠吻合。对胆道空肠吻合的患者,则需拆除原吻合口,切除瘢痕,再行胆肠吻合术。

(3)胆管缺血性改变:肝内胆管血液供应主要来自肝动脉,而肝外胆管血液供应主要来源于胆总管下段。在肝切除离断胆总管时,胆管周围组织剥离过多,影响血供,在选择胆管吻合口时,应尽量在胆囊管汇合处上方,缩短血供不良胆管的长度。残肝修复时应避免过多分离胆管周围组织,胆管吻合时应剪除可疑失活组织、减少夹持。肝动脉或门静脉血栓形成也可引起胆管缺血。胆道缺血包括局部改变和弥漫性改变,可引起胆汁漏、胆道狭窄和胆道弥漫性硬化性改变,严重者可引起反复胆道感染和肝脓肿,预后极差。

六、自体肝移植护理

(一) 术前护理

由具备肝胆外科护理和重症监护经验的护理人员组成特护小组,拟定护理计划。

1. 心理护理 需要接受肝移植手术的泡型包虫病患者均为晚期患者,在接受手术前必须对手术的基本知识、术后的生活质量、身体的基本情况进行术前教育,使患者处于接受手术的最好状态。

2. 术前检查和自理能力的训练 术前应了解重要脏器功能,并进行术前一系列的行为训练,如深呼吸、咳嗽 - 咳痰、体能训练、床上排便训练,可有效减少术后并发症的发生。

3. 洗浴、胃肠道准备 病情允许时,术前应淋浴或温水擦拭,手术前 3 天应给予半流质饮食,术前 1 天流质饮食,术前 8 小时禁食水,手术前清晨清洁灌肠。

(二) 术后护理

1. 设备及器械的准备 心电监护、呼吸机、氧气和吸痰装置,必须保持良好的工作状态,患者入室后搬运动作轻柔,迅速安置好各类引流管、输液管、心电监护,必要时连接呼吸机,做好记录,了解术中情况,评估患者全身状况,准确执行术后医嘱。

2. 体位与活动 麻醉未醒时应去枕平卧,麻醉清醒后可提高床头 30°,术后提高床头不应超过 45°。术后第一天 4 小时翻身一次,注意应选择右侧卧位,角度不宜过大。以后每两小时翻身一次,7 天后可酌情下床活动。

3. 营养 术后早期,48 小时内,由于胃肠功能未恢复,应予禁食水,静脉补液治疗,维护静脉通路。胃肠道功能恢复后,选择饮食以清淡为主,依次从流食—半流食—低脂肪饮食—普食过渡,记录患者体重变化情况,避免食物污染而出现难治性疾病的发生。

4. 病情监测

(1)体温监测:由于创伤较大,长时间暴露,术中大量输血、输液以及肝脏的低温灌注,均可造成患者体温下降。除术中应注意保暖(如使用保温毯等),术后应快速复温,维持一定的室温,如开展呼吸机加热,电热毛毯保温等措施,把体温维持在 36.5~37℃。由于术中使用了大量激素,改变了机体正常的免疫反应,应对出现的低热等给予足够的重视。

(2)呼吸监测:患者在麻醉恢复后视患者情况,应早期拔除器官插管。拔管期间做好气道湿化,必要时吸氧,妥善固定管道,防治滑脱、扭曲。拔管时应严密观察血氧饱和度,血气分析,鼓励患者深呼吸,协助有效的咳痰,情况允许时翻身拍背。

(3)循环监测:床旁监护给予持续动态监测心率、心律、脉搏、血氧,中心静脉压及每小时尿量等。

(4)管道维护:护士应掌握患者各种管道的意义及护理方法,妥善固定,防止扭曲、折叠情况,标志明确,及时观察引流管内引流液的量及颜色,定时挤压,保持通畅。严格进行无菌操作,每天更换无菌引流袋并进行出入量的记载。

(5)意识动态的监测:严密观察患者的神志变化、精神状态、瞳孔对光反应、对周围事物的反应、肢体活动等情况。

(6)并发症的观察与护理:①出血,多发生在术后 48 小时内,及时发现和治疗是移植术后监护的关键。患者术后需经常挤压引流管,保持引流管通畅,观察引流液颜色及量,并且观察患者心率、血压、尿量等有助于判断患者病情。②疼痛,自体肝移植手术创伤及切口较大,加之患者翻身、咳嗽、活动等情况可能加重患者疼痛。此时应教育患者及家属活动及咳嗽时应注意减轻腹部张力,减轻疼痛。③肝动脉栓塞,通常发生在 1 周之内,护理上应帮助患者早期下床活动,对于暂不能下床者,应帮助嘱患者进行床上活动,加速血液流速,避免发生。④感染,对于自体肝移植患者,尽可能保证患者一人一间,避免交叉感染。对于陪护家属应给予日常消毒教育及告知护理时注意事项。护理人员应做好患者体温及引流管道监测,并及时汇报医师。⑤精神及情绪的异常,护士应及时和患者沟通,使患者感到安全。积极排除患者不良情绪,对患者异常躁动应予以保护性约束,症状严重者可使用镇静药物治疗。

（三）出院后指导

1. **心理指导** 自体肝移植应用于肝包虫晚期,患者对手术后的复发、预后等存在较大的心理压力,此时应做好患者心理疏导工作,鼓励患者向家人及朋友倾诉,帮助患者恢复正常的生活及工作。

2. **饮食指导** 嘱患者注意饮食卫生,避免使用生冷刺激性食物,食物需通过高温杀菌后食用,禁止吸烟喝酒,以低脂、高蛋白、高维生素饮食为宜。

3. **生活指导** 嘱患者适当运动,6 个月内禁止剧烈活动,保持良好情绪。在家中应配备体温计、血压计、血糖仪、空气消毒器等简单医疗器械,每天自测生命体征,并对生活空间进行消毒,定期更换床铺等,保持清洁的生活环境。

4. **随访** 指导患者按期到医院复查,并告知患者如果出现发热、畏寒、黄疸、呕血、腹痛、腹泻等不适应尽早就医,以免耽误病情。

第九节 预 后

肝泡型包虫病起病隐匿、浸润性生长,类似于恶性肿瘤,多因肿块巨大或出现并发症时入院治疗,根治性手术有很大困难,预后较差。国外文献报道,根治性切除成功率在 50% 左右,国内文献报道在 28%~30%。即使手术达到无瘤标准,术后复发概率也较高。部分异体或自体肝移植术患者,仍存在术后并发症多和复发的可能性,效果不容乐观。患者需长期口服阿苯达唑及相关药物,并坚持随访复查。

（郭亚民 朱文君 赵顺云 吴世乐 唐桂波）

参 考 文 献

［1］Moro PL, Schantz PM. Echinococcosis: historical landmarks and progress in research and control. Ann Trop Med Parasitol, 2006, 100 (8): 703-714.

［2］Yang YR, Liu XZ, Vuitton DA, et al. Simultaneous alveolar and cystic echinococcosis of the liver. Trans Royal Soc Trop Med Hyg, 2006, 100 (6): 597-600.

［3］温浩. 包虫病学. 北京: 人民卫生出版社, 2015.

［4］王国强. 全国包虫病流行情况调查报告. 上海: 上海科学技术出版社, 2016: 9-10.

［5］温浩, 邵英梅, 赵晋明, 等. 两型肝包虫病手术疗效 547 例临床分析. 中华消化外科杂志, 2007, 6 (1): 13-18.

［6］Bresson-Hadni S, Blagosklonov O, Knapp J, et al. Should possible recurrence of disease contraindicate liver transplantation in patients with end-stage alveolar echinococcosis? A 20-year follow-up study. Liver Transplant, 2011, 17 (7): 855-865.

[7] Sulima M, Wołyniec W, Oładakowska-Jedynak U, et al. Liver transplantation for incurable alveolar echinococcosis: an analysis of patients hospitalized in department of tropical and parasitic diseases in Gdynia. Transplant Proc, 2016, 48 (5): 1708-1712.

[8] 杨先伟, 黄斌, 邱逸闻, 等. 离体肝切除联合自体肝移植治疗晚期肝泡型包虫病 21 例报道. 中国普外基础与临床杂志, 2017, 24 (6): 685-690.

[9] Du CS, Liu ZN, Yang XW, et al. Hepatectomy for patients with alveolar echinococcosis: Long-term follow-up observations of 144 cases. Int J Surg, 2016, 35: 147-152.

[10] Buttenschoen K, Gruener B, CarliButtenschoen D, et al. Palliative operation for the treatment of alveolar echinococcosis. Langenbeck Arch Surg, 2009, 394 (1): 199-204.

[11] 罗兰云, 姚豫桐, 邹海波, 等. "掏核式肝切除法" 治疗晚期巨大肝泡型包虫病 9 例临床分析. 实用医院临床杂志, 2015, 12 (2): 56-58.

[12] Aji T, Dong JH, Shao YM, et al. Ex vivo Liver Resection and Autotransplantation as Alternative to Allo-transplantation for End-stage Hepatic Alveolar Echinococcosis. J Hepatol, 2018, 69 (5): 1037-1046.

[13] Bi XJ, Shao YM, Li L, et al. Evaluation of the diagnostic value of the immunoblotting and ELISA tests using recombinant Em18 antigen in human alveolar echinococcosis from Xingjiang China. Exp Ther Med, 2018, 16 (4): 3155-3160.

[14] Aji T, Dong JH, Shao YM, et al. Ex vivo liver resection and autotransplantation as alternative to allotransplantation for end-stage hepatic alveolar echinococcosis. J Hepatol, 2018, 69 (5): 1037-1046.

[15] Buttenschoen K, CarliButtenschoen D, Gruener B, et al. Long-term experience on surgical treatment of alveolar echinococcosis. Langenbecks Arch Surg, 2009, 394 (4): 689-698.

[16] Chen KF, Tang YY, Wang R, et al. The choose of different surgical therapies of hepatic alveolar echinococcosis: asingle-center retrospective case-control study. Medicine (Baltimore), 2018, 97 (8): e0033.

[17] Yang XW, Qiu YW, Huang B, et al. Novel techniques and preliminary results of ex vivo liver resection and autotransplantation for end-stage hepatic alveolar echinococcosis: a study of 31 cases. Am J Transplant, 2018, 18 (7): 1668-1679.

[18] Wang H, Liu Q, Wang Z, et al. Clinical outcomes of Ex Vivo liver resection and liver autotransplantation for hepatic alveolar echinococcosis. J Huazhong Univ Sci Technolog Med Sci, 2012, 32 (4): 598-600.

[19] Yang X, Qiu Y, Wang W, et al. Risk factors and a simple model for predicting bile leakage after radical hepatectomy in patients with hepatic alveolar echinococcosis. Medicine (Baltimore), 2017, 96 (46): e8774.

[20] Qu B, Guo L, Sheng G, et al. Management of advanced hepatic alveolar echinococcosis: report of 42 cases. Am J Trop Med Hyg, 2017, 96 (3): 680-685.

第九章 肺包虫病

第一节 概　　述

　　肺包虫病占全部包虫病的 15%~20%,仅次于肝包虫病居第二位。以细粒棘球蚴引起的囊型包虫病为主,约占 95%,因此,本章节内容以肺囊型包虫病为重点,予以论述。肺泡型包虫病多由肝脏转移而来,原发肺泡型包虫病极少见。根据对我国 1950—2010 年的大组病例分析,发现肺包虫病男多于女(约 2:1);40 岁以下的占大多数,儿童占 25%~30%,年龄最小 1~2 岁,最大 60~70 岁。主要分布在新疆、青海、甘肃、宁夏、内蒙古、西藏及四川西北部等省区,是我国西北地区常见的寄生虫病,也是我国肺包虫病高发区,发病率明显高于全国平均水平。

　　肺包虫囊肿 80% 为周边型,单发者占 65%~75%,多发者占 17%~22%,亦可同时累及两叶,右肺多于左肺,下叶多于上叶。

　　除肺组织外,包虫还可以寄生于胸膜腔、纵隔、心脏、膈肌、胸壁、肋骨等组织器官。肺包虫并发其他部位包虫囊肿占 13%~18%。

第二节 发 病 机 制

　　人误食细粒棘球绦虫虫卵后,其在胃液作用下孵化成六钩蚴,之后穿过十二指肠壁进入血液,经门静脉系统至肝脏。大多数六钩蚴滞留在肝内(75%~80%),少数经体循环到达肺部(8%~15%)及全身其他器官。

　　六钩蚴进入肺内,逐渐发育成包虫囊肿,半年长大至 1~2cm,由于肺组织疏松、血流循环丰富及胸腔负压吸引等因素,六钩蚴在肺内生长速度比在肝、肾内快,平均每年增长至原体积的 1~2 倍,达 2~6cm。右肺血流量略多,与肝脏较近,二者之间有较丰富的淋巴管道相通,这被认为是右肺多见的原因。病理上肺包虫以单纯囊肿型多见,占 80%~90%,其次为多子囊型,囊壁时常发生钙化。

　　当一次大量感染或多次感染时,由于机体免疫力下降等,可导致包虫在一侧或双侧形成多发囊肿。此外肝包虫有时可直接侵犯穿透膈肌致胸腔种植生长,形成膈上膈下病灶相通之改变,也可经血流转移至肺。

肺包虫囊肿最大可达 20cm 以上，囊液达 3 000ml。囊壁包括外囊和内囊。内囊是包虫囊肿的固有囊壁，厚度仅 1mm，压力却高达 13.3~40kPa（100~300mmHg），故内囊易在压力作用下发生破裂。内囊壁又可分为内、外两层，内层为生发层，很薄，分泌无色透明囊液，并产生很多子囊和头节，如脱落于囊腔内，即称为"包虫砂"。外层无细胞，呈半透明、乳白色，具有弹性，外观酷似粉皮。外囊是人体组织对内囊的反应形成的一层纤维性包膜，包绕着整个内囊，厚 3~5mm。内外囊间为潜在腔隙，无液体和气体，也不粘连。少数包虫可破入支气管引起肺实变不张，并咳出粉皮样内囊。肺包虫易合并感染或破入胸腔，导致胸腔积液和脓胸。

第三节　临床表现

肺包虫囊肿生长较缓慢、潜伏期长，从感染至出现症状一般间隔 3~4 年，甚至 10~20 年。症状因囊肿大小、数目、部位及有无并发症而不同。早期囊肿小，一般无明显症状，常经体检或在因其他疾病检查时发现。囊肿增大引起压迫或并发炎症时，有咳嗽、咳痰、胸痛、咯血等症状。直径大于 5cm 的囊肿即可使支气管移位、管腔狭窄或使支气管软骨坏死，进而破入支气管。巨大囊肿或位于肺门附近的，对肺的机械性压迫，使周围肺组织萎缩、纤维化或发生淤血、炎症，出现呼吸困难。肺尖部囊肿压迫臂丛和颈交感神经节，可引起 Pancoast 综合征（患侧肩、臂疼痛）及 Horner 征（一侧眼睑下垂，皮肤潮红不出汗）。若囊肿破入支气管，囊液量较大，有窒息危险。子囊及头节外溢，能形成多个新囊肿。患者常伴有过敏反应，如皮肤潮红、荨麻疹，严重的可休克。同时，破裂的内囊碎片（粉皮样物）可随囊液和头节等一起咳出，是临床典型表现，具有诊断价值。囊肿破裂感染的，有发热、咳黄痰等肺部炎症及肺脓肿症状。

儿童肺包虫病可能出现胸廓畸形，发育迟缓等异常表现。

此外，肝顶包虫囊肿破裂后可能与胸腔或肺、支气管相通，形成肺包虫囊肿 - 胆管 - 支气管瘘及相关症状体征。

第四节　诊断与鉴别

一、诊断

肺包虫病的诊断方法很多，如影像学、免疫学检查等，但术后病理诊断仍是"金标准"。临床诊断主要依据流行病学史、实验室检查、影像学检查、病原学检查及其他方法。

（一）流行病学史

患者在流行地区居住生活，有犬、羊等动物接触史或从事相关动物产品加工等工作。

（二）实验室检查

包虫皮内试验（Casoni test）和温伯格补体结合试验（Weinberg's complement fixation test）等对包虫病诊断有一定的效果，但因其敏感度及特异度低以及假阴性结果等原因临床已停止使用。免疫学诊断方法已广泛应用于包虫病的筛查与诊断。免疫电泳（immunoelectrophoresis，IEP）、双扩散（double diffusion，DD）、对流免疫电泳试验（counter immunoelectrophoresis，CIEP）和凝胶扩散-酶联免疫吸附试验（diffusion in gel-enzyme linked immunosorbent assay，DIG-ELISA）等是目前公认检测包虫病理想和广泛使用的方法。

（三）影像学检查

影像学检查是目前诊断肺包虫病最直观有效的方法。视不同部位、大小和类型可分别选用 X 线、CT、MRI 或 PET-CT。囊肿靠近胸壁表浅部位时也可选用 B 超，当临床怀疑肝泡型包虫肺转移时可选用 PET-CT 进一步检查。

1. X 线　肺包虫的 X 线表现复杂多样，尤其在继发感染或破裂后变化更大，需仔细观察分析。典型的肺包虫囊肿呈圆形或类圆形阴影，单发或多发，边缘光滑清晰，少数可呈分叶状，囊肿张力较大，病变内密度均匀，较大囊肿内可见液气平面或压迫周围肺组织引起的肺不张或实变（图 9.4.1、图 9.4.2）。

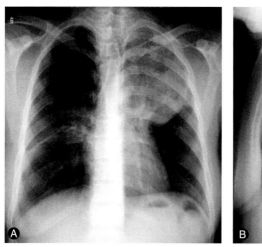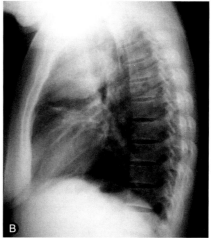

图 9.4.1　胸部正侧位 X 线片
A、B. 左上肺巨大球形均匀高密度病灶，边缘光整

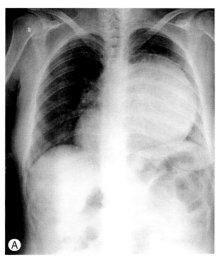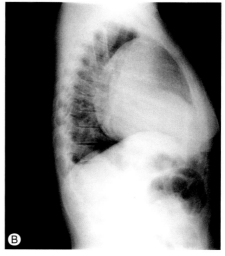

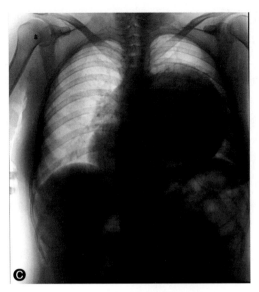

图 9.4.2 胸部正侧位片及负片
A~C 左肺巨大球形病灶,边缘光整,部分与左心缘重叠

当包囊合并感染时,其边缘毛糙不清晰,界限模糊不清,囊内密度增高不均匀,囊肿张力减弱。而在囊肿破裂后,由于大量囊液流出,内囊塌陷,气体进入形成碎片漂浮于液面上呈波浪样起伏,形似"水上浮莲",或随体位变化而呈多种形态改变,是肺包虫破裂的特征。若外囊穿破支气管,而内囊完整,气体进入内外囊之间则出现月牙状透明影,形似"新月"或"镰刀"(图 9.4.3、图 9.4.4)。当囊肿破入胸腔时,表现为液气胸、胸腔积液和肺炎性实变影。

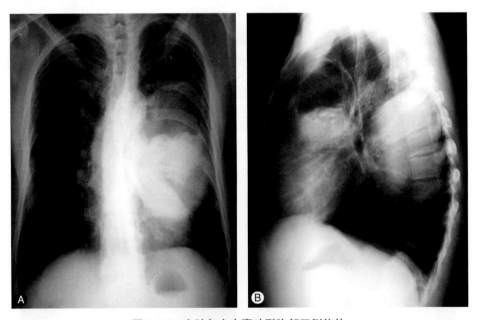

图 9.4.3 左肺包虫内囊破裂胸部正侧位片
A、B. 左肺上叶前段及下叶背段各见类圆形高密度影,其中上叶前段病灶壁光滑,密度较高,
其内见更高密度影,呈现"水上百合(浮莲)"征

118

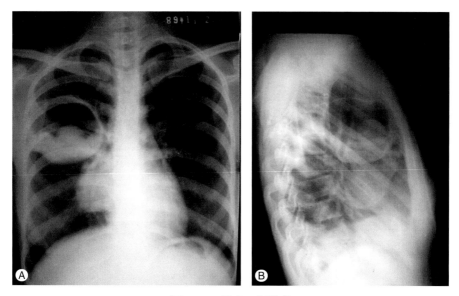

图 9.4.4 胸部正侧位片

A、B. 右肺多发类圆形高密度影病灶边缘蛋壳样钙化,其内见"水上浮莲"征

2. CT CT 能客观清晰地显示肺包虫形态大小和内部结构,明确其与周围组织的关系,评估手术治疗效果。对 X 线难以显示的肺门区、纵隔旁、心脏后区等部位是一种很好的辅助检查手段,是目前诊断肺包虫病的最好和首选的检查方法。CT 检查前需禁食 4~8 小时,必要时可行增强检查。

(1) 单纯囊肿型:圆或椭圆形病变,边缘光整锐利,界限清晰,囊壁厚 1~3mm,晚期可见钙化。囊内密度在 5~20Hu 范围之内,若合并感染则可达 20~30Hu(图 9.4.5、图 9.4.6)。

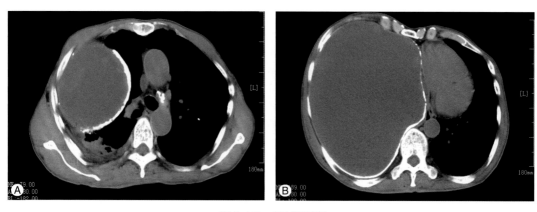

图 9.4.5 CT 纵隔窗

A、B. 右肺上叶类圆形低密度影,囊壁蛋壳样钙化,心脏受压移位,右侧胸膜肥厚伴胸腔少量积液

(2) 多子囊型:母囊内见多发大小不等、形态近似的子囊或孙囊,一般呈"车轮"或"放射"状排列,若子孙囊过多时可相互挤压变形,其内密度和 CT 值与单纯囊肿大致相等(图 9.4.7)。

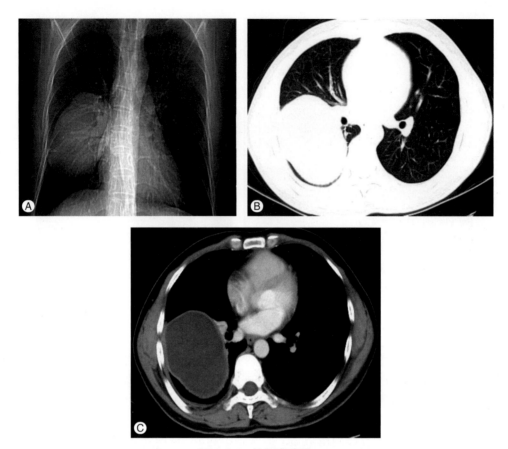

图 9.4.6　单纯囊肿型

A. 定位像；B. 肺窗；C. 增强纵隔窗；右肺下叶背段类圆形囊性肿物，100mm×90mm，囊壁较
厚光滑，囊内密度均匀，增强扫描囊壁略有强化，与侧胸膜粘连，与周围肺组织界限清晰

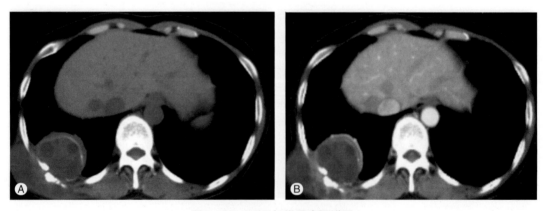

图 9.4.7　CT 平扫纵隔窗及增强

A、B. 右肺下叶多子囊型包虫，边缘线样钙化，病灶破裂突入胸壁及皮下，增强时部分囊壁轻度强化

　　肺包虫容易受其生长速度、血供或外界因素影响发生破裂，破裂形式常见为单纯外囊破
裂并与支气管相通，当少量空气进入内外囊之间，可在囊肿上方表现为"新月形"低密度影，
CT 值为 –1 000~–800Hu。内外囊同时破裂并与支气管相通，空气进入内外囊，囊内出现液 -
气平面。有时塌陷的内囊漂浮于液面上呈所谓的"水上浮莲征"。如果包囊破入胸腔，则引

起大量胸腔积液,合并感染时形成脓气胸(图 9.4.8)。囊液内大量的头节和子囊可在胸膜种植生长。肺包虫囊肿增强扫描时囊壁可呈轻度环形强化,而子孙囊之囊壁一般轻度强化或无强化。

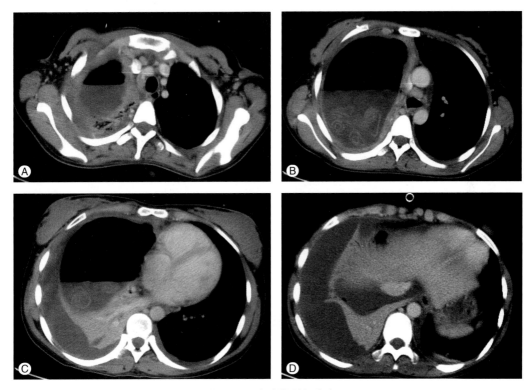

图 9.4.8　胸腔囊型包虫病

A~D. 内囊分离型,合并支气管胸膜瘘、囊内感染右侧胸腔内巨大混杂密度肿物,165mm×112mm,内见液气平面,液体内见卷曲漂浮的高密度内囊,呈"飘带"征,右肺呈外压性肺不张,右侧胸腔内可见弧形液性低密度影,纵隔向左侧推移

3. MRI　可多方位、多角度、多参数成像,能更好地显示囊肿与周围组织的关系、明确囊内容物性质、囊肿破裂与感染,对复杂类型的包虫病诊断更有优势。由于包虫外囊是宿主对虫体反应形成的纤维结缔组织,T_1WI 和 T_2WI 均呈低信号(图 9.4.9)

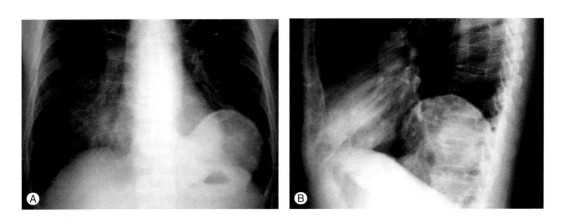

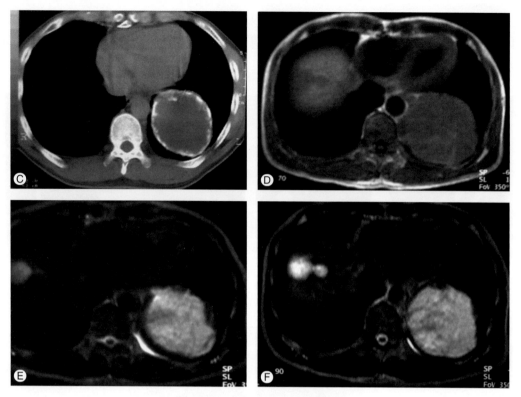

图 9.4.9　肺囊性包虫病钙化实变

A、B. X 线；C. CT 纵隔窗；D~F. MRI；病灶呈等 T_1 稍长 T_2 信号欠均匀，囊壁呈厚薄不均线状低信号

（四）病原学检查

在包虫囊液、咳出物或胸水中检查到囊肿碎片、子囊、头节等，是最客观的诊断依据。囊液中子囊与头节数量的多少，可以预测其生物学活性和间接评价术后疗效。

（五）其他方法

近年来，支气管镜在临床广泛应用，为包虫病的检查提供了新的技术与手段，取得良好效果。但禁忌用穿刺术作为诊断方法，以避免发生囊液外渗产生过敏反应和棘球蚴播散等严重并发症。

二、鉴别诊断

肺包虫囊肿主要应与肺脓肿、空洞型肺结核、肺癌等鉴别。

1. 肺脓肿　临床症状较重，有咳痰、发热等症状。CT 上脓肿周围肺纹理反应明显，壁厚薄不均，且见不到囊内花边样改变。

2. 空洞型肺结核　一般较小，周围可见卫星灶，多数患者有咯血痰及结核中毒症状。

3. 肺鳞癌及大细胞肺癌　易变性、坏死，形成癌性空洞，在 CT 表现为肺门区肿块伴肺不张或偏心性空洞形成，需要与肺包虫合并感染破裂后残留的包虫囊肿鉴别。肺鳞癌多见于老年男性，与吸烟关系密切。多发生在段或段以上支气管，并有向管腔内生长的倾向，常早期引起支气管狭窄，导致肺不张或阻塞性肺炎。大细胞肺癌可发生在肺门附近或肺边缘的支气管，CT 表现为边界清楚、边缘光滑的巨大肿物。

第五节　治疗原则

一、药物治疗

20世纪80年代初,世界卫生组织协调的多中心临床研究证实苯并咪唑类(benzimidazoles,BZD)的阿苯达唑和甲苯咪唑对包虫有效,从而使外科手术作为包虫病唯一治疗手段的局面被打破。目前主要的抗包虫药物有BZD和吡喹酮药物(praziquantel,PZ),其中最常用的抗包虫药物是阿苯达唑。WHO指导手册中建议药物治疗只应该在不能接受手术的原发性肝或肺棘球蚴病以及侵犯2个或2个以上器官的多发病患者中进行。国内多年临床研究表明,虽然某些药物对抗包虫有效,但治愈率低,甚至有在治疗过程中囊肿破裂的报道。因此,目前只是作为一种辅助的治疗方法。

二、手术治疗

目前,手术仍是治疗肺包虫病的主要和最有效的方法,手术的原则是完全摘除内囊,并防止囊液外溢,以免引起过敏反应和棘球蚴头节的播散。大多数专家不主张肺叶切除,即使囊肿破裂也要最大限度地保留正常肺组织。

第六节　手术适应证与禁忌证

一、适应证

1. 单发性或多发性胸部包虫能手术摘除者。

2. 囊肿已明确感染、合并肺部感染,且有局部支气管扩张者,可行肺段、肺叶或全肺切除术。

3. 双侧同时多发肺包虫者,以重者为先的原则,分期分侧手术。如身体状况允许,可正中切口一期手术完成。

4. 右肺下叶包虫合并肝顶包虫,可选择右胸切口一期手术。单纯右肺下叶包虫合并肝顶包虫首选经腹切口一期手术,慎重选择右胸切口一期手术。

5. 心肺功能正常以及其他重要脏器无严重疾病,能耐受手术者。

二、禁忌证

1. 双肺多发性广泛性肺包虫无法手术清除者。

2. 心肺功能差或合并其他重要器官系统严重疾病,不能耐受手术者。

第七节　手　术　方　法

手术方式是根据囊肿大小、数目多少、发病部位、有无并发感染及胸膜是否粘连决定的，目前国内通用的手术方法主要有完整内囊摘除术、内囊穿刺摘除术、肺段、肺叶或全肺切除术及胸腔镜下肺包虫摘除术等。

一、完整内囊摘除术

完整内囊摘除术（又称娩出法）不做内囊穿刺，对手术技术要求较高。暴露病变后，在肺周围用纱布填满覆盖，仅露出准备作切口取囊部位，因内囊压力较高，在外囊切开一小口后，即可见白色内囊壁从切口膨出，延长切口，请麻醉师从气管插管打气，借助肺压把内囊腔推出。一般因内外囊间无粘连，可以把内囊完整取出，其外囊壁较多的可切除，然后由深至浅缝合残腔，直到完全消灭残腔。运用此方法包虫囊肿无破裂感染，无囊液外溢，但内囊壁极其薄弱且易撕裂，操作要细致。本手术的适应证是包虫外囊部分突出肺表面，无合并感染，直径在 5~10cm 的单纯性或单发的包虫囊肿，不适合于深部囊肿或破裂感染囊肿或巨大肺包虫囊肿。因巨大包虫囊肿张力较大，不谨慎时常常引起包虫破裂播散，引起术后复发。

二、内囊穿刺摘除术

内囊穿刺摘除术操作相对简单、易掌握，可用于单肺或双肺包虫囊肿一期手术摘除。开胸分离粘连后，在肺周围用纱布填满覆盖，仅露出准备作切口取囊部位，并准备好有强吸力的吸引器，便于囊腔意外破裂时及时吸出其内容物，避免污染胸腔。然后小心切开囊肿外包绕的肺纤维层，刀稍倾斜切入内囊，吸引器吸净内囊液，纱布涂擦囊腔，再用过氧化氢冲洗涂擦以杀灭原头蚴。残腔中有支气管漏气要逐一缝合，再从周围至底部全层（较大的可分数次）缝合，消灭残腔。但是内囊穿刺摘除术后复发率较完整内囊摘除术高，因此，术中应纱布严格保护穿刺点周围及术野区，防止囊液溢出后污染胸腔。此方法适宜于摘除深部囊肿、破裂感染囊肿或巨大肺包虫囊肿。修补支气管胸膜瘘及消除残腔方法同完整内囊摘除法（图9.7.1）。

三、肺段、肺叶或全肺切除术

一般能行囊肿摘除术的患者不主张行肺段、肺叶或全肺切除术，要尽量保留正常肺组织以有助于肺功能恢复。对晚期复杂或多发囊肿病例，可考虑实施包虫囊肿及其周围肺组织一起切除，以达到根治目的，效果较好。适用于：①肺长期受压萎缩失去功能或钙化者；②包虫破裂引起肺内化脓性感染且局限于一个肺段者；③靠近肺门囊肿直径 <2cm 者；④复杂性肺包虫病，包虫囊肿破裂后伴有咯血、咳脓痰（考虑有支气管扩张）、巨大肺包虫占据整个肺叶或一个肺叶内有数十个小包虫囊肿同时存在者。切除范围根据术中探查可以行肺段、肺叶切除术以及肺楔形切除术，手术方法类同肺部良性肿瘤，但应尽早断裂气管，以防止窒息。

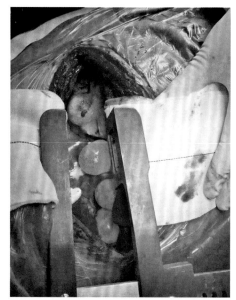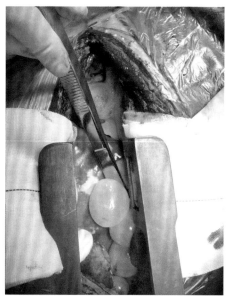

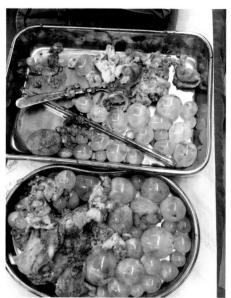

图 9.7.1 内囊穿刺包虫摘除

四、胸腔镜下肺包虫摘除术

该术式创伤小,术后疼痛较轻,有利于患者术后咳嗽和呼吸,防止肺部感染及肺不张等并发症。手术适应证主要是包虫囊位于肺内、胸膜、心包、纵隔且无严重合并感染、无广泛胸膜粘连者。尤其适用于肝包虫肺转移者。

五、特殊类型包虫病的处理

如肺包虫同时合并胸腔包虫或肝包虫,可选择一次手术。双侧有病变的先处理病变较大或有并发症的一侧,肺包虫囊肿有支气管胸膜瘘的,先闭式引流,待感染控制、体力恢复后再行肺切除。

六、其他

其他手术方法还有改良小切口开胸肺包虫内囊摘除术和液氮冷冻肺包虫囊肿摘除术。另外,还有放射线治疗脑包虫及骨包虫病的报道,但尚未见放射治疗用于肺包虫的报道。

第八节　术后并发症

一、术中窒息和/或过敏性休克

可在穿刺一开始或手术过程中出现,多由囊液流入呼吸道导致窒息和/或过敏性休克,大多表现为患者突然血压下降,血氧饱和度下降,可伴有全身皮疹。如果囊液大量进入血液循环常可出现严重的过敏性休克,甚至死亡。处理除积极抗休克治疗外,需配合麻醉师尽快吸尽气道液体及囊皮(目前要求麻醉必须行气管内双腔插管),静脉应用地塞米松10mg 入壶。另外,为预防过敏性休克的发生,可术中预防性使用氢化可的松(100mg)抗过敏。

二、残腔感染

术后残腔不愈合,腔内积液、感染,可给予抗炎化痰对症治疗,如残腔较大,可一期大网膜填塞残腔,也可行二次胸廓成形术。

三、支气管胸膜瘘

支气管胸膜瘘多由内囊摘除后残腔处理不当所致,导致感染形成脓胸,必须及时作胸腔闭式引流术并给予抗炎治疗,以控制感染,必要时可能需要二次或多次手术。肝顶包虫处理不当可导致胆道支气管胸膜瘘,除按支气瘘处理外,还需协同肝胆外科医师共同处理。

四、复发或种植

由于各种原因所导致的棘球蚴囊破裂,可造成继发性棘球蚴种植或复发。视病情可二次或多次手术治疗,复杂胸部包虫术后为预防复发和种植可给予阿苯达唑片口服。

第九节　术 后 护 理

包虫病术后一般按开胸术后常规护理。术后住监护室,按全麻术后准备床位、吸痰器、给氧物品、气管切开包、备心电监护仪、呼吸机、抢救药品及基础护理用物。开胸术后麻醉未清醒的患者取平卧位头偏向一侧,麻醉清醒并且生命体征稳定后,可酌情半卧位。给氧、吸痰、心电监护、监测生命体征 15~30min/ 次,同时监测中心静脉压,注意血氧饱和度。调整补液速度,防止补液过快引起肺水肿,记录 24 小时出入量。检查胸腔闭式引流装置,观察切口敷料有无渗血,术后酌情早期下床活动,预防肺不张。

第十节　预　　后

肺棘球蚴囊较小且无并发症时,患者可以常年无临床症状。随着囊肿的长大,会出现胸闷、胸痛、咳嗽等症状,若巨大囊肿压迫周围组织时,可出现呼吸困难、头颈部肿胀、静脉曲张、心衰等严重并发症。若为衰亡期棘球蚴,内囊破裂可继发感染,造成窒息、发热、咯血等并发症,破入胸膜腔造成支气管瘘、肺脓肿或脓气胸,侵蚀膈肌导致膈疝。鉴于肺包虫病自然病程对健康危害的严重程度,早期有效治疗显得尤为重要,据统计肺包虫病 90% 以上为单发病灶,手术治疗可以达到满意效果,结合药物辅助治疗可以达到根治。目前,手术治愈率达到 93.7%,术后缓解率达到 98.6%,手术死亡率低于 1%。绝大多数患者经过手术后肺功能得到明显改善,生活质量明显提高,能很好地重返社会。

第十一节　肺泡型包虫病

一、发病机制

原发性肺泡型包虫病临床罕见,几乎 100% 由肝泡型包虫病转移而来。寄生于肝脏的泡型包虫以增殖芽生的方式生长,像癌肿样不断向周围浸润扩散,从而在肝内形成以无数小囊泡聚集而成的蜂窝状肿块。中晚期常侵及肝静脉,经体循环转移到全身各部位,肺转移发生率约 10%。因此,临床上常见为肝泡型包虫病在治疗过程中或手术以后出现肺部或颅脑等脏器受侵的相应症状。两肺病灶分布无明显差别,中下叶略多于上叶,大小多在 1~3cm,肺组织的特殊结构有利于包虫的生长,病灶几乎均为密集多发、弥漫性分布,其数量随时间而逐渐增多。也有少数肝泡型包虫直接穿破膈肌侵犯肺脏或胸膜。由于泡球蚴固有的病理生长方式,决定了其在转移至肺内以后,也反复芽生形成无数个新的小囊泡,散在或群簇状分布于病灶内形成其特有的影像学表现形式。

二、影像学表现

1. **X 线**　肺内单发高密度结节或肿块,类似棉花团样改变,病灶内可见多发小空泡,与转移瘤很难鉴别。

2. **CT**　可清晰显示病灶位置、形态、大小、数量和边缘,明确其与周围组织的关系。其特征是病灶可表现为粟粒状、结节状、实质性肿块,边缘多不规整,有时呈分叶状,仔细观察可见多发不规则分布的小囊泡。较大者病灶内可见坏死液化形成的空洞改变。由于钙盐的不断沉积,病灶内常见小颗粒状或斑点状钙化。泡型包虫病灶常可转移或在生长过程中侵犯胸膜,形成肺内和胸膜的融合性团块,并致邻近胸膜的增厚粘连(图 9.11.1、图 9.11.2)。

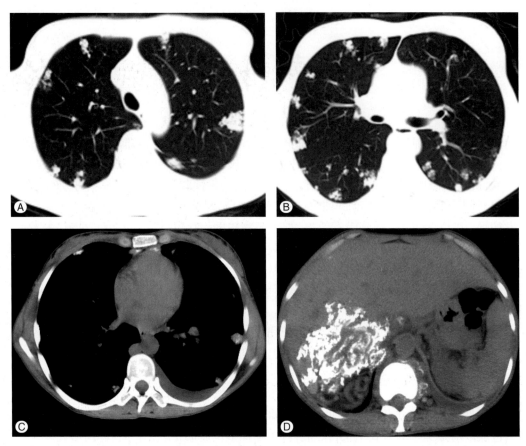

图 9.11.1 肝泡型包虫病伴双肺转移

A~D. 肝右叶不规则混杂密度肿块其内大部分呈高密度钙化灶,边界不清晰,双肺可见
散在结节样转移灶,灶内见斑点状钙化,左侧胸腔少量积液

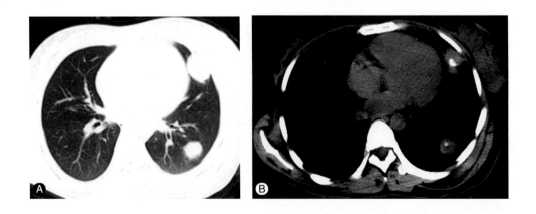

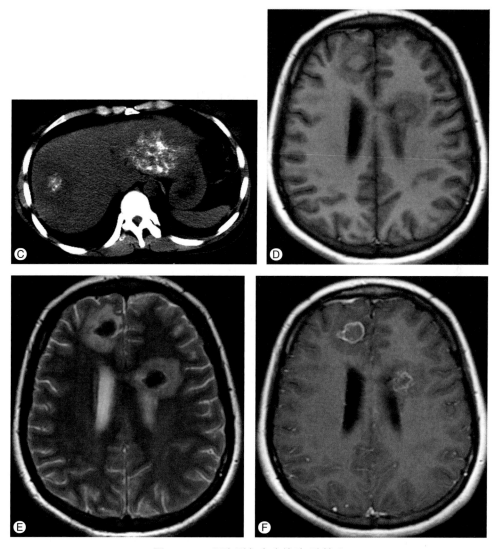

图 9.11.2 肝泡型包虫病伴肺、脑转移

A~F. 肝内多发不规则混杂密度肿块,边界不清,其内斑片状钙化。左肺多发结节样转移灶,
内有钙化。双侧额叶结节样转移灶,呈稍短 T_1 短 T_2 信号,周边明显水肿,增强扫描呈环状强化

(杨林江 刘 刚 唐桂波 杨国财)

参 考 文 献

[1] 刘申平, 伊力亚尔·夏合丁, 张力为. 肺包虫破裂感染 299 例外科诊治分析. 中国误诊学杂志, 2009,
9 (18): 4426.

[2] 罗洞波, 斯坎达尔·阿布利孜, 伊力亚尔·夏合丁, 等. 食管癌、贲门癌术后急性呼吸衰竭的危险因素分
析. 新疆医科大学学报, 2008, 31 (8): 1072-1074.

[3] 张铸, 张昌明, 伊力亚尔·夏合丁, 等. 同种异体单肺移植一例报告. 中华器官移植杂志, 2006,
27 (2): 115-116.

[4] 朱辉, 吴明拜, 张铸, 等. 胸壁包虫囊肿误诊原因分析. 中华外科杂志, 2006, 44 (2): 139-140.

［5］张昌明, 张铸, 伊力亚尔·夏合丁, 等. 1 例单肺移植围术期的监护与处理. 中华胸心血管外科杂志, 2006, 22 (3): 72-74.

［6］张力为, 吴明拜, 张铸, 等. 儿童胸部包虫病 233 例的临床分析. 中华外科杂志, 2006, 44 (22): 1579-1580.

［7］张铸, 吴明拜, 库尔班, 等. 复杂性胸部包虫病的诊断与外科治疗. 中华胸心血管外科杂志, 2005, 21 (4): 256.

［8］朱辉, 吴明拜, 张铸, 等. 右胸合并肝顶包虫囊肿的一期手术治疗. 中华胸心血管外科杂志, 2005, 21 (5): 308.

［9］张昌明, 吴明拜, 张铸, 等. 病灶大于 10cm 肺包虫病的诊断与外科治疗. 中华外科杂志, 2005, 43 (2): 30-31.

［10］Gripp S, Ernst R, Pohle S. Is radiation an effective therapy in echinococcus multilocularis？. Strahlentherapie Und Onkologie, 2014, 190 (6): 591.

［11］Ulger S, Barut H, Tunc M, et al. Radiation therapy for resistant sternal hydatid disease. Strahlenther Onkol, 2013, 189 (6): 508-509.

［12］Alpay L, Lacin T, Atinkaya C, et al. Video-assisted thoracoscopic removal of pulmonary hydatid cysts. Eur J Cardio-Thorac Surg, 2012, 42 (6): 971-975.

［13］Lightowlers MW, Jensen O, Fernandez E, et al. Vaccination trials in Australia and Argentina confirm the effectiveness of the EG95 hydatid vaccine in sheep. Int J Parasitol, 1999, 29 (4): 531-534.

［14］Ozdol C, Yildirim A, Daglioglu E, et al. Alveolar hydatid cyst mimicking cerebellar metastatic tumor. Surg Neurol Int, 2011, 2 (1): 13.

［15］Morar R, Feldman C. Pulmonaryechinococcosis. Eur Respir J, 2003, 21 (6): 1069-1077.

［16］Bagheri R, Haghi SZ, Amini M, et al. Pulmonary hydatid cyst: analysis of 1024 cases. GenThorac Cardiovasc Surg, 2011, 59 (2): 105-109.

［17］Zhang YF, Xie ZR, Ni YQ, et al. Curative effect of radiotherapy at various doses on subcutaneous alveolar echinococcosis in rats. Chin Med J (Engl), 2011, 124 (18): 2845-2848.

［18］Tamarozzi F, Vuitton L, Brunetti E, et al. Non-surgical and non-chemical attempts to treat echinococcosis: do they work？ Parasite, 2014, 21: 75.

［19］Yu SH, Wang H, Wu XH, et al. Cystic and alveolar echinococcosis: an epidemiological survey in a Tibetan population in southeast Qinghai, China. Jpn J Infect Dis, 2008, 61 (3): 242-246.

［20］Amine K, Samia B, Jamila C, et al. Thoracoscopic treatment of pulmonary hydatid cyst in children: a report of 25 cases. Tunis Med, 2014, 92 (5): 341-344.

［21］Hasdıraz L, Onal O, Oguzkaya F. Bilateral staged thoracotomy for multiple lung hydatidosis. J Cardiothorac Surg, 2013, 8: 121.

［22］Liang QZ, Wen H, Yunus A, et al. Treatment experiences of pelvic bone hydatidosis. Int J Infect Dis, 2014, 18: 57-61.

［23］唐桂波. 实用包虫病影像学. 北京: 人民卫生出版社, 2013.

［24］温浩. 包虫病学. 北京: 人民卫生出版社, 2015.

第十章 脾包虫病

第一节 概　　述

　　脾脏是包虫喜欢寄生的器官之一,大多为细粒棘球蚴引起的囊型包虫病,以包虫囊肿的形式存在。脾包虫囊肿最先由 Berthelot 等在尸体解剖中发现,并于 1790 年首次发表。目前,关于脾包虫病的发病情况各家报道不一,通常认为占人体包虫病的 0.5%~8%,常与肝、肺包虫病或腹盆腔包虫病并存,由此可见,脾包虫病除原发血行感染以外,肝或其他脏器包虫破裂种植生长也是感染的重要因素,通常情况下二者难以区分。多房棘球蚴引起的脾泡型包虫病罕见。

第二节　发病机制

　　脾包虫病通常由细粒棘球绦虫(囊型包虫)的虫卵感染所致,自从脾包虫的最初几篇报道发表以来,人们一直在推测寄生虫到达脾脏的可能途径和发病机制,通过动脉到达脾脏似乎最符合逻辑,这也可以解释为什么脾包虫不常见的原因。因为通过动脉途径,寄生虫就不得不通过肝脏和肺双重"滤过器"。脾脏与肝脏皆为实质性脏器,其主要区别为肝脏是由门静脉系直接输入感染,而脾脏则是经体循环中动脉感染所致,故肝脏的包虫发病率远高于脾脏。

　　研究证实,虫卵被人吞食经胃及十二指肠消化液作用后,六钩蚴破壳游出,透过肠壁血管进入门静脉系统,经肝、肺双重过滤后极少部分经体循环进入脾脏,若未被免疫吞噬细胞吞噬,则可发育成包虫囊肿,即脾包虫病。脾包虫病可发生于脾脏任何部位,且多为单发囊肿,需要注意的是,2 个以上多发性包囊且呈外部生长倾向时,则容易和邻接组织产生粘连,引起相应并发症。

　　此外,因肝包虫或其他脏器包虫破裂或手术治疗时,囊液污染腹腔而继发的脾脏包虫病约占 60%。

　　脾脏病理生理学特点给包虫的生长提供了一个良好的环境,包虫在脾内能比较完整地显示其感染 - 生长发育 - 蜕变衰亡的生物学演变过程,是脾包虫病的一个重要特征,并与肝囊型包虫病十分相似,而有别于其他脏器包虫病。脾包虫囊肿一般体积较大,多在 5cm 以上,囊内可见原头蚴、子囊和坏死组织混合的"包虫砂",具有较强的生物学活性。

脾脏原发的泡型包虫病十分少见,通常是肝泡型包虫病转移而来,泡球蚴由无数小囊泡组成,囊腔内含黏稠胶状物质,囊泡间有大量的纤维组织间隔,生物学行为属恶性肿瘤特性、浸润性生长、无包膜、与周围组织界限不清。

第三节　临床表现

脾包虫多生长缓慢,大多数患者无明显症状或偶然发现,多在青壮年时发病,常表现为脾肿大、腹痛、腹胀、发热等,临床症状无特异性。待包虫囊肿长大压迫胃底及大弯侧,可出现左上腹部坠胀不适、进食后胀满呃逆、食欲不佳等消化道症状。体检可触及肿大的脾脏和包块,有明显压痛。脾包虫合并感染虽然较肝和肺包虫囊肿少见,但感染后常会产生发热、食欲不佳等全身炎症反应。由于脾脏组织脆弱,包虫囊肿易在外力作用下破裂,引起过敏反应、腹膜炎及原头蚴种植播散等一系列症状体征。

第四节　诊断与鉴别

一、诊断

(一)流行病学史

流行区生活,有与犬、羊等动物直接的接触史或与城镇居民有间接的接触史。

(二)实验室检查

脾包虫病实验室检查多与肝包虫病相类似,可参考相关章节。尽管如此,单发包虫囊肿术前确诊性质仍有一定困难,这是因为实验室检查有 10%~20% 的假阳性或假阴性,须结合影像学方法做出诊断。

(三)影像学检查

脾包虫病影像学特征与分型和肝包虫病相似,能比较全面地显示不同生长发育阶段的各种类型,从生物学活性较高的单纯囊肿型、多子囊型到蜕变衰亡的内囊破裂型、实变钙化型以及混合型等,多年研究发现,在人体众多器官的囊型包虫病中,肝和脾是最典型、最能全面反映包虫生长发育的感染器官,对我们认识和掌握包虫病的生长规律、提高诊断水平有重要意义。影像学检查首选使用方便、价格低廉的超声,根据病情需要再选择 CT 或 MRI。

1. X 线　可显示脾脏阴影增大,左膈肌升高,少数见囊壁钙化。

2. 超声　可清晰显示包虫囊"双层壁"结构,漂浮于囊内的包虫砂和特征性排列的子囊、孙囊,实变钙化时,可见其内"卷洋葱皮"样改变和弧形钙化,CDFI 病灶内及周边无彩色血流信号(图 10.4.1~图 10.4.5)。

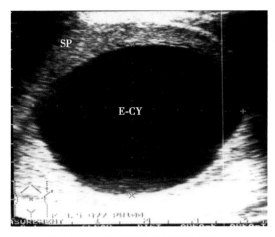

图 10.4.1 B 超示脾单纯囊肿型包虫

前壁呈明显"双层壁"结构,具有诊断价值

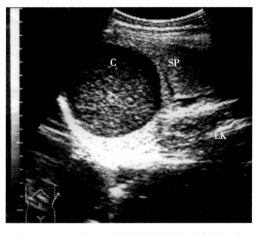

图 10.4.2 B 超示脾单纯囊肿型包虫合并感染

内见密集粗强光点回声

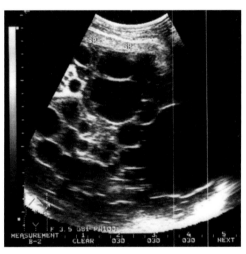

图 10.4.3 B 超示脾多子囊型包虫

子囊大小不等、排列密集,部分子囊受压蜕变

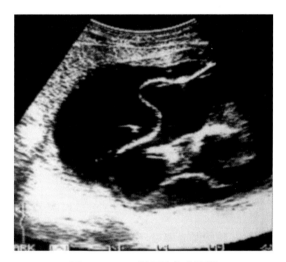

图 10.4.4 B 超示脾包虫囊肿

内囊破裂分离、漂浮于囊液中

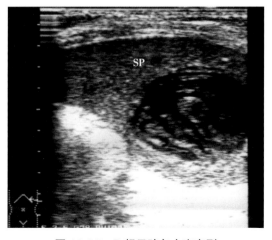

图 10.4.5 B 超示脾包虫实变型

呈"脑回状"改变,前壁仍可见"双层壁"结构

3. CT 和 MRI　对脾包虫的显示十分敏感,CT 显示为圆或椭圆形囊性病变,显示囊壁和囊内钙化更为清晰,子囊多沿母囊周边排列呈"车轮状"。MRI 包虫囊肿呈长 T_1 长 T_2 信号,可清晰区分多子囊型和破裂分离卷曲的内囊,MR 水成像可更为清晰地显示多房样结构。MRI 和 CT 增强扫描,囊壁可轻度强化(图 10.4.6、图 10.4.7)。

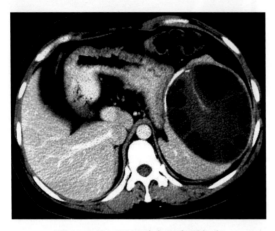

图 10.4.6　CT 示脾多子囊型包虫

子囊沿母囊周边排列,呈"车轮状"

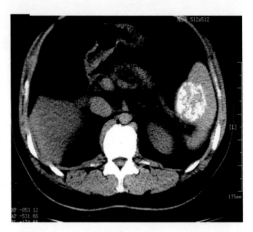

图 10.4.7　CT 示脾包虫钙化并向脾外凸起

二、鉴别诊断

1. **脾囊肿**　病灶轮廓清晰,信号、密度均匀,囊壁菲薄,无双层壁和多子囊样改变,增强无强化。

2. **外伤性复杂囊肿**　因含有纤维化、钙化、液体或出血,密度或信号极不均匀,并有明确外伤史。

3. **脾脓肿**　囊壁不规则增厚,增强扫描呈明显花环状强化,囊液在 MRI DWI 序列呈高信号,临床可有发热病史。

4. **左肾盂积水**　影像学检查可见积水、肾盂周边肾实质,积水与输尿管相通,CT、MRI 增强扫描肾实质显示更为清晰。

第五节　治 疗 原 则

目前,脾包虫病的治疗仍首选外科手术切除,药物治疗效果不佳,故在确诊之后应及早行手术切除。手术治疗的主要目的是切除包虫病灶,同时最大程度地保留脾脏组织。由于脾包虫病大多数为囊型包虫,一般边界清晰、光整,易于病灶的切除,可根据囊肿大小、部位选择手术方案。但对多发囊肿或囊肿破裂周围粘连的病灶,要根据患者的具体情况而定。是否完全行脾脏切除,目前临床尚存在争议。对不能手术或多次手术后复发患者,可采用阿苯达唑等药物治疗。

第六节 手 术 方 法

脾脏包虫术前应常规完善各种检查包括全身其他脏器的检查,明确有无合并其他脏器包虫,尤其是包虫破裂后所引起的腹盆腔种植播散,做好术前评估。

脾脏包虫病的手术方法与肝包虫病相似,一般根据包虫所在部位及大小,常规选取左侧肋缘下切口,对合并肝脏和腹盆腔包虫患者,根据病灶位置可以取上腹部"人"字切口或腹部正中直切口,具体选择可参考肝包虫病相关章节。

目前临床常用手术方法有以下几种:

一、包虫内囊穿刺摘除术

适用于各种类型包虫囊肿,对青少年包虫及单纯囊肿效果更好。也可用于周围粘连广泛,剥离困难患者。患者取仰卧位,显露病灶后,用大纱布垫隔离囊肿与腹腔、防止术中囊液外溢。穿刺后负压吸引迅速抽出包虫囊液,切开外囊壁,取出内囊或子囊。

二、包虫外囊完整剥除术

适用于包虫外囊与脾脏组织间有潜在间隙患者,在根治的同时达到最大程度保留脾脏。

三、脾切除

适用于多发病灶或病灶较大占据整个脾脏组织,以及包虫破裂周围粘连无法行内外囊摘除患者。脾切除可以达到根治目的,但脾脏属于免疫器官,一般不适于免疫功能低下和小儿患者。

四、脾部分切除

适用于多发囊肿或囊肿较大几乎占据脾脏实质者。腹腔镜下脾切除术,具有创伤小、视野清楚、手术时间短、术后恢复快等优点,目前作为一种常规手术在越来越多的医院开展。

脾包虫病的手术须遵循囊肿整块切除的原则,术中尽可能避免囊肿破裂而引起的过敏反应和腹盆腔的种植播散,若术中不慎破裂,囊液流出,可吸尽囊液,用 0.5% 硝酸银溶液、3% 过氧化氢、20% 高渗盐水等液体腹腔浸泡 5~10 分钟,然后使用 0.9% 生理盐水冲洗腹腔。术后可采用阿苯达唑等药物治疗。

第七节 术 后 护 理

1. 患者平卧位,妥善固定引流管,防止脱出。
2. 密切观察患者生命体征,定时测体温、血压脉搏。
3. 各种操作须在无菌技术下进行,按时更换引流袋。

4. 患者术后消化系统功能降低,食欲不佳,应给予易消化的流质饮食,避免酸、冷及奶类食物。

(郭亚民　朱文君　吴世乐　赵顺云　徐 辉)

参 考 文 献

［1］刘洪, 甘雪梅, 熊杰, 等. 原发性单发脾包虫囊肿 1 例报告. 临床肝胆病杂志, 2017, 33 (3): 535-537.

［2］张建涛, 陈光安. 脾包虫囊肿 90 例诊治报告. 实用临床医学, 2010, 11 (6): 125-126.

［3］李华. 超声诊断脾包虫病的临床评价. 中国超声诊断杂志, 2003, 4 (11): 854-856.

［4］洪润环, 塔西甫拉提. 脾脏包虫囊肿的 CT 诊断 (附 6 例报告). 中国医学影像学杂志, 1995, 3 (1): 19-20.

［5］董兆虎, 宋发亮, 郑斯锡, 等. 人体包虫病 CT 图谱. 乌鲁木齐: 新疆科技出版社, 1996.

［6］尹伯约. 人体包虫病. 2 版 (修订本). 兰州: 甘肃人民出版社, 1981.

［7］康鸣, 王振祥. 脾脏包虫囊肿的 CT 诊断. 中国医学影像学杂志, 2005, 13 (5): 356-358.

［8］姬小艳, 白延霖. 脾包虫病 12 例诊治体会. 中华现代外科学杂志, 2005, 2 (6): 564-565.

［9］李军, 孙文. 腹腔镜脾脏切除治疗脾包虫病 1 例. 中国微创外科杂志, 2005, 5 (4): 299.

［10］张玉英. 脾包虫囊肿超声引导经皮穿刺硬化治疗. 青海医药杂志, 2004, 34 (2): 24-25.

［11］唐桂波. 实用包虫病影像学. 北京: 人民卫生出版社, 2013.

［12］温浩. 包虫病学. 北京: 人民卫生出版社, 2015.

第十一章　泌尿与生殖系统包虫病

第一节　泌尿系统包虫病

一、概述

包虫病无论是囊型还是泡型，均好发于肝脏，肝外包虫病常见的病变部位依次为肺脏、颅脑、骨骼、脾脏和腹盆腔。泌尿系统包虫病临床少见，占人体包虫病的 2%~3%，肾脏是泌尿系统最容易感染受累的器官，其次是膀胱包虫（多为腹盆腔包虫侵及膀胱所致，单纯膀胱包虫少见），肾上腺、精索以及睾丸也可感染。此外，肝包虫或周围脏器包虫也可直接侵犯肾脏或肾上腺。泌尿系统包虫病以细粒棘球蚴引起的囊型包虫病多见，而多房棘球蚴引起的泡型包虫病罕见，多为肝泡型包虫病血性转移或直接侵犯蔓延而来。因此，临床常见泌尿系统包虫病与其他脏器包虫病共存。

二、发病机制

泌尿生殖系统包虫病以细粒棘球蚴引起的囊型包虫病为主，多为原发血行感染，也可与肝、肺和腹盆腔包虫并发存在。

人们误食含有虫卵的食物以后，虫卵角质膜在胃内被胃液所消化，在十二指肠内孵化为六钩蚴，穿破肠黏膜，沿门静脉进入肝窦，少数六钩蚴再次通过静脉系统进入下腔静脉，通过肺循环进入体循环，从而游弋到泌尿系统或全身其他部位。也有人认为六钩蚴脱出壳后钻入肠壁淋巴管内，经胸导管进入血液循环，从而进一步侵犯全身各个脏器和组织。有时肝与腹盆腔包虫可直接破裂侵犯泌尿生殖器官而引起继发性包虫病。肝包虫通过无腹膜覆盖的肝裸区向下直接蔓延至右肾间隙，侵犯右侧肾脏或肾上腺。肾包虫多位于肾皮质，可单发或多发，有完整的内、外囊，膨胀性生长，压迫肾皮髓质致肾功能受损，少数可破入肾盂肾盏，由"封闭型囊肿"变成"开放型囊肿"，并易继发感染形成脓肿，也可因内囊破裂而继发感染。病理上常见为单纯囊肿型和多子囊型。

泌尿生殖系统泡型包虫病临床罕见，多由肝泡型包虫经血行转移而来，个别肝泡型包虫可直接侵犯蔓延至肾脏或肾上腺，偶可见于睾丸。因此，在包虫病高发流行区，尤其肝泡型包虫病患者中晚期，要注意肝外转移或直接侵犯。

三、临床表现

1. **肾囊型包虫**　多为单发，少数可累及双侧肾脏。由于包虫膨胀性、占位性生长，随着体积逐步增大压破而出现临床症状。早期可出现腰部胀痛、腰腹部包块、血尿、蛋白尿等。另外还可出现泌尿系感染、高血压、发热、过敏性休克等表现。包虫囊震颤症为典型的查体体征,肾包虫囊肿可随呼吸上下移动,巨大肾包虫囊肿可见腰腹部饱满、膨出,可触及肿块。包虫合并感染发生率约16%,可形成肾脓肿。进行性增大的肾包虫囊肿,可逐渐压迫正常的肾皮质,使肾功能受到损害,最终发生肾功能衰竭。包虫破溃还可进入集合系统,患者出现脓尿、血尿、棘球蚴尿以及肾绞痛。棘球蚴尿是其特异性表现,典型的可见尿液中排出粉皮样(或葡萄皮样)物质,偶尔碎片堵塞输尿管可引起肾积水。肾泡型包虫多表现为形状不规则、质地不均匀混合型肿块,其内往往有钙化。

2. 膀胱包虫　早期可表现为尿频、尿急、排尿困难,严重时可发生尿潴留。包囊进一步增大可压迫输尿管导致上尿路梗阻,形成肾积水。体检可发现膀胱区隆起并可触及质韧如橡胶样包块。腹盆腔包虫侵犯膀胱引起的膀胱包虫,镜下观察可见膀胱充盈后膀胱壁受压,向膀胱腔内凸起。合并感染时,尿液有较多的絮状物漂浮。包虫破裂时尿液中可排出囊皮或子囊,膀胱镜检查可见膀胱腔内的包虫囊腔,具有诊断价值,同时常合并严重膀胱刺激症状。

3. 肾上腺包虫　多为囊型,临床表现缺乏特异性,患者可出现腰部胀痛,肾上腺激素分泌紊乱所致的相应临床症状,以及囊肿压迫邻近脏器引起的相关症状。

四、诊断与鉴别

(一) 诊断

1. 流行病学史　包虫病流行区居住生活史,与犬类、牛羊密切接触,或曾有在流行区工作、旅游及狩猎史。少数患者从事畜牧养殖及皮毛加工处理等相关工作。

2. 实验室检查　包括酶联免疫吸附试验(ELISA)、间接红细胞凝集试验(IHA)、PVC薄膜快速ELISA、免疫印迹法等。

3. 病原学检查　在手术材料活检、病理检查中发现棘球蚴囊壁、子囊、原头节或头钩。

4. 影像学检查

(1) X线:腹部平片可显示肾区肿物并钙化;尿路肾盂造影可显示球形包囊及多子囊形成的圆形或类圆形充盈缺损,肾盂肾盏受压而拉长变细所致的"手握球征"。

(2) 超声:可清晰显示包虫囊肿所特有的"双层壁"和花瓣状、车轮状等特定形式排列的子孙囊,内囊破裂时可见分离漂浮于囊内的卷曲回声光带。可参考相关章节。

(3) CT:对包虫钙化十分敏感,可呈弧形或环状钙化,对多子囊型可显示母囊内密度更低的子囊孙囊影。CT值 $-2\sim0$ HU,母囊为 $16\sim20$ HU,合并感染时囊内密度不均匀或增高(图11.1.1~图11.1.3)。

(4) MRI:对确定病变的部位、数量和特征具有更大的优势,MR水成像可极清晰地显示病变形态和其内多发并规律排列的高信号影像(图11.1.4)。

(5) 肾图:肾小球滤过率(GFR)测定、肾、输尿管及膀胱平片(KUB)+静脉尿路造影(IVU)可帮助术前对肾功能、分肾功能做出评估,指导手术方案。

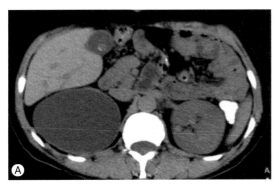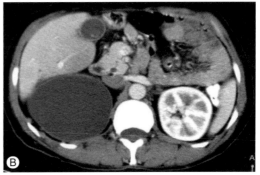

图 11.1.1　CT 示右肾单纯囊肿型包虫病

A. 平扫,囊壁光整,囊液张力大;B. 增强扫描无强化

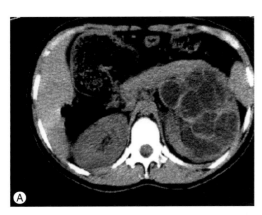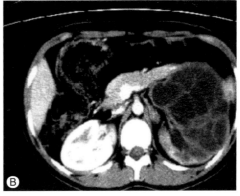

图 11.1.2　CT 示左肾多子囊型包虫病

A. 平扫;B. 增强;胰尾部受压前移,增强扫描无强化

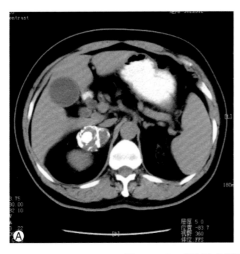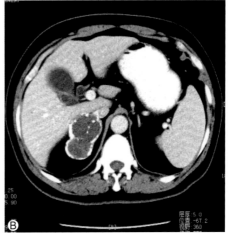

图 11.1.3　CT 示右侧肾上腺包虫不规则钙化

A. 平扫;B. 增强;病变呈葫芦样低密度,囊壁"蛋壳样"钙化

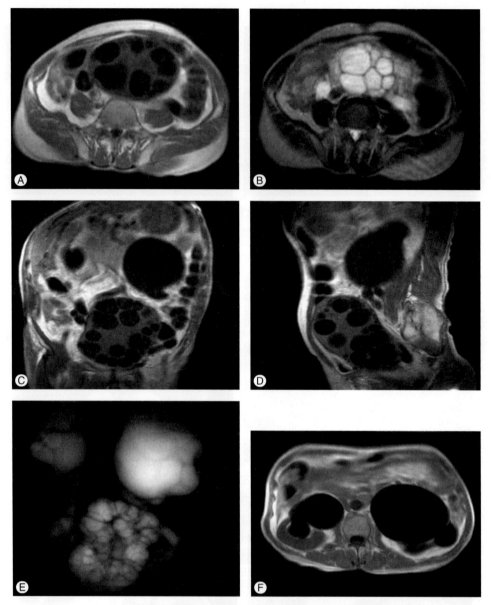

图 11.1.4 MRI 示膀胱多子囊型包虫,伴双肾盂双输尿管扩张积水

A、F. T_1WI;B. T_2WI;C、D. 冠、矢状位 T_1WI;E. MRU

(二) 鉴别诊断

1. **肾癌** 肾癌可出现腰痛、肿块、血尿"三联征",部分患者可出现"副瘤综合征"。肿块一般质地较硬,周边假包膜形成,边界较清晰,瘤内可出血坏死,少数有钙化,肿瘤多数血供丰富。彩超显示丰富血流信号,CT 和 MRI 增强扫描呈"快进快出"式强化。而肾包虫可与肝包虫、肺包虫等同时存在。

2. **肾囊性疾病** 单纯性肾囊肿多见于老年人,囊肿体积较小、边缘光整清晰、无双层壁结构、囊壁无钙化。多房囊性肾细胞癌(MCRCC)容易与包虫混淆,MCRCC 在 B 超、CT 下表现为囊性或囊实性肿物,内部回声不均匀,囊壁及分隔在 CT 增强扫描后可呈不均匀强化,囊壁上有钙化,MRI 在 T_1 加权像中囊液呈高信号。

3. **精索或睾丸包虫** 罕见,需要与鞘膜积液相鉴别,鞘膜积液呈卵圆形或梨形,表面光滑,有囊性感,透光试验阳性。

4. **肾上腺包虫** 右侧常见,一般不会引起继发性肾上腺激素的释放,无明显继发性高血压、低血钾等表现。

5. **膀胱癌** 患者首发症状为无痛性全程血尿,膀胱镜检查和活检是最可靠的方法,镜下可见膀胱腔内"菜花样"瘤体,具有诊断意义。MRI 有助于确定肿瘤的分期,磁共振尿路成像(MRU)有助于了解上尿路情况。

五、治疗原则

1. **外科手术** 仍是目前唯一有效的治疗方法。主要目的是解除包虫对肾组织的压迫和破坏、抑制包虫种植播散及过敏反应。手术需尽可能选择彻底切除病变,防止复发,又能保护肾功能的手术方式,保留残存的肾脏组织,尽量避免行全肾切除术。

2. **药物治疗** 可作为手术前后预防种植、复发以及无法手术根治的多发性包虫病的控制治疗。

六、手术适应证

泌尿系统包虫病多为囊型包虫病,以单纯囊肿型和多子囊型为主,一般均可实施手术治疗,即能手术处理的尽可能手术干预,术前需认真评估肾功能、尿路梗阻情况。围手术期处理是保证手术成功的重要环节。如肾包虫合并其他腹腔脏器包虫,依据患者情况需多学科协调手术或分期手术治疗。对多发、复杂、高危的包虫病患者,可选择姑息性治疗。

七、手术方法

肾包虫病手术方法依据发病部位、囊肿大小和有无并发症而异。单纯肾包虫应选择后腹膜入路,以防止腹腔内播散种植。如合并有其他腹腔脏器包虫,则应选择腹腔途径,尽量避免囊液外溢引起的过敏反应和播散。

1. **内囊摘除术** 是传统和常用的手术方式,但具有囊液外溢、囊壁破裂的风险,故提倡腹膜外入路,可选用十一肋间或十二肋斜切口,减少腹腔污染可能性。术中需对周围组织按照"无瘤手术"的原则进行,应用 10%~20% 高渗盐水纱布保护好术区,内囊摘除后囊腔壁内进行冲洗,最后用肾周脂肪或腹膜外脂肪填塞,以达到闭合残腔目的(图 11.1.5)。

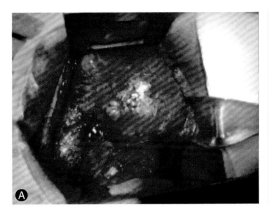
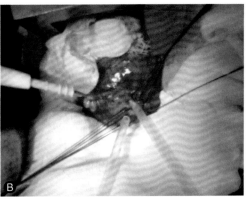

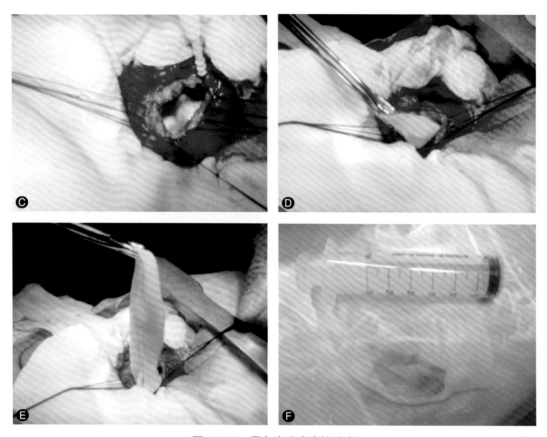

图 11.1.5　肾包虫病内囊摘除术

A. 显示囊肿病灶；B. 隔离病灶及周围组织，悬吊囊肿插引流管抽取囊液；C. 切开包虫外囊显示乳白色内囊；

D、E. 取出粉皮样完整内囊；F. 完整内囊标本

2. 全囊切除术　包虫全囊切除是比较理想的手术方式，尤其是当囊壁厚或广泛钙化时。手术容易将外囊与肾实质分离，实现完整的包虫囊无污染切除，可避免囊液外溢导致的种植、播散及过敏反应等一系列并发症（图 11.1.6）。

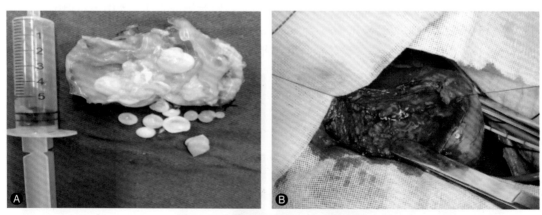

图 11.1.6　肾多子囊型包虫，全囊切除

A. 显示内囊、外囊和多发子孙囊；B. 全囊切除术后肾脏，显示病灶无残留

3. 肾脏部分或全切术　肾脏部分切除适用于包虫位于肾脏两极且成外生性生长。对于复杂性包虫要做部分切除术时,对预计手术时间大于 30 分钟以上,可采用低温下肾部分切除术,将肾脏内温度控制在 20℃左右,肾缺血时间可达 2 小时,常用肾脏表面冰屑降温法。若病变较大或侵犯集合系统时,需行全肾切除术,甚至是根治性肾切除术。

4. 腹腔镜手术　随着目前腹腔镜技术的日趋成熟,腹腔镜及后腹腔镜开始应用于肾包虫的治疗,对于单发性、无其他器官受累的肾包虫,技术成熟时可选取后腹腔镜治疗。腹腔镜手术分经腹膜腔手术和经腹膜外手术两种路径,手术时应充分游离肾脏表面,清晰显示包虫囊壁,并用 10%~20% 的高渗盐水纱布铺垫于囊壁周围,然后穿刺并抽出囊内容物,注入 20% 的高渗盐水并保留 10 分钟,以杀灭隐藏于囊壁的原头蚴。切开包虫外囊壁并完整剥离包虫内囊,再用高渗盐水反复冲洗残腔,并留置引流管。

5. 包虫囊肿穿刺＋药物预防　穿刺治疗以前一直视为禁忌,但近年来,随着技术水平提高,在超声引导下穿刺硬化治疗也逐步成熟,尤其对巨大囊型或多子囊型包虫以及合并腹盆腔包虫患者,可缓解减轻其临床症状,取得良好效果。

6. 膀胱包虫　可根据不同情况选择相应的手术方式,如内囊摘除术、膀胱壁全层＋包虫切除术等。若包虫压迫导致输尿管梗阻,手术切除解除梗阻就显得尤为重要。盆腔及膀胱包虫对输尿管常常是压迫性改变,无法手术的患者可于双侧输尿管内留置双 J 管达到引流、改善肾功能目的。双 J 管无法置入时,可采取肾穿刺造瘘,防止肾功能进行性损害。

八、术后并发症

1. 复发及种植转移　为包虫病的主要并发症,术中未严格做到"无瘤手术"以及发生囊液外溢,是术后复发主要因素。

2. 胸膜损伤和气胸　传统手术切口位置较高,容易出现胸膜损伤,引起气胸,甚至是种植感染。术前常规泌尿系统平片检查,可判断肋骨走行,及时发现解剖变异。术中应做到仔细分离,严密保护。

3. 出血　出血是肾脏手术难以回避的并发症,术前 CTA 可准确了解解剖情况,尤其是副肾动脉走行。对于较大的包虫,术前 DSA 动脉栓塞可有效减少术中出血量。肾部分切除术术后出血可分为术中、术后即刻及延迟性出血,术中出血主要与缝扎遗漏小动脉、肾动脉阻断不完全有关,术后即刻出血多发生在术后 12 小时内,因为术中小动脉痉挛或结扎的动脉重新开放出血,术后延迟性出血发生于术后 2~5 天,主要与加压缝合线脱落有关。

4. 漏尿　预防关键在于仔细缝合集合系统,其次在肾脏修补处喷洒组织凝胶也可以减少漏尿。膀胱输尿管再植术后漏尿常见于吻合口瘘、膀胱切口瘘。漏尿后处理主要为持续引流,大多数瘘口可自愈。

5. 感染　肾脏创面渗出积液或积血继发感染,炎症局限可形成肾周脓肿,炎症扩散可形成肾实质炎、败血症。

6. 急性肾功能不全　肾全切术后容易发生,术前应对肾功能进行评估,决定手术方式。严重的肾功能不全需临时或长期血液透析,应在术前告知。多数患者经过短期血液透析,肾功能可以恢复。

九、术后护理

1. 生命体征　密切观察生命体征血压、心率、氧饱和度等。术后应给予持续低流量吸氧,2L/min,以改善缺氧状态。肾部分切除术患者应绝对卧床 1~2 天,防止继发出血。

2. **尿量**　观察尿量、尿液性状,测定尿液 pH 值、尿比重,及时监测肾功能变化。

3. **导尿管护理**　每天进行导尿管护理,保持引流管通畅,防止扭曲、打折、堵塞,集尿袋不得超过膀胱高度,清水清洗会阴部,聚维酮碘(碘伏)行尿道外口擦洗。保持尿管系统的绝对密闭,降低泌尿系逆行感染概率。2~3 天尿液正常后,无血尿、脓尿及粉皮样尿液,可拔除尿管。

4. **引流管护理**　密切观察引流管内引流液性状并准确计量,防止管道受压、扭曲及脱落,保持引流管通畅,并应留有一定长度以维持翻身需要。引流袋的位置应低于手术平面。肾周引流管在无液体引流出时可拔除。肾盂造瘘管需夹闭 24~48 小时,在患者无腰部胀痛、造瘘管周围无漏尿、尿量显著增多后,可考虑拔管。

5. **饮食指导**　肾切除患者应低盐、优质蛋白饮食,每天保持一定饮水量,避免泌尿系感染,避免使用肾毒性药物,防止对侧肾功能损害。

十、预后

未破入集合系统的肾包虫,无论是保留肾单位的肾部分切除还是肾全切术,术后都能达到满意的效果,复发率低。破溃到集合系统的肾包虫,患者就诊时已经存在棘球蚴尿,术后应对下尿路密切随访,膀胱腔内种植性转移可能性大。

膀胱包虫一般只要对包虫侵及的邻近膀胱壁做完整切除,术中注意对周围组织的保护,术后复发率很低。

(刘智明　于　涌　唐桂波)

参 考 文 献

［1］罗一青, 王志鑫, 邵军, 等. 我国肝外包虫病例回顾性分析. 中国普外基础与临床杂志, 2016, 23 (5): 539-543.

［2］蔡静, 叶慧. 肾上腺泡型包虫病 1 例报告. 四川大学学报 (医学版), 2010, 41 (5): 830.

［3］那彦群, 郭振华. 实用泌尿外科学. 北京: 人民卫生出版社, 2009.

［4］吴阶平. 吴阶平泌尿外科学. 济南: 山东科学技术出版社, 2004.

［5］盛新福, 王玉杰, 安尼瓦尔, 等. 泌尿系包虫囊肿的诊断及外科治疗. 中华泌尿外科杂志, 2007, 28 (8): 562-564.

［6］郭驹. 肾包虫病诊治进展. 中华实用诊断与治疗杂志, 2009, 23 (8): 735-736.

［7］盛新福, 秦韶华, 路传忠, 等. 膀胱后壁及盆腔包虫 6 例报告. 临床泌尿外科杂志, 1997, 12 (3): 164-165.

［8］邰乐, 李浩, 崔涛, 等. 肾上腺包虫病误诊报告并文献复习. 临床误诊误治, 2015, 28 (6): 4-5.

［9］曹会彦, 刘智明. 肾包虫病 7 例报告. 青海医药杂志, 2006, 36 (11): 31-32.

［10］刘炜, 刘夏铭. 肾脏包虫病 5 例及文献复习. 临床泌尿外科杂志, 2011, 26 (10): 736-737.

［11］罗赛平, 周玉良. 肾包虫外囊完整剥除术的临床分析. 现代泌尿外科杂志, 2012, 17 (2): 206.

［12］傅旭晨, 石国伟, 王伟. 肾包虫病的诊治体会 (附 6 例报告). 临床泌尿外科杂志, 2014, 29 (6): 531-533.

［13］Yilmaz Y, Kosem M , Ceylan K , et al. Our experience in eight case with urinary hydatid disease: A series of 327 cases held in nine different clinics. Int J Urol, 2006, 13 (9): 1162-1165.

［14］Ormeci N, Idilman R, Tuzun A, et al. A new percutaneous approach for the treatment of hydatid cyst of the kidney: Longterm follow up. Int Uero Nephrol, 2005, 37 (3): 461-464.

第二节　生殖系统包虫病

一、概述

生殖系统包虫病临床少见,占人体包虫病的 2%~4%,主要发生在我国西部包虫病高发流行区,如新疆、青海、西藏、甘肃、内蒙古、宁夏和四川等省区。从近 20 年青海省人民医院资料及文献方面来看,生殖系统包虫病虽然少见,但有关个案报道却在增加,几乎涉及男、女生殖系统各个部位如睾丸、精索、卵巢、子宫等,尤其是女性生殖系统相关报道明显多于男性,包含了子宫、子宫附件和邻近的韧带及间隙等多个部位。同时,有关妊娠合并包虫病的报道也不在少数,故本章节以女性生殖系统包虫病为主重点论述。

二、发病机制

女性生殖系统包虫病以细粒棘球蚴引起的囊型包虫病为主,约占生殖系统包虫病的 98%,感染途径分原发性和继发性。原发感染为人误食虫卵后,六钩蚴随门脉血流进入肝脏,极少数经过肝、肺双重过滤后进入体循环到达生殖系统各个部位,此时病变多为单发改变;继发感染为患者原有肝脏或其他脏器包虫病史或包虫病手术史,当囊肿破裂或术中囊液外溢而种植播散,此时病变多种植生长于脏器表面,如子宫阔韧带、子宫附件和子宫浆膜,常为多发病灶。有时,腹盆腔包虫病可直接侵犯累及生殖器官。一般认为,脏器受累情况与其动脉血流量有关。由于女性内分泌关系,月经期、妊娠期女性生殖器官和盆腔的血流量增多,增加了感染机会。有报道认为包虫卵可直接植入阴道黏膜下,经阴道分泌物消化六钩蚴脱膜而出,逐渐发育成包虫囊肿,但事实是否如此,尚有待进一步研究探讨。

生殖系统泡型包虫病罕见,多为肝泡型包虫病血行转移而来,发生于卵巢、子宫或同时受累,易误诊为肿瘤而影响临床治疗。

三、临床表现

生殖系统包虫病临床主要表现为腹部肿块以及相应的压迫症状。由于包虫囊肿生长缓慢、潜伏期较长,一般不影响月经及妊娠,往往在常规体检或妊娠体检时偶尔发现。随着包囊逐渐增大(盆腔包虫囊肿多数体积较大,在 5~10cm 甚至更大),患者可出现不同程度的下腹部胀痛不适,进而腹部膨胀隆起,并可触及包块,包虫破裂时可出现急腹症和过敏反应,阴道包虫破裂时可排出半透明粉皮样物,少数患者可出现尿频、尿急甚至尿潴留。较大的包虫囊肿偶尔也会扭转出现急腹症,易误诊为卵巢囊肿蒂扭转。

继发于肝脏或其他脏器包虫破裂所致的盆腔包虫,病灶广泛多发或呈大小不等、弥漫分布的粟粒样结节,大多数与腹膜、大网膜或生殖器官粘连,活动度差。患者多有明确的原发脏器病史或包虫病手术史,病程较长。

妇科检查时,盆腔包块固定,体积较大的单发囊肿多边界清楚,偏囊性改变。其余则质地软硬不等,介于囊实性之间。

四、诊断与鉴别

(一) 诊断

1. 流行病学史　流行区居住生活史,与犬、羊等动物密切接触。生殖系统包虫病一般发病率较低,临床认识不足。对来自包虫病流行区或与犬、羊有接触史患者,或既往有肝等其他脏器包虫病以及包虫病手术史患者,应高度警惕本病的可能性,应常规行包虫病相关检查。

2. 实验室检查　以免疫学检查为主,可参考相关章节。

3. 影像学检查　女性生殖系统包虫病影像学表现较为典型,多为生物学活性较高的单纯囊肿型和多子囊型,病程较长时易合并感染,一般很少发生实变、钙化。继发性包虫往往病灶广泛多发,囊肿可相互挤压变形,可在肝脏或脾脏等部位找到原发病灶。临床首选 B 超(经腹或经阴道),均能清晰显示包虫囊肿所特有的"双层壁"和花瓣状、车轮状等特定形式排列的子囊、孙囊,内囊破裂时可见分离漂浮于囊内的卷曲回声光带。合并感染时,囊内见密集粗强光点,用超声探头在腹部振动加压时,光点可弥漫漂浮移动。大多数病例 B 超可明确诊断,少数可根据情况使用 CT 或 MRI 检查(图 11.2.1~ 图 11.2.4)。

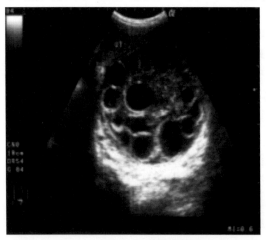

图 11.2.1　B 超示左侧卵巢多子囊型包虫
葡萄样大小,部分挤压变形

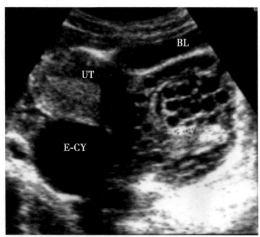

图 11.2.2　B 超示子宫后方单纯囊肿型包虫
阴道内多子囊型包虫侵及阴道壁和宫颈

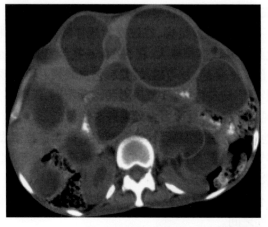

图 11.2.3　CT 示肝包虫破裂后腹盆腔内广泛种植生长

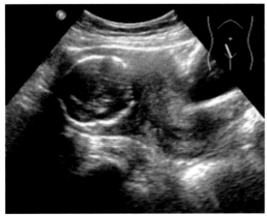
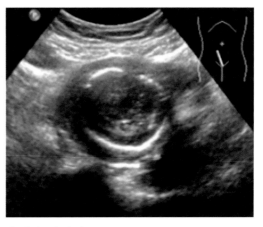

图 11.2.4 B 超示子宫后壁肌间包虫

向前压迫宫腔,囊壁环状钙化,囊内点状钙化

（二）鉴别诊断

1. 卵巢囊肿 卵巢囊肿病理分类较多,浆液性和黏液性囊肿均好发于中青年女性,前者单房双侧多见,壁薄光滑,部分伴乳头状凸起;后者多房单侧多见,间隔及囊壁厚薄不均匀,可出血钙化。二者均无包虫囊肿之"双层壁"改变。

2. 输卵管积水 多位于子宫两侧,腊肠状或长管状,单房或多房,回声或密度不均匀,囊壁较厚,内壁光滑,外壁粗糙,当囊内有气体存在时有助于诊断。

3. 子宫内膜异位 好发于 30~40 岁女性,伴有痛经或不孕,周期性出血,病变大小和密度等与月经周期有关。

4. 卵巢畸胎类肿瘤 多起病隐匿,发展缓慢,临床症状与囊肿大小和感染有关,卵巢畸胎瘤源于三胚层,畸胎样囊肿含两个胚层结构。

五、治疗原则

生殖系统包虫病以手术治疗为主,彻底摘除寄生虫体、避免囊肿破裂原头蚴种植播散,是治疗的主要目的和成功的关键。

对单发或多发囊肿、周围粘连不重时,应尽量施行全囊摘除或完整内囊摘除;对合并有肝脏或其他脏器包虫,应根据具体情况,选择对患者产生压迫症状,及影响器官功能的主要病变,施行一期或分期手术。原发囊肿破裂盆腔内广泛种植生长的晚期患者,往往难以实施或无法手术切除,可在 B 超引导下穿刺,减轻患者症状,然后辅以药物治疗。

对妊娠期孕妇,术前明确诊断十分重要,若不影响妊娠,可选择于足月剖宫产时,一并切除。

无论实施何种手术,术后均应辅以药物治疗（如阿苯达唑等）,6 个月或 1 年为 1 个疗程。

六、手术方法

生殖系统包虫病发病率低,认识不足,术前往往误诊为一般囊肿而错误选择手术方式,易发生囊肿破裂囊液外溢。因此,术前正确诊断、制定合理的手术方法十分重要,目前外科手术治疗的主要方法有:

1. 全囊切除术 + 病变器官切除 适用于已婚年龄较大妇女,且病变单发或多发患者。

为达到根治性目的,可将包虫囊肿和所在器官一并切除。

2. **内囊摘除 + 外囊封闭术**　适用于病变广泛粘连,难以分离的患者,术中应用10%~20%高渗盐水纱布保护好术区,防止囊液外溢,打开囊壁剥除子囊、孙囊,内囊摘除后于囊腔壁内进行冲洗,用脂肪或腹膜外脂肪填塞,以达到闭合残腔目的

3. **内囊摘除 + 外囊引流术**　内囊摘除后,实施缝合并置管引流;若合并严重感染者可置"双管对口引流"以缩短外引流时间,术后 1 周拔管以防逆行感染;严重感染的残腔,术中反复清洗,可适当延长外引流管时间。

4. **腹腔镜手术**　对年轻不育或有生育要求的患者,可实施腹腔镜手术,术中仔细分离、完整摘除内囊。术中若囊肿破裂或囊液外溢,可用 0.9% 的盐水冲洗腹腔,并置引流管,5~7 天后酌情拔出。

(贺青蓉　应春花　徐 辉)

参 考 文 献

［1］盛新福, 秦韶华, 路传忠, 等. 膀胱后壁及盆腔包虫病 6 例报告. 临床泌尿外科杂志, 1997, 12 (3): 164-165.

［2］许建业, 司红兵, 梁大用. 腹膜后及膀胱包虫病的诊治. 临床外科杂志, 2002, 10 (1): 30-31.

［3］姜小军, 刘亚平, 丁玲, 等. 子宫合并中腹棘球蚴囊肿 1 例. 西北国防医学杂志, 2010, 31 (5): 344.

［4］张淑梅. 妊娠合并腹腔、盆腔包虫一例报告. 青海医药杂志, 2008, 38 (12): 34.

［5］刘永珉, 罗彩霞, 朱马拜. 女性生殖系统包虫囊肿 21 例临床分析. 实用妇产科杂志, 2009, 25 (10): 627-628.

［6］阿米娜, 阿布都, 马那甫. 女性盆腔包虫病临床特点研究. 中国现代药物应用, 2010, 4 (11): 87-88.

［7］唐桂波. 实用包虫病影像学. 北京: 人民卫生出版社, 2013.

［8］唐桂波. 包虫病影像诊断图谱. 北京: 人民卫生出版社, 2015.

［9］栾桦, 刘青, 张翰儒, 腔镜治疗卵巢及盆腔包虫病 1 例. 实用妇产科杂志, 2011, 27 (5): 393-394.

［10］吴振沁, 王育英. 妊娠合并包虫病 6 例临床分析. 青海医学杂志, 2007, 37 (8): 51-52.

［11］于兰, 王梅, 徐明谦. 女性盆腔包虫囊肿的超声表现及其分型. 中华医学超声杂志 (电子版), 2008, 5 (5): 731-735.

［12］阿孜古丽. 阴道壁包虫病误诊为盆腔包虫病 1 例. 中国实用妇科与产科杂志, 2002, 18 (12): 736.

第十二章　骨骼和肌肉软组织包虫病

第一节　概　　述

骨骼和肌肉软组织包虫病占人体包虫病的 0.5%~5%,在包虫病严重流行区时常可见。骨骼包虫病好发于血流丰富的松质骨内,其中脊柱是最容易累及的部位,发病比例超过所有骨骼病变的 50%,其次为长骨干骺端、骨盆、颅骨、肋骨等部位。脊柱包虫病可累及脊髓、椎体或两者同时受累,具有较高的致残率及病死率,其预后常常类似于恶性肿瘤。文献报道首次发病后 5 年的病死率超过 50%。除骨骼以外,肌肉软组织也常受到包虫病的侵害,累及肌群及皮下软组织者约占 1%。近年来,随着医学影像技术的不断发展与人们认识的提高,本病的检出率与报道呈增加趋势。

骨骼和肌肉软组织包虫病大多数为细粒棘球蚴引起的囊型包虫病,多房棘球蚴引起的泡型包虫病罕见。

自 1807 年 Chaussier 首次报道脊柱包虫病以来,200 多年间各地已有骨包虫病的大量报道研究。然而对其临床特征,诊断标准和治疗方案目前仍待进一步深入研究。

第二节　发　病　机　制

骨包虫病多为原发血性感染,以细粒棘球蚴引起的囊型包虫病为主。人作为中间宿主,误食被棘球蚴绦虫虫卵污染的食物以后,在宿主消化液的作用下,发育成六钩蚴并穿透肠壁进入血液,经门静脉循环到达肝脏,大部分滞留于肝血窦,部分通过肝血窦,经肝静脉和下腔静脉进入右心,最后沉淀在肺部,其中少数可经体循环到达骨骼和全身其他部位,也有个别患者因间接接触而感染。此外,淋巴系统也是包虫进入脏器的另一种方式。国内曾有报道,出生于内陆和沿海省份从未到过包虫病流行区的年轻女性,患肱骨和脊柱包虫病而行手术治疗的案例,起因可能为接触若干年前从流行区带回的动物皮毛。

在骨骼系统,脊柱及关节的干骺端多为松质骨,血运丰富,为包虫提供了良好的寄宿空间,因此进入血流的六钩蚴易滞留在血管丰富和富含松质骨的脊柱、长骨骨端、扁骨等部位(如脊椎骨、四肢骨、骨盆等)。同时由于骨组织致密坚硬,骨小梁间隙狭小,限制了包虫向周围扩张生长形成较大囊腔,生长较缓慢。与其他脏器包虫病不同,骨包虫囊肿一般无纤维外囊,沿着骨髓腔向低阻力方向(如骨小梁)和骨质薄弱部位侵袭性生长,溶骨性破坏,逐渐形成大小不等的囊性病变状如多房、骨皮质萎缩变薄,甚至突破骨皮质而侵及周围软组织,形成弥漫广泛性病变,并可合并感染。影像学改变95%以上为多子囊型和单纯囊肿型,包虫囊肿破裂时可引发过敏性休克,同时因为囊内存在大量的原头蚴,释放后可引起二次感染。骨包虫钙化很少见。

人体其余部位包虫病可直接侵袭与种植,或经血液循环途径转移播散至骨骼或肌肉软组织等任何器官。也可能是囊肿自发或术中破裂而导致其他器官感染。肝脏、肺部是棘球蚴病最好发的部位,一旦出现囊肿破裂,与之解剖结构比邻的脊柱区域更易受到直接侵袭与种植。此外,在脊柱区域通过椎旁静脉系统播散也是较为常见的致病方式。

第三节　临床表现

骨与软组织包虫病的临床表现视寄生部位、囊肿大小及有无并发症而异,以寄生于脊柱的包虫危害性最大。

患者通常发病缓慢,早期无明显症状,包虫在人体内可潜伏数年至数十年。随着病程进展可出现疼痛、局部肿胀、包块、功能障碍或病理性骨折。骨骼、软组织和脊髓包虫病随其寄生部位和损伤程度不同,临床表现各具特征。脊柱包虫病存在神经受累的症状及体征,通常表现为严重的背痛、虚弱和神经功能紊乱。据报道,脊髓压迫症发生率高达47%~73%。临床表现主要取决于病变的节段以及脊髓受压的程度,其特点均为椎体首先受累,然后累及附件进而压迫脊髓或神经根引起渐进性症状,包括不全瘫或全瘫(61%~73%)、背部疼痛(27.8%~43%)、膀胱功能障碍(11.1%~32%)、感觉减退(24%)、脊髓神经根性疼痛(27%~63%)。此外,脊柱包虫病可因囊肿破裂造成脊髓感染致脊髓包虫病,严重者可引起颅内包虫病,出现神经系统症状(包括头痛、呕吐、单侧或双侧肌力减退、视盘水肿、嗜睡、癫痫等)。

骨包虫通常难以与骨结核、慢性骨髓炎、骨肿瘤等多种疾病相鉴别,故患者明确诊断时往往处于疾病晚期,为外科治疗带来较大困难。

第四节　诊断与鉴别

一、诊断

(一) 流行病学史

患者包虫病流行区居住生活史,或接触与从事动物饲养等相关工作,少数患者有其他脏器包虫病史,患者潜伏期可长达十余年。

(二) 实验室检查

骨包虫病免疫血清学检查方法主要有间接血凝试验、对流免疫电泳、酶联免疫吸附试验等,其中间接血凝试验和对流免疫电泳具有较高的敏感性,但假阳性率较高。酶联免疫吸附试验的敏感性和特异性在肝包虫病中分别达80%~100%和88%~96%,而在肝脏以外的敏感性降到

25%~56%。但骨包虫没有完整的纤维外囊,病变直接和组织接触,故免疫反应较强。病灶切除组织无论大体病理或组织病理观察,均可见其特征性结构,对骨骼和软组织包虫病有诊断价值。

（三）影像学诊断

1. X线　X线对骨包虫病早期诊断有困难,中晚期主要表现为形态不规则的囊性骨质破坏,局部骨密度降低呈虫蚀样、蜂窝样或囊泡样等多样化表现,缺乏特征性,对肌肉软组织包虫病效果差(图 12.4.1)。

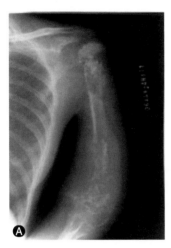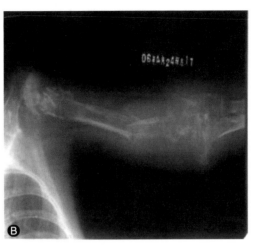

图 12.4.1　多子囊型骨包虫

A、B. 左臂 X 线示左肱骨头向前外移位,脱出关节盂,局部骨质不连续,可见横行裂隙状改变,其下方可见大片骨质破坏,外缘可见层状骨膜反应。肱骨中段成角骨折,肱骨下段见"溶雪"状骨质破坏,局部骨质膨胀,呈皂泡样改变,周边骨皮质不连续。左肘关节局部肿胀,肱骨远端及肘关节骨质结构模糊,关节间隙不清

2. CT　能清晰显示包虫内部结构,表现为多发大小不等的囊状膨胀性低密度骨破坏缺损,呈"多房"样或"串珠"样改变,囊内 CT 值多在 0~15Hu,骨皮质变薄膨隆、断裂或缺损,病灶边缘比较锐利清晰,有时见硬化环(图 12.4.2)。

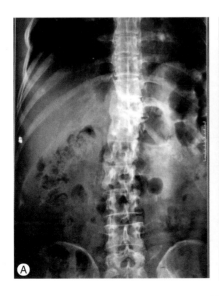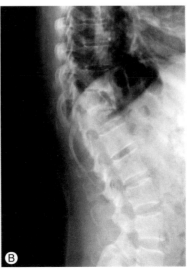

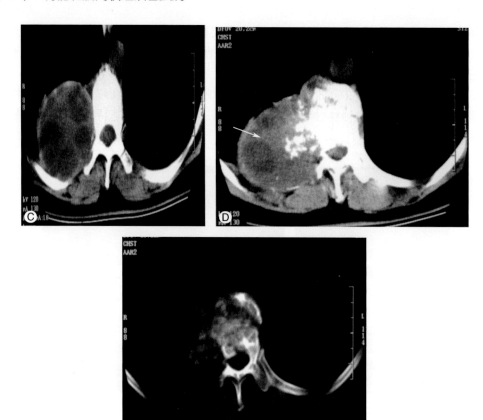

图 12.4.2　右后纵隔侧脊柱旁多子囊型包虫
A~E. 椎体骨质溶骨性破坏, 内见片状钙化影, 病变部分突入椎管内

　　脊柱包虫容易侵及椎旁软组织及椎管内, 形成有特征性的改变, 但不易侵犯椎间盘。CT 增强扫描对骨包虫显示有较大意义, 其边缘多呈轻度强化, 使病灶显示更加清晰, 而三维重建可显示骨质破坏的范围(图 12.4.3)。

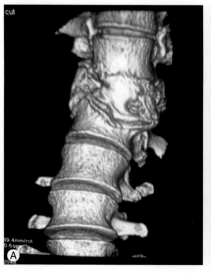
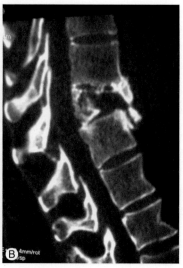

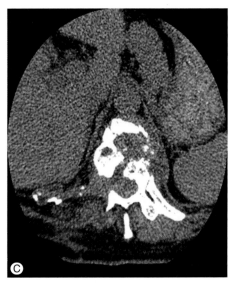

图 12.4.3 椎体包虫

A~C. CT 脊柱重建与横断,胸 11 椎体骨质破坏,局部骨碎片形成,
部分病灶突入椎管内呈多子囊样改变,相应脊髓受压

3. MRI MRI 是目前诊断骨与软组织包虫的最佳方法,对多子囊型能清晰显示子孙囊的形态、大小,呈"多房"状或"车轮"状改变,由于受生长环境的限制,子孙囊常互相挤压变形。T_1WI 母囊信号稍高于子囊,接近肌肉组织信号,T_2WI 子囊高于母囊,当囊内发生感染或囊肿破裂时,T_2WI 信号不均匀并降低。对单囊型包虫病,MRI 能清晰显示其连续、光整的环壁,一般 T_1WI 呈等或稍低信号,T_2WI 呈低信号,增强扫描时囊壁有轻度强化,有时囊内分隔也可轻度强化,使包虫囊肿的轮廓更加清晰。原发性肌肉软组织包虫多呈单囊或多子囊型改变,边界较清晰(图 12.4.4、图 12.4.5)。

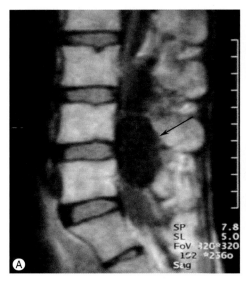

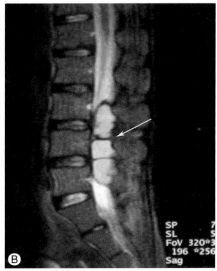

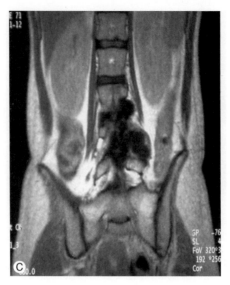

图 12.4.4　椎管内包虫侵及椎旁组织

A. 腰椎矢状位 T_1WI；B. 矢状位 T_2WI；C. 冠状位 T_1WI；腰 3~5 椎体水平后方
椎管内多发类圆形囊样长 T_1 长 T_2 信号，其内见分隔

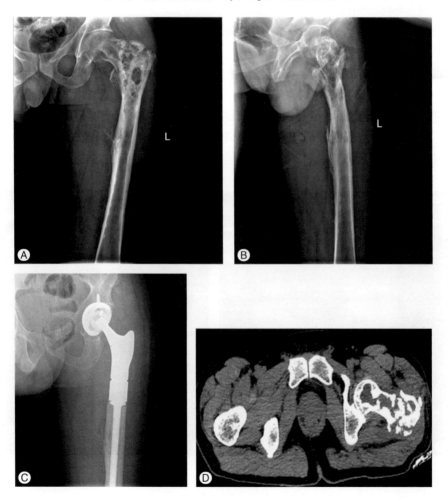

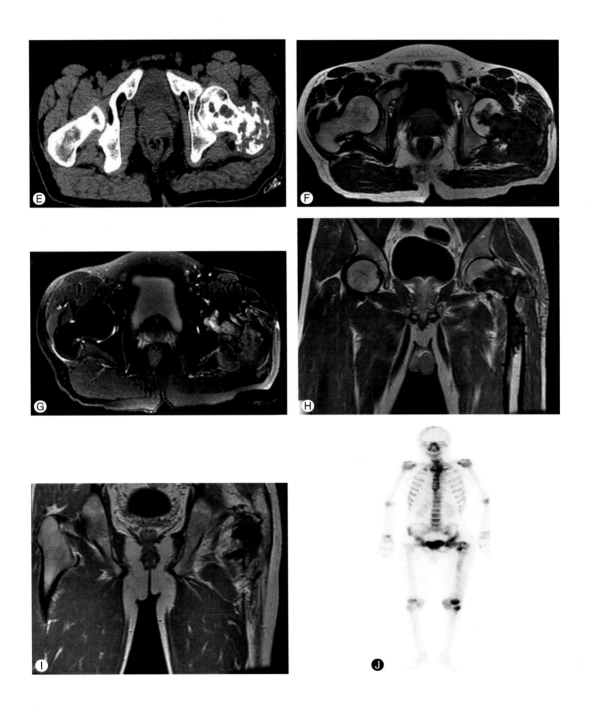

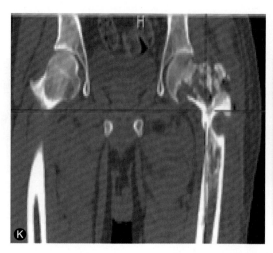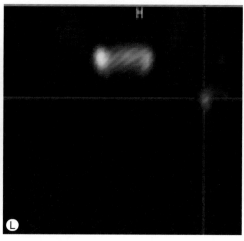

图 12.4.5　左髋关节包虫病关节置换

A~C. X 线;D、E. CT;F~I. MRI;J~L. 核素扫描;左侧股骨头、颈及股骨上段骨质弥漫性破坏,股骨上段骨皮质弥漫性增厚,骨髓腔密度增高。股骨大小结节区膨胀性改变,部分骨皮质不连续,病灶突破骨皮质向周围软组织生长并弥漫性肿胀,见高密度硬化边,大小 125mm×72mm×32mm。闭孔外侧肌及耻骨肌间隙内见梭形低密度影,范围为 74mm×61mm×28mm。股外侧肌内见多发类圆形低密度信号影,边界光整,最大直径约 23mm。MRI 病变呈不规则长 T_1 长 T_2 异常信号,T_2WI 信号稍混杂内见多发小囊性改变,增强扫描无强化。股骨外侧肌、股方肌、股中间肌、髂腰肌间隙内见长 T_2 异常信号影,闭孔外侧肌及耻骨肌间隙内见梭形液性信号影,内见液液平面,上层呈短 T_1 短 T_2 异常信号,下层呈长 T_1 长 T_2 异常信号,范围为 74mm×61mm×28mm。关节置换术后 X 线显示左髋关节为人工髋关节影,形态位置正常。图 J 为全身骨显像,左侧股骨头、颈及上段、左侧胫骨上端可见多处放射性浓聚灶;图 K、L 示左侧股骨 CT,病变处见放射性浓聚

二、鉴别诊断

随着人们对骨与肌肉软组织包虫病认识的提高,并参考包虫病特有的影像学表现,一般诊断并不困难。少数缺乏特征的骨包虫病,需与骨囊肿、骨巨细胞瘤和骨结核鉴别,结合血清学检验和疫区生活史,犬、羊等接触史可以明确诊断。

1. **骨巨细胞瘤**　发生于长骨骨端,横向、偏心性膨胀生长,有毗邻关节骨质扩展趋向,地图样溶骨性破坏。以合并出血多见,边缘清楚,硬化少见。增强扫描表现取决于病灶血供。

2. **动脉瘤样骨囊肿**　多见于骨干骺端,气泡样膨胀性改变,有时侵犯毗邻骺板,轮廓不规则,常呈分叶状,可突入周围软组织。病灶周围呈薄的蛋壳样,囊肿内可见分隔、液液平面,增强扫描延迟可明显强化。另发生于脊柱的包虫还应与脊索瘤和结核相鉴别。

3. **脊柱结核**　患者既往有肺结核病史或者有结核患者密切接触史;有低热、盗汗、食欲减退、消瘦、全身乏力等结核中毒症状;多伴有椎旁寒性脓肿形成,并累及椎间盘,椎间隙变窄或者消失。

4. **脊柱转移瘤**　多见于老年人,转移瘤常伴有基础癌症,常累及多个椎体并呈跳跃式

改变。椎体后部、椎弓根及横突破坏，椎间隙和椎间盘无变化。

5. 脊索瘤 脊索瘤是少见的骨原发性恶性肿瘤，多发于 41~60 岁的成人，男性多见，只发生在中轴骨，好发于脊柱上、下两端。局部发生溶骨性骨质破坏、软组织肿块并有钙化是重要诊断依据。

第五节 治 疗 原 则

自 Reydellet 在 1819 年实施第 1 例外科手术干预脊柱包虫病以来，手术治疗仍然是治疗的主要选择。骨包虫病外科手术中最重要的两种方法是根据病变的位置和范围进行病灶的清除和病变部位的重建，在脊柱包虫病中还需考虑后路椎板减压来解除和缓解脊髓、神经症状，其中椎板切除、后路减压术占 90%。虽然外科技术在长达两个世纪的发展中取得了巨大的突破，但现有的手术技术仍存在容易出现囊壁破裂而导致病变全身播散以及局部种植等问题。除了外科手术，药物治疗也是骨包虫病的重要治疗手段。1974 年，Heath 和 Chevis 首次报道苯并咪唑衍生物甲苯达唑可以通过限制葡萄糖摄取来杀死小鼠体内棘球蚴以来，以苯并咪唑为代表的抗包虫病药物的使用已经显示了在内脏包虫病中治疗的有效性。目前新的研究发现使用苯并咪唑，特别是甲苯达唑、阿苯达唑联合治疗，对预防骨包虫病术后复发非常有益。

1. 药物治疗 口服抗包虫药阿苯达唑（片剂或原粉，每天 20ml/kg；脂质体剂量为每天 10ml/kg）治疗 3 周，血沉均有明显下降趋势（血沉降至 30mm/h 以下）时可行手术治疗。

2. 手术治疗 目前骨包虫病以手术切除为主。因其容易复发，手术时最好采用整段切除。但为避免肢体骨缺损，临床仍以病灶清除植骨融合术为主要方法，在关节部位，也有定制假体置换可能。手术前后可口服阿苯达唑，以预防复发。脊柱包虫囊肿生长迅速，易压迫脊髓，造成瘫痪。一旦确诊，应立即手术，手术应彻底清除病灶。术中在清除包虫囊时应保护好周围组织，严防囊液外溢。再清除包虫囊壁及子囊，解除脊髓受压。用苯酚（石炭酸）、20% 高渗盐水处理残腔杀死残留头节，对脊柱不稳者应同时行植骨融合。

第六节 手术适应证

几乎所有的骨与软组织包虫病均可行手术治疗，大多数患者中早期诊断和手术可以达到良好的治愈效果。手术以完整切除病灶为主，骨的重建为辅。骨关节包虫病常常需要按关节恶性肿瘤对待，对于软组织包虫病，提倡彻底手术清除。

回顾性研究发现，在椎体骨骼受累的病例中，复发率超过 48%。尽管如此，对广泛椎体包虫病病例，姑息性手术可以延长患者生存时间多年甚至十多年。

第七节　手　术　方　法

　　骨包虫病手术应根据病变部位、范围和与周围组织的关系以及包虫类型而选择不同的手术方案,常用的手术方法有根治性切除、单纯病灶清除(腔内病灶清除)、病灶清除植骨融合术、扩大根治性切除以及截肢等,需要根据患者年龄、破坏程度和临床情况综合考虑,必要时采用联合手术方法。脊柱包虫病采取的主要手术方式为病灶清除、椎管减压、植骨以及固定,术前需准备合适的内固定和植骨材料。在充分暴露手术视野到达病变区域后,用纱布保护周围正常组织(骨开窗),显露病灶,用刮匙或吸引器清除囊皮、囊液及子囊,然后用苯酚(石炭酸)棉球擦拭囊壁,20% 高渗盐水冲洗浸泡 10 分钟,拭干后植入自体骨、异体骨、人工骨或骨水泥,必要时用钛板固定。对于关节病变,病灶清除后可行肿瘤假体置换术(图 12.7.1、图 12.7.2)。

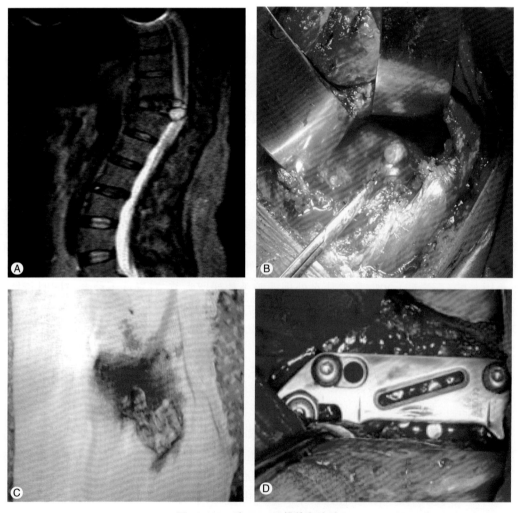

图 12.7.1　胸 11、12 椎体包虫病

A~D. 侧前路病灶清除后植骨,钛板固定

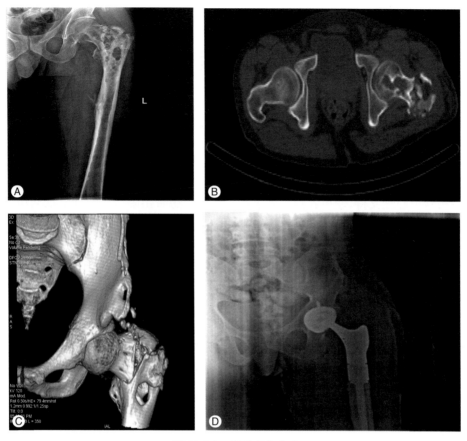

图 12.7.2　髋关节包虫病
A~D.病灶清除后行肿瘤假体置换手术

第八节　术后并发症

　　骨与软组织包虫病临床少见,但是对于该病恶性程度的认识往往被忽略。尽管在过去的十几年中拥有了更为现代的影像学诊断技术、更为先进的手术方案和更为实用的治疗药物,但就目前而言,骨与软组织包虫病的治疗,对于临床医生来讲依然是一个艰巨的挑战。尤其是脊柱包虫病手术治疗并发症较多,危害较大,并且预后常常较差。据报道一些病例与恶性肿瘤相比,首次发病后 5 年的死亡率超过 50%。其中除了手术的常见并发症,如神经和血管损伤、继发感染以外,最主要的是术中囊壁破裂、囊液外溢引起的局部种植和术后复发。有文献报道脊柱包虫病的复发率是 30%~100%,因为广泛混合的占位性病灶不可能完全切除。但脊柱单纯硬膜内包虫病的复发率较低,硬膜外 - 椎管内病变的复发率达 6%,脊柱旁病变的复发率高达 33%,严重的椎体内包虫病复发率达 32%。究其原因,一是手术中囊壁破裂,二是囊壁不能完全切除。

　　除了复发率,手术中囊壁破裂、囊液溢出导致的过敏反应也比较常见,症状有皮肤瘙痒症、荨麻疹、皮疹、组织水肿、支气管痉挛以及胃肠的症状、低血压、过敏性休克等。

第九节　术后护理

骨包虫病患者以农牧民居多,由于偏远落后地区卫生条件差,缺乏相关包虫病知识,因此要加强卫生健康知识宣传。

术后局部疼痛、功能障碍,需卧床休息,生活不能自理,容易出现焦虑烦躁和恐惧心理,严重影响患者的睡眠。护理人员除做好基础护理外,需耐心细致做好思想工作,建立和谐的护患关系,给予心理支持,使患者舒心度过围手术期。患者出院后需定期电话回访,并就患者提出问题给予指导。

第十节　预　后

国内文献和青海省人民医院资料显示,通过规范应用抗包虫药物和手术治疗,骨与软组织包虫病的治愈率约为60%,复发率高达40%,一般在初次手术治疗后2~28个月复发,平均复发周期为25.2个月,5年的生存率不佳。国外文献报道手术死亡率高达15%,死亡的平均年龄为41岁,由于复发导致的瘫痪高达45%。因此,加强包虫病防控,降低其感染率和发病率,是目前最有效和最主要的工作。

(陈　华　张　欣　车晓明　单中书　杨国财)

参 考 文 献

［1］Song XH, Ding LW, Wen H, et al. Bone hydatid disease. Postgrad Med J, 2007, 83 (982): 536-542.

［2］Ozdemir HM, Ogün TC, Tasbas B. A lasting solution is hard to achieve in primary hydatid disease of the spine: long-term results and an overview. Spine (Phila Pa 1976), 2004, 29 (8): 932-937.

［3］塔西普拉提·阿吾提, 木合拜提·买合苏提, 刘文亚. 肌肉软组织包虫囊肿的 CT 诊断. 临床放射学杂志, 2008, 27 (4): 486-488.

［4］Mills TJ. Paraplegia due to hydatid disease. J Bone Jo Surg Br, 1956, 38-B (4): 884-891.

［5］Neumayr A, Tamarozzi F, Goblirsch S, et al. Spinal cystic echinococcosis-asystematic analysis and review of the literature: Part 2. Treatment, follow-up and outcome. PLoS Negl Trop Dis, 2013, 7 (9): e2458.

［6］Herrera A, Martínez AA, Rodríguez J. Spinal hydatidosis. Spine (Phila Pa 1976), 2005, 30 (21): 2439-2444.

［7］Hamdan TA. Hydatid disease of the spine: a report on nine patients. Int Orthop, 2012, 36 (2): 427-432.

［8］朱佑明, 李文桂. 囊性棘球蚴病免疫发病机制研究进展. 中国寄生虫学与寄生虫病杂志, 2007, 25 (1): 73-76, 78.

［9］Ozdemir HM, Ogün TC, Tasbas B. A lasting solution is hard to achieve in primary hydatid disease of the spine: long-term results and an overview. Spine (Phila Pa 1976), 2004, 29 (8): 932-937.

［10］Song XH, Ding LW, Wen H. Bone hydatid disease. Postgrad Med J, 2007, 83 (982): 536-542.

［11］Pedrosa I, Saíz A, Arrazola J, et al. Hydatid disease: radiologic and pathologic features and complications. Radiographics, 2000, 20 (3): 795-817.

［12］ Pamir MN, Ozduman K, ElmaciI. Spinal hydatid disease. Spinal Cord, 2002, 40 (4): 153-160.

［13］ Herrera A, Martínez AA, Rodríguez J. Spinal hydatidosis. Spine (Phila Pa 1976), 2005, 30 (21): 2439-2444.

［14］ Parvaresh M, Moin H, Miles JB. Dumbbell hydatid cyst of the spine. Br J Neurosurg, 1996, 10 (2): 211-213.

［15］ Açikgöz B, Sungur C, Ozgen T, et al. Endoscopic evacuation of sacral hydatid cysts: case report. Spinal Cord, 1996, 34 (6): 361-364.

［16］ Sapkas GS, Stathakopoulos DP, Babis GC, et al. Hydatid disease of bones and joints. 8 cases followed for 4–16 years. Acta OrthopScand, 1998, 69 (1): 89-94.

［17］ Rao S, Parikh S, Kerr R. Echinococcal infestation of the spine in North America. Clin Orthop Relat Res, 1991, 271: 164-169.

［18］ 李浪, 谢林, 高峰, 等. 脊柱包虫病 1 例报道. 中国脊柱脊髓杂志, 2014, 24 (12): 1129-1130.

［19］ 齐飞波, 艾则孜, 何铁汉, 等. 包虫囊液外溢致过敏性休克抢救体会. 中国全科医学, 2008, 11 (6): 501-502.

［20］ Işlekel S, Erşahin Y, Zeleli M, et al. Spinal hydatid disease. Spinal Cord, 1998, 36 (3): 166-170.

［21］ 盛伟斌, 刘毅, 徐小雄, 等. 脊柱包虫病的临床特点及诊断方法. 中华骨科杂志, 2006, 26 (1): 7-12.

［22］ 余正强, 殷成宇. 18 例脑包虫病的诊断与外科治疗. 西藏医药杂志, 2012, 33 (2): 22-23.

［23］ 唐桂波. 实用包虫病影像学. 北京: 人民卫生出版社, 2013.

［24］ Ozer AF, Ozek MM, Pamir MN, et al. Magnetic resonance imaging in the diagnosis of spinal hydatid cyst disease. Case report. Paraplegia, 1993, 31 (5): 338-340.

［25］ 张梦岚, 周世英, 张淑坤, 等. 胸椎原发性泡状棘球蚴病 1 例. 临床与实验病理学杂志, 2010, 26 (4): 510-511.

［26］ 张建军, 宋兴华, 谢纪宝, 等. 骶骨包虫病的临床诊断及治疗分析. 中国修复重建外科杂志, 2011, 25 (4): 447-450.

［27］ Rumana M, Mahadevan A, Nayil Khurshid M, et al. Cestode parasitic infestation: intracranial and spinal hydatid disease: a clinicopathological study of 29 cases from South India. Clin Neuropathol, 2006, 25 (2): 98-104.

第十三章 脑包虫病

脑包虫病是一种罕见的寄生虫感染,绝大多数发生于包虫病流行区,占所有颅内占位性病变的 1%~2%,在包虫病高发区,可达 22% 甚至更高。但就包虫病本身而言,脑组织则是其易于感染和寄生的器官之一,是包虫病的好发部位。临床上仅次于肝、肺和腹腔脏器包虫病而居第四位,占全身包虫病的 1%~4%。在我国新疆、西藏、青海、内蒙古、甘肃和宁夏等西北地区,尤其是青海省南部牧区和青、川、甘三省交界包虫病严重流行区,脑包虫病的发病率还要更高一些,是我国脑包虫病的高发区域。

从包虫病分类上看,脑包虫病以细粒棘球蚴感染而引起的囊型包虫病多见,多房棘球蚴感染引起的泡型包虫病次之,二者混合感染极为罕见。

脑包虫病有原发性(只累及脑组织而无其他脏器病变)和继发性(继发于肝脏或者其他脏器包虫)之分。在包虫病流行严重的青海省南部牧区,由于晚期包虫病和多脏器包虫病病例较多,临床上常见到脑包虫病合并肝、肺或其他脏器包虫病同时共存或先后发生的情况。患者病情复杂,预后不良。既往,由于对脑包虫病的认识不足,常误诊为脑肿瘤或其他疾病而贻误治疗。20 余年来,随着高分辨率 CT 和 MRI 在临床的应用,脑包虫病的检出与报道明显增多,并对其在脑内的发生、发展过程,演变规律和影像学表现与特征有了深入的研究和认识,使临床诊断准确率明显提高,其手术切除率和治疗效果也得到明显改善。

脑包虫病可以发生在脑内任何部位,但最常累及的是两侧大脑半球,占 90%~95%,以额叶、颞叶和顶叶多见,其余可见于小脑、脑干、蛛网膜下腔、脑室、脑桥、小脑、中脑导水管、硬脑膜外间隙、颅骨板障等,也可穿破室管膜进入脑室,随脑脊液扩散。

需要强调的是,与肝包虫病不同,脑包虫很少在脑内完成其生长发育的整个病理过程,往往只是表现或停留在其生长发育的某一个阶段。因此,除转移性脑泡型包虫病以外,其影像学表现相对于肝、肺包虫病而言较为单纯。脑包虫病虽然少见,但由于其部位特殊,通常认为是一个严重的疾病,未经治疗的患者病死率超过 90%。

第一节 脑囊型包虫病

一、概述

脑囊型包虫病以原发感染多见,可发生于任何年龄,但多发于儿童和青少年,也可见于婴幼儿。包虫可寄生于脑内任何部位,多分布在幕上大脑中动脉灌注区,也可幕上和幕下同时发病。个别可累及脑室,囊肿可单发或多发,较大囊肿周边可有水肿。根据其生长位置,囊型脑包虫大体上存在 3 种形式:脑组织内,硬脑膜外,脑组织内和硬脑膜外组合形式。

病理上脑包虫以单纯囊肿型多见,内含脑脊液样无色液体,可达上百毫升或更多。其次为多子囊型,其内可见明显子囊与孙囊。二者占脑囊型包虫的 70% 以上,少数包囊可实变钙化。个别情况下,包虫囊可发生破裂播散形成多发囊肿。此外,脑包虫也可与肝、肺包虫并存,占 10%~20%。

二、发病机制

脑囊型包虫病因感染细粒棘球蚴而发病。细粒棘球蚴在犬体内发育为成虫,虫卵随粪便排出体外,污染牧场、水源、土壤、蔬菜以及动物皮毛等。人类吞食虫卵污染的食物后,虫卵在十二指肠孵化成六钩蚴并吸附于肠黏膜,然后穿过肠壁静脉进入门静脉系统,大多数随血流到达肝脏。极少数从肝血液屏障中逃逸的六钩蚴,经粗大的颈动脉到达脑组织内并生长发育,引起脑囊型包虫病,亦称为原发性脑包虫病。

六钩蚴到达脑内约 6 个月即可由小颗粒状病灶发育成 1cm 左右的包虫囊肿,生长速度为 1.5~5cm/a。增长速度比在肝脏内更快,增长速度之比大约为 3∶1。一般认为幼虫生长 5 年左右可发生蜕变、死亡,但不少则继续生长成巨大包虫囊肿,最大者直径可达 10cm 以上甚至更大,几乎占据半个颅腔。寿命可长达数年至数十年。包虫囊内充满无色透明的囊液,可达数百毫升甚至更多。囊液外观与脑脊液极为相似,当发生漏出时可产生不同程度的过敏反应。这种单纯囊肿型是脑囊型包虫病最常见的类型。包虫囊生发层可向囊内长出许多育囊、子囊,从而在母囊内出现众多大小相近、形状相似、数量不等的子囊或孙囊。这种多子囊型病变也是脑囊型包虫病常见的类型之一。继发性脑包虫病通常是由于肝脏或其他脏器包虫囊破裂,其原头蚴随血流到达脑组织,感染生长而引起。此时,脑包虫常与肝脏或其他脏器包虫病共存,即多脏器包虫病,脑内病灶也常为多发改变。这种多脏器包虫病变,病情复杂,治疗困难,预后欠佳。少数情况下,脑内原发性包虫囊肿可因自发或创伤、手术导致的破裂而进一步播散感染。

包虫死亡后囊液浑浊,囊壁钙化。在包虫蜕变或囊内外压力变化时会出现包虫内囊与外囊分离,呈带状卷曲漂浮于囊液中。

脑包虫的致病机制与其占位效应、过敏反应、继发癫痫、感染、出血、功能障碍等有关。

三、临床表现

脑包虫病临床表现多样,主要取决于包虫囊的位置和大小。患者通常无症状,不易被察觉,随着囊肿的不断增大,压迫周围脑组织,颅内压升高导致的头痛和呕吐成为其最常见的表现特征。其他表现包括轻偏瘫、视觉障碍、共济失调等。视盘水肿通常出现在儿童患者。锥体束功能障碍往往反映了囊型包虫的位置,在近 90% 的患者中出现。而 20% 患者会出现癫痫症状。简而言之,随包虫位置和大小而出现如轻偏瘫、癫痫、视野改变、步态障碍等其他症状和体征。据研究,脑包虫病在儿童和成人中临床表现有所不同,颅内压升高与视盘水肿等表现在年轻患者中比较明显,而轻偏瘫、言语障碍、偏盲、癫痫等表现在年龄较大的患者中更常见。另外,在典型的继发性脑囊型包虫病中,症状更为复杂,与脑转移瘤很相似。研究显示症状持续时间与预后关系明显。

四、诊断与鉴别

(一) 诊断

1. 流行病学史 患者有包虫病流行区居住或生活史,或从事与畜牧业相关的工作。

2. 实验室诊断 包虫病的常规检查包括血细胞分析和血清学测试。血细胞分析中只有少数患者会出现嗜酸性粒细胞计数异常。血清学试验中血清一般是用于特定抗体的检测,但在脑包虫病的诊断中意义不大。定性技术包括免疫电泳、免疫过滤和酶联电扩散分析。定量技术包括间接红细胞凝集和酶联免疫吸附试验、间接免疫荧光、IgE 水平测定和免疫复合物分析。

3. 影像学诊断 X 线对脑包虫诊断价值有限,可显示颅板压迹、颅缝增宽和弧形钙化影。CT 和 MRI 可反映其病理生长特性和确定病变生长部位、数量、大小和周围脑水肿情况,具有重要价值。

单纯囊肿型为圆形或椭圆形囊肿,多为单发,也可多发,边缘锐利清晰,大的囊肿可紧贴颅内板,囊内为均匀液性成分,并可见其内漂浮的包虫砂。CT 为近似脑脊液的低密度,CT 值在 0~12HU,合并感染时密度不均匀。CT 对囊壁钙化敏感(图 13.1.1)。MRI 形态表现与 CT 一致,显示为长 T_1 长 T_2 信号,与脑脊液信号相似或略高于脑脊液,囊壁 T_1WI 为等或低信号,T_2WI 为低信号(图 13.1.2)。

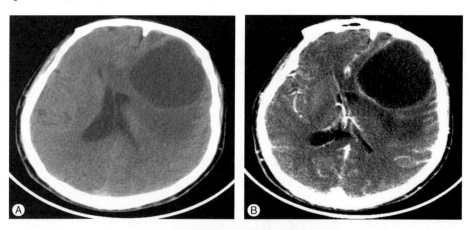

图 13.1.1 CT 示左侧额叶单纯囊肿型包虫

A、B. 增强扫描囊壁环形强化,左侧脑室明显受压,中线结构右移

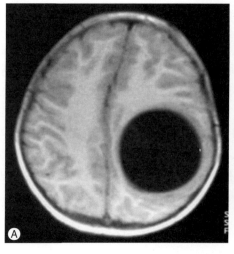
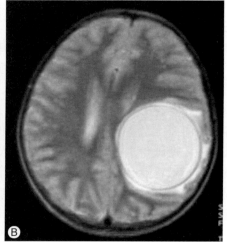

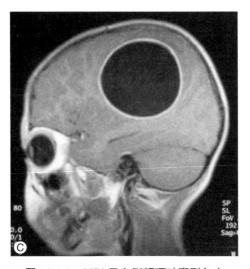

图 13.1.2 MRI 示左侧额顶叶囊型包虫

A~C.囊壁完整光滑 T₂WI 呈低信号,囊内张力大呈长 T₁长 T₂信号,增强扫描囊壁环状强化

多子囊型 CT 和 MRI 均可见包虫所特有的母囊内规律排列的子囊和孙囊,MRI 较 CT 更为清晰,母囊与子囊信号有所不同,T_1WI 子囊信号低于母囊,T_2WI 子囊信号高于母囊,子囊壁呈低信号,从而更具特征性(图 13.1.3)。

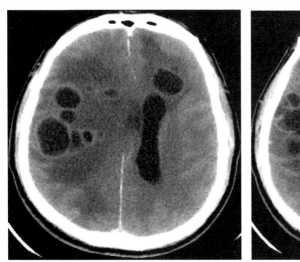
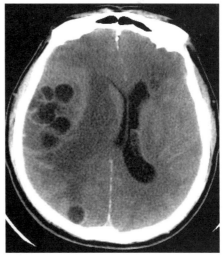

图 13.1.3 CT 示脑内多发囊型包虫病多子囊型

双侧大脑半球内多发类圆形低密度囊型病灶,最大径约 83mm,灶周大片水肿

脑包虫极少见内囊破裂分离。增强扫描时包虫囊壁在 CT 和 MRI 上略有强化,少数可明显强化,T_2 FLAIR 序列(T_2 加权快速反转恢复序列)上任何一型囊液均可同脑脊液一样被抑制为低信号。

MRI 对病灶周围水肿尤其血管源性水肿显示十分敏感,但由于囊型包虫病为一种慢性生长过程,病灶周围多无水肿。因受颅内空间的限制,包虫囊肿多有明显占位征象,压迫周围脑组织和脑室致中线结构移位,大的囊肿可致脑疝形成,预后不佳。

4. 组织病理学检查　寄生虫感染的直接证据是手术获取的病理标本,包括包虫囊的囊壁、头节以及虫体的钩等结构。尽管术前的影像学检查对囊型包虫病诊断非常有价值,但确诊仍主要基于组织病理学检查。

（二）鉴别诊断

脑包虫囊肿需与多种脑内其他囊性病变相鉴别,如蛛网膜囊肿、脑室穿通畸形、囊性脑肿瘤、脑脓肿、胆脂瘤、脑囊虫病等。

1. 蛛网膜囊肿和脑室穿通畸形　多形状不规则,张力较低,呈非球形改变,其周围不完全由大脑组织包绕,无多子囊样改变。

2. 囊性脑肿瘤一般单发,增强扫描可见边缘和壁结节的强化;脑脓肿形状多不甚规整,周边水肿明显,增强呈不规则环状强化;胆脂瘤多位于桥小脑角、鞍区等,DWI 序列呈均匀高信号。

3. 脑囊虫病　囊泡壁菲薄、透明,囊泡多在 1cm 左右,一般具有相似的临床症状如颅内压增高、癫痫发作和定位性体征等。但本病可伴皮下结节等其他部位病变,CT 和 MRI 增强可见头节是其重要特征。

诊断困难者应结合疫区生活史、相关实验室检查和其他部位有无包虫等因素综合考虑做出诊断。

五、治疗原则

目前,临床尚无针对脑包虫病的特效药物,手术治疗仍然是首选的治疗方法。因此,在诊断为脑包虫病以后,无论其囊肿大小或发生部位,都应及早选择手术切除。

六、手术适应证

除一般条件差,或有多个或深部包虫囊肿,不适合手术或复发性患者外,均应积极手术治疗。尤其对进行性颅内压增高、神经功能障碍以及出现癫痫而药物治疗无法控制的患者,应及早手术切除。

七、手术方法

（一）脑内单纯囊性包虫

对于脑内单纯囊性包虫病灶,临床常采用开颅漂浮法切除。重视皮瓣及骨瓣的设计,以病灶为中心完全包纳包虫囊肿,以保证术中完整切除包囊。

在剪开硬脑膜前需评价硬脑膜张力情况,对于一些巨大的包虫囊肿或形成继发性脑积水导致颅内压力过高的患者,剪开硬脑膜时需警惕对于包虫囊壁的破坏导致囊液外漏或皮层的损伤。在剪开硬脑膜困难时,可采用术中甘露醇快速静点降低颅内压力。术前行腰大池引流缓慢释放部分脑脊液,术前或术中侧脑室穿刺缓慢释放部分脑脊液等措施降低颅内压力,以达到安全剪开硬脑膜的目的。若经以上措施硬脑膜张力仍高,评估剪开硬脑膜时可能造成继发性损伤或包虫囊壁的破坏,可用细针穿刺包囊释放部分囊液后剪开硬脑膜。对于破出皮层的包囊,用脑棉保护周围脑组织后,逐渐分离囊壁四周,术中适当降低患者头部位置,并注入生理盐水,采用漂浮法完整切除囊性包虫（图 13.1.4）。对于未破出皮层的包囊,无论皮层受压后变得多么菲薄,术中均应认真保护。在避开重要血管后,分离脑沟留有足够大的范围,以保证囊性包虫的完整切除。对于分离困难无法保证囊性包虫的完整切除时,可细针穿刺释放囊液,再注入高渗液后切除囊壁。包囊切除后,术区残腔需注满生理盐水,以避免术后脑组织移位或明显积气。严密缝合硬脑膜后关颅。

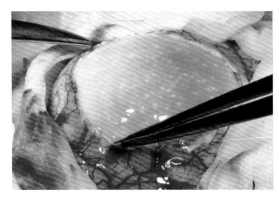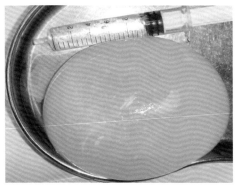

图 13.1.4　术中见大脑皮层菲薄,沿脑沟切开皮层后见包虫完整包膜,采用漂浮法完整切除包虫

对于功能区囊性包虫,术前需认真评估,必要时行 MR 弥散张量成像,明确白质纤维束挤压程度及走行,术中给予保护。如果完整切除包虫囊肿可能导致严重影响患者术后生活质量时,可采取部分囊肿切除术,并应用过氧化氢、生理盐水等大量、反复冲洗术区。术后口服阿苯达唑,以防止种植病灶的出现。

(二) 脑内多子囊型包虫

多子囊型包虫囊肿其临床生长特征常为脑内多发、散在生长。术前的评估十分重要。漂浮法的应用不同于单纯囊性包虫。因为多子囊型囊壁间常有粘连、周围常有胶质增生,且囊肿大小不一,有时无法应用漂浮法完整切除病灶。常采用脑棉孤立病灶后,完整切除。手术时遵循由浅入深,由简单到复杂的原则。当手术无法完全切除所有病灶时,优先处理影响患者生命安全的病灶以及严重影响患者生活质量的病灶。在一次手术无法切除所有病灶时,可择期行二次手术。对于遗留的微小病灶,未形成颅内占位效应时,可先行药物治疗,长期随诊,对于逐渐长大的病灶可考虑再次手术。若出现多个子囊且大小不一,手术的难点在于完整切除每个子囊的囊壁,必要时可借助术中导航、彩超及皮层监护等,以确保避免功能区的损伤及多子囊的完整切除。

(三) 脑室内囊性包虫

对于脑室内的囊性包虫,可采取神经内镜手术切除法,但内镜下完整切除包囊仍有一定难度。对于较大的包囊,仍可采用开颅的手术方式,根据包囊的位置,可采用经额、顶、枕等的手术入路。此时漂浮法效果欠佳,常采用包囊周围逐层铺脑棉使其逐渐孤立后取出。如果术中包囊破裂,给予生理盐水反复、大量冲洗,术后可给予地塞米松 5mg,以预防术后发热等过敏反应的发生,同时术后应及时口服阿苯达唑,以防止种植病灶的出现。

总之,脑包虫病的手术原则是最大程度保护脑功能,在提高患者生活质量的前提下,完整切除包虫囊肿。手术中确保囊肿的完整性尤为关键。国外有人主张在术中遵循 anti-scolicidal(彻底清除原代寄生虫头节)原则,要求手术中贮备足够的浸泡 10% 碘酒(碘酊)或 10% 溴棕三甲铵的脑棉等材料覆盖手术区域,以防术中囊肿破裂。

八、术后并发症

1. 硬脑膜下积液、颅腔积气　预防颅腔积气应在关颅前给予生理盐水术区注入排气,硬脑膜下积液严重时可考虑钻孔穿刺引流术,对于反复出现且占位效应明显的硬脑膜下积液也可考虑行分流手术。对于少量硬脑膜下积液未形成明显占位效应的患者,可口服消瘀康等活血化瘀药物。

2. **脑积水** 对于梗阻性脑积水应手术尽可能解除梗阻原因,当无法手术切除梗阻原因或交通性脑积水,可考虑行脑室腹腔分流术,但需警惕包虫种植生长及堵管可能,术前需仔细评估。

3. **术后癫痫** 术后癫痫早期可给予丙戊酸钠等口服控制,当药物控制困难时可考虑手术治疗。

4. **术后残腔扩大** 严重时可形成颅内占位效应,必要时可手术干预治疗。

5. **神经局灶症状** 如失语、偏瘫等,可结合中医行康复治疗。

6. **非细菌性脑膜炎** 必要时给予糖皮质激素治疗。

7. **过敏性反应** 严重时可导致过敏性休克,当出现过敏性休克征兆,应立即给予肾上腺素、葡萄糖酸钙、异丙嗪等药物治疗,注意补充血容量、维持血压。

8. **颅内感染** 早期可给予三代头孢菌素抗感染治疗,培养结果阳性时可根据药敏试验选用敏感药物抗感染治疗。

九、术后护理

术后护理需密切监测患者生命体征,观察患者意识及体征变化,重视呼吸道管理。注意调整体位,无休克时,可抬高床头,勿使颈部扭曲或胸部受压,以利颅内静脉回流。保持呼吸道通畅,及时清除呼吸道内分泌物,定时给氧,有条件可用高压氧舱给氧,每天 2~3 次,每次 45 分钟。及时治疗便秘,保持大便通畅。对有颅内压增高脑水肿症状的患者,应供给机体最低限度的液体,并动态监测血电解质,防止水钠潴留加重脑水肿。

十、预后

脑囊型包虫病,预后主要取决于手术对包囊的完整切除和尽可能减少脑组织功能损害,并与包虫囊肿位置、大小和数量有关。长期随访显示,术中完整切除包囊、没有破裂的患者,预后良好。而术中包囊破裂,以及多发包虫囊肿,则预后不良,复发是影响患者长期预后的最显著因素。国外报道脑囊型包虫病手术治疗的病死率在 10% 以上,甚至更高。

(张 强 巨占盈 杨明飞 田凤选 唐桂波)

参 考 文 献

［1］ Ciurea AV, Fountas KN, Coman TC, et al. Long-term surgical outcome in patients with intracranial hydatid cyst. Acta Neurochir (Wien), 2006, 148 (4): 421-426.

［2］ 王忠诚. 王忠诚神经外科学. 武汉: 湖北科学技术出版社, 2015.

［3］ 唐桂波. 实用包虫病影像学. 北京: 人民卫生出版社, 2013.

［4］ 唐桂波. 包虫病影像诊断图谱. 北京: 人民卫生出版社, 2015.

［5］ 李长栋, 孙建军, 荔志云. 脑泡状棘球蚴病的诊断及治疗进展. 中华神经外科疾病研究杂志, 2013, 12 (3): 284-285.

［6］ Abbassioun, Kazem, Amirjamshidi, et al. Diagnosis and Management of Hydatid Cyst of the Central Nervous System: Part 1: General Considerations and Hydatid Disease of the Brain. Neurosurgery Quarterly, 2001, 19 (11): 1-9.

[7] Cemil B, Tun K, Gurcay AG, et al. Cranial epidural hydatid cysts: clinical report and review of the literature. Acta Neurochir (Wien), 2009, 151 (6): 659-662.

[8] Cavusoglu H, Tuncer C, Ozdilmac A, et al. Multiple intracranial hydatid cysts in a boy. Turk Neurosurg, 2009,(2): 203-207.

[9] Carcassonne M, Aubrespy P, Dor V, et al. Hydatid cysts in childhood. Prog Pediatr Surg, 1973, 5: 1-35.

[10] Gupta S, Desai K, Goel A. Intracranial hydatid cyst: a report of five cases and review of literature. Neurol India, 1999, 47 (3): 214-217.

[11] Andronikou S, Welman CJ, Kader E. Classic and unusual appearances of hydatid disease in children. PediatrRadiol, 2002, 32 (11): 817-828.

[12] 米日古丽, 沙依提, 贾文霄. 脑包虫病的 MRI 表现及诊断. 中华放射学杂志, 2010, 44 (7): 700-703.

[13] Erşahin Y, Mutluer S, Güzelbağ E. Intracranial hydatid cysts in children. Neurosurgery, 1993, 33 (2): 219-225.

[14] Duishanbai S, Jiafu D, Guo H, et al. Intracranial hydatid cyst in children: report of 30 cases. Childs Nerv Syst, 2010, 26 (6): 821-827.

[15] Baden LR, Elliott DD. Case records of the Massachusetts General Hospital. Weekly Clinicopathological exercises. Case 4-2003. A 42-year-old woman with cough, fever, and abnormalities on thoracoabdominal computed tomography. N Engl J Med, 2003, 348 (5): 447-455.

[16] Bukte Y, Kemaloglu S, Nazaroglu H, et al. Cerebral hydatid disease: CT and MR imaging findings. Swiss Med Wkly, 2004, 134 (31-32): 459-467.

[17] 楚慧, 王志强, 张巍. 包虫病 668 例临床病理学分析. 新疆医科大学学报, 2015, 38 (1): 73-76.

[18] Tuzun M, Altinors N, Arda IS, et al. Cerebral hydatid disease CT and MR findings. Clin Imaging, 2002, 26 (5): 353-357.

[19] Pittella JE. Pathology of CNS parasitic infections. Handb Clin Neurol, 2013, 114: 65-88.

[20] Luo K, Luo DH, Zhang TR, et al. Primary intracranial and spinal hydatidosis: a retrospective study of 21 cases. Pathog Glob Health, 2013, 107 (2): 47-51.

[21] Per H, Kumandas S, Gumus H, et al. Primary soliter and multiple intracranial cyst hydatid disease: report of five cases. Brain Dev, 2009, 31 (3): 22833.

第二节　脑泡型包虫病

一、概述

脑泡型包虫病是多房棘球绦虫的幼虫(多房棘球蚴)寄生于脑内所致的疾病,是一种罕见的包虫病形式。因其由多发聚集在一起的蜂窝状大小的囊泡组成,浸润性生长为主要生物学特性,故又称其为脑泡球蚴病或多房型包虫病。

与囊型包虫病不同,脑泡型包虫病几乎均为肝泡型包虫病血行转移而来。肝泡型包虫病中晚期常侵及血管向全身转移,也可发生于青少年。最好发生转移的器官是脑、肺,二者或多脏器同时转移也较常见。多发生于肝泡型包虫病中晚期、治疗过程中或手术后一两年内,因突然出现神经系统症状并以此为主诉而就诊。既往临床对本病认识不足,以及影像学表现比较复杂,易误诊误治。尤其以神经系统症状为主诉而就诊的患者,常误诊为脑转移性肿瘤或原发肿瘤而贻误治疗,需引起高度重视。

我国青海、西藏、新疆、内蒙古、甘肃和宁夏等地是泡型包虫病的高发区,更是脑泡型包虫病的集中高发区。文献报道肝泡型包虫病脑转移比例在 1%~4%。青海省人民医院一组资料显示,在青、川、甘三省交界区,中晚期肝泡型包虫病脑转移比例高达 20%。故临床又称脑泡型包虫病为继发性包虫病或转移性包虫病。随着国家包虫病防控工作的有序进行,此种现象在国内其余包虫病流行区已逐渐减少,但在青海南部牧区和青、川、甘三省交界区依然经常可以见到,值得高度重视。

二、发病机制

多房棘球绦虫在自然界寄生于狐、犬、狼等终宿主的小肠内,孕节与虫卵随粪便排出,污染土壤、植物、蔬菜、动物皮毛、水源等,人通过接触以上媒介,误食虫卵后感染。虫卵在小肠内孵化出六钩蚴,通过血运侵入肝脏,发育为泡球蚴。流行病学调查显示,在我国尤其是青藏高原地区,泡型包虫病传播感染主要与犬类密切接触有关。泡球蚴在肝内以外殖性芽生繁殖为主,不断向外产生新囊泡,即子囊泡与孙囊泡等无限制地增生,弥漫浸润性生长,破坏肝实质及局部血管壁,病灶中央常因缺血坏死,崩解液化,形成空腔。增生芽部分脱落后,经血液循环播散至远处器官,其中以肺与脑居多。脑转移后,在脑内同样形成以多发小囊泡为主、断面呈蜂窝状改变的多发混合性肿块。与在肝内一样,囊泡无限制增生,浸润性生长,逐渐破坏脑组织,并可在脑内逐渐播散。肿块无包膜,外形不规整,边缘界限不清,周围脑水肿明显。病灶可分布于脑内任何部位,多位于幕上,但幕上幕下同时出现甚至累及脑干和脑室也时而可见。这种感染和生长方式,与转移性脑肿瘤特征类似,病情严重,预后不佳。影像学表现复杂多变,临床极易误诊。据统计,未经治疗的脑泡型包虫病 3 年病死率几乎达 100%。

三、临床表现

脑泡型包虫病临床表现复杂,诊断困难,其症状和体征与脑转移性肿瘤十分相似,并与转移的部位、范围和病灶在脑内的浸润程度有关。最常见的临床表现为癫痫、颅内高压和局部神经压迫所致的功能障碍。早期可表现为头痛、视力模糊、癫痫等,后期包虫不断增殖挤压脑组织而引起颅内压增高,当超过脑脊液及脑血流的代偿能力,则逐渐出现颅内高压如头痛加重、恶心、呕吐、视力减退、视盘等症状体征。颅内压增高出现的早晚与病灶位置密切相关,如病灶位于脑室系统内或邻近脑室系统,早期即可造成对脑室系统的压迫和梗阻,引起颅内高压。另一方面是包虫不断浸润、破坏正常脑组织所产生的局灶性神经功能缺失,如偏瘫、失语、偏身感觉障碍、精神异常等,一般呈进行性加重改变。

此外,由于脑泡型包虫病系肝泡型包虫病转移,因此,患者常同时伴有肝、肺泡型包虫病共存的症状、体征,临床对此不可忽视。

四、诊断与鉴别

(一) 诊断

1. 流行病学史　患者有疫区居住生活史和犬类等动物或其皮毛接触史,既往有肝或其他脏器包虫病史。

2. 实验室检查　血清 ELISA 与 Em2 抗原以及 Em18 抗原检测血中抗体试验,特异性与敏感性均较高,交叉反应少,亦可用于鉴别泡型与囊型包虫病。

3. 影像学检查　脑泡型包虫病影像学表现比较复杂多样,但如同肝泡型包虫病一样,亦有其发生发展和演变规律,并在影像学表现上呈特征性改变。影像学检查方法首选 CT 和 MRI,常规 X 线价值有限。

(1)脑内多发类圆形或不规则肿块,占位效应明显,周边水肿严重。

(2)肿块内以多发小囊泡为主要表现,断面呈蜂窝状或葡萄状,CT、MRI 多能清晰显示,当病灶内纤维基质和间隔较多时,则囊泡角质层发育更不完整,生发层不断向外浸润芽生,形成无数细小囊泡,多在 1~3mm 甚至更小,此时 MRI 显示清晰,CT 则不能明显辨认。病灶内纤维成分较少,则囊泡发育较大,可达 10mm 甚至更大,此时,CT、MRI 均能清晰显示。

(3)由于小囊泡内含有豆腐渣样和果冻状坏死物,囊泡壁退行性变钙盐沉积形成点状、颗粒状钙化,以及角质层中顺磁性物质的综合作用,MRI T_1WI 和 T_2WI 均呈低信号,T_2WI 小囊泡为高信号。CT 则显示为病灶数量不等、形态各异的小斑点状钙化。

(4)由于小囊泡周围纤维组织增生,血脑屏障破坏和脑组织反应,CT 和 MRI 增强扫描多明显强化,部分呈环状强化,而小囊泡本身不强化,从而使小囊泡显示更清晰,病灶与脑组织界限也更为清晰。

(5)由于本病为肝泡型包虫病血行转移而来,因此可同时显示肝内原发病灶或有肝包虫手术史痕迹,同时可伴随肺或其他脏器转移灶,影像检查常见血管受侵改变,20%~30% 可在肝静脉、下腔静脉等血管见有"虫栓"或淋巴结侵犯。脑泡型包虫病影像学表现如图 13.2.1~ 图 13.2.5 所示。

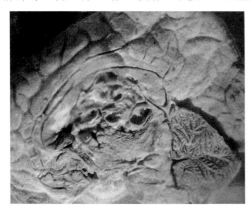
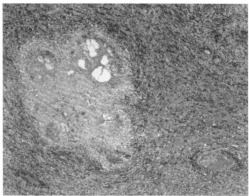

图 13.2.1 脑泡型包虫病切除标本
显示多发聚集的小囊泡,镜下病变周围结缔组织增生,形成由不等量嗜酸性粒细胞、
类上皮细胞和淋巴细胞构成的肉芽肿

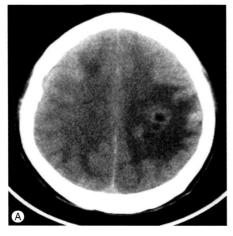
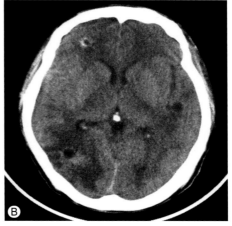

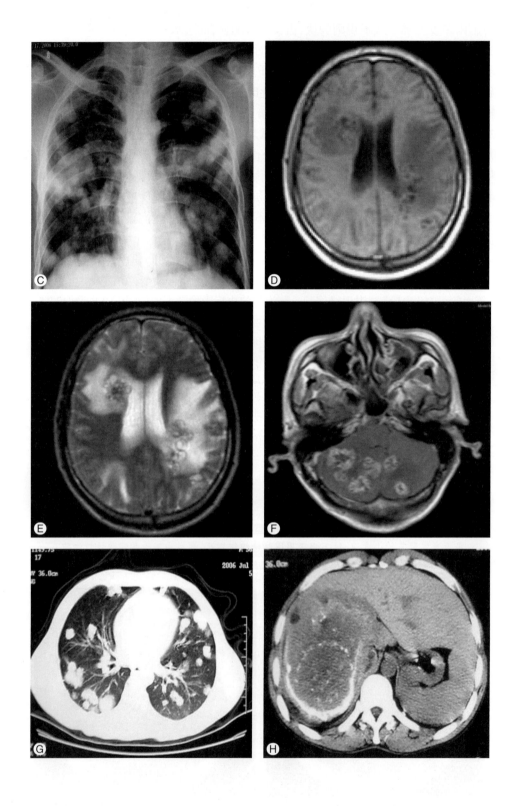

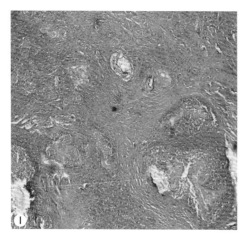

图 13.2.2 肝泡型包虫病伴脑、双肺转移

A、B. CT 平扫;C. 胸部 X 片;D~F. MRI 颅脑平扫和增强;G. CT 胸部平扫;H. CT 肝脏平扫;I. 显微镜下图片;双侧大脑半球多发不规则病变,其内见多发聚集小囊泡,周边明显水肿,增强扫描病灶环状、结节状强化。双肺多发大小不等结节影,呈棉团状改变。肝内巨大泡型包虫病灶伴钙化

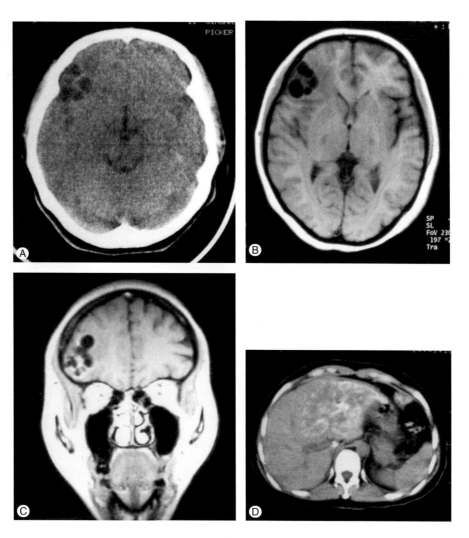

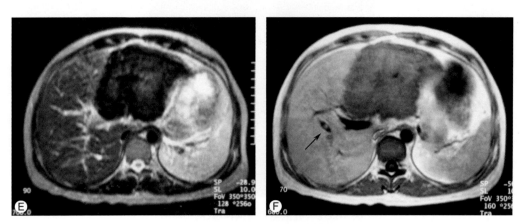

图 13.2.3　肝泡型包虫病脑转移

A~F. 既往有肝泡型包虫穿刺硬化治疗病史,双侧额叶多发聚集的囊泡状病灶,肝左叶巨大
不规则实质性肿块,其内多发不规则钙化,右肝静脉内见虫栓

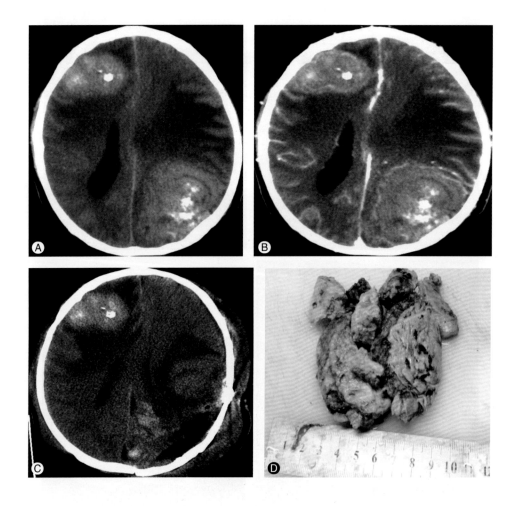

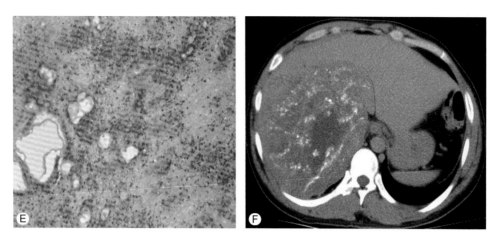

图 13.2.4 肝泡型包虫病脑内广泛转移

A~C. 头部 CT；左侧顶枕叶、右侧额叶类圆形较高密度肿物，最大 60mm×56mm，内有点片状钙化，灶周水肿明显，增强扫描病灶周边线状强化，图 B 示最大病灶位于左侧顶枕叶；图 C 示左侧顶枕叶病灶切除术后，颅板下少量积液，右侧额叶病灶同前；D、E. 病理标本内见大小不一的囊泡结构，镜下显示向内塌陷的均质粉染物质，周围散在淋巴细胞、嗜酸性粒细胞浸润；F. 肝右叶内见巨大混杂密度肿物，约 160mm×130mm，其内见多发斑点状、条带状钙化

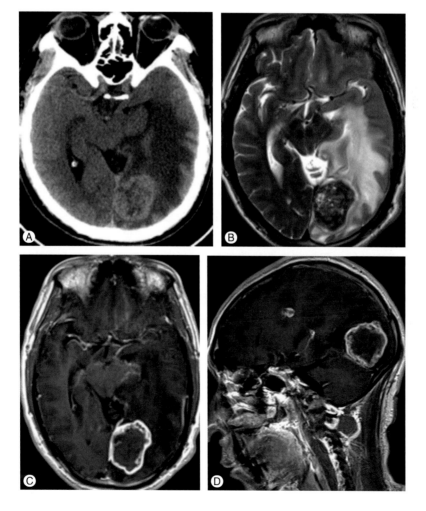

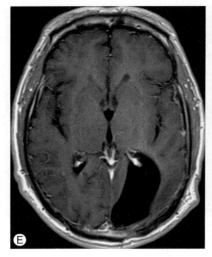
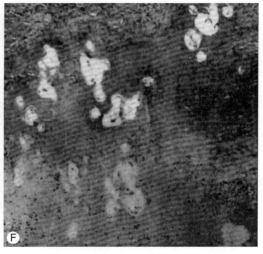

图 13.2.5　肝泡型包虫病脑转移

1年前肝泡型包虫病手术切除术后复发。A. CT 示左枕叶类圆形高密度病灶,其内多发低密度囊泡;B~E. MRI 平扫增强和术后,T₂加权呈低信号,其内有高信号小囊泡,增强呈环状强化;F. 显微镜下图片,坏死组织内大小不一囊泡

(二) 鉴别诊断

本病主要与脑转移瘤、黑色素瘤、胶质瘤以及颅内结核相鉴别,最为关键的是上述病变均无泡型包虫所特有的密集小囊泡样改变。

1. **转移瘤**　多分布于大脑中动脉供血区域的皮层下,T_2WI 呈高信号,增强扫描多均匀强化。

2. **黑色素瘤**　T_2WI 呈低信号,T_1WI 多为高信号,少有钙化。

3. **胶质瘤**　多单发,T_2WI 为高信号,增强多呈花环状强化。

4. **颅内结核**　多累及脑底部脑膜和蛛网膜下腔,形成交通性脑积水。

五、治疗原则

脑泡型包虫病诊断明确,手术治疗基础上联合抗包虫药物治疗为目前主要的治疗方法。对于颅内高压症状明显、合并神经功能障碍的患者,无手术禁忌证,首选手术治疗。同时,对于病灶位置表浅、颅内单发的脑泡型包虫病患者,应尽可能做到完全切除,且手术治疗效果相对较好,术后应继续口服抗包虫药物降低复发可能。对于病灶位于重要功能区或者病灶多发无法完全切除的患者,可行部分内减压联合外减压的手术方式,为患者减轻颅内高压及神经功能障碍症状,同时也为术后进一步使用抗包虫药物赢得时间。对于无明显颅内高压及神经功能损伤的患者,或者病灶位于重要功能区、手术切除困难的患者,可先服用抗包虫药物治疗,观察治疗效果,如效果不佳再考虑手术治疗,术中应选择性切除体积较大、影响颅内压力和导致癫痫的病灶。此外,脑泡型包虫病一般均伴有肝泡型包虫病原发病灶,治疗颅内包虫的同时应积极治疗肝脏原发病灶,降低复发可能。

六、手术适应证

1. 一般情况良好,无明显手术禁忌证的患者。

2. 颅内高压症状明显、合并神经功能损伤的患者。

3. 病灶位置表浅、颅内单发的患者。

4. 诱发癫痫,药物治疗效果不佳患者。

5. 抗包虫药物保守治疗无效的患者。

七、手术方法

(一) 脑内单发泡型包虫

对于单发脑泡型包虫,临床常采取显微外科手术切除。术前应根据病灶的位置和大小,设计合适的手术切口。皮瓣及骨窗的大小通常比其他颅内占位性病变的开颅手术要大,以方便病灶整体的切除及取出。形成骨瓣后在剪开硬脑膜前需评估硬脑膜张力以及病灶是否已穿透大脑皮层与硬脑膜粘连,盲目剪开硬脑膜可能导致皮层的损伤以及病灶的破裂导致囊液外溢可能。硬脑膜张力高时,可通过术中快速静点甘露醇、术前腰大池引流、术前或术后侧脑室穿刺等方式降低颅内压力,以便顺利剪开硬脑膜。当病灶与硬脑膜粘连紧密时,应沿粘连范围外病灶剪开硬脑膜,并扩张至正常硬脑膜。沿粘连硬脑膜外缘分离病灶周围,最后将病灶与粘连硬脑膜一并切除,术后用人工材料严密修复硬脑膜。术中用脑棉保护好病灶周围脑组织,显微镜下仔细分辨病灶周围形成的胶质增生,小心分离病灶,尽可能做到完整切除,避免囊液外溢,最大程度保护脑组织。分离过程中,病灶与脑组织间需用 10% 盐水浸泡的脑棉保护,如术中囊液外溢,可用过氧化氢、大量生理盐水冲洗。对于功能区病灶,术前应仔细评估手术风险,完善弥散张量成像等检查,明确白质纤维束与病灶的关系,术中可采用导航系统、术中彩超、皮层监护等措施,保护重要神经功能区及血管,提高患者术后生活质量。如遇病灶范围大、侵犯重要功能区无法完全切除的患者,可同时行外减压,减轻患者颅内高压症状。

(二) 脑内多发泡型包虫

脑泡型包虫病灶常为多发,侵及多个脑叶及小脑。需手术干预时,术前的评估十分重要。手术原则是优先处理影响患者生命安全的病灶以及严重影响患者生活质量的病灶。其次,术前应设计合理的手术入路,在最小的创伤下尽可能多地切除病灶。对一次手术无法切除所有病灶时,可择期行二次手术;遗留的一些微小病灶,未形成颅内占位效应时,可先行药物治疗,长期随诊,根据患者的症状、体征及病灶生长速度,可考虑再次手术。对于位置深、分布范围广的多发病灶,术中导航可协助定位;对于导航中脑组织移位问题,可应用术中超声协助解决问题。因此,术前仔细地阅片有益于病灶位置的判断,术中导航、超声等的应用有助于病灶的完整切除。

八、术后并发症

1. 术后感染脓肿形成,围手术期可应用容易透过血脑屏障的广谱抗生素(如头孢曲松)预防颅内感染。

2. 术中如发生脑包虫破裂,囊液外溢,易导致过敏性休克,严重者可导致死亡。术中如出现过敏性休克征兆,应立即给予肾上腺素、葡萄糖酸钙、异丙嗪等药物治疗,注意补充血容量、维持血压,必要时行气管插管。

3. 术后因脑组织损伤、脑细胞水肿、缺氧等原因可能诱发癫痫发作,术后应预防性应用抗癫痫药物。

4. **颅内高压**　根据颅内压情况使用甘露醇等脱水药物。

5. 神经局灶症状,如失语、偏瘫等,可结合中医行康复治疗。

6. 硬膜下积液、颅腔积气 预防颅腔积气应在关颅前术区给予生理盐水注入排气,硬膜下积液严重时可考虑钻孔穿刺引流术,对于反复出现且占位效应明显的硬膜下积液也可考虑行分流手术。对少量硬膜下积液未形成明显占位效应的患者,可口服消瘀康等活血化瘀药物。

7. 脑积水 对于梗阻性脑积水应手术尽可能解除梗阻原因,当无法手术切除梗阻原因或交通性脑积水,可考虑行脑室腹腔分流术,但需警惕包虫种植生长及堵管可能,术前需仔细评估。

九、术后护理

脑泡型包虫病患者术后病情一般相对危重,应注意血压、体温等生命体征的监测,密切观察瞳孔及意识变化。避免过早、不必要的活动以及剧烈咳嗽;保持呼吸和大便通畅,加强术区引流管护理,注意观察引流液的颜色及量,避免引流管弯折、意外脱出。

十、预后

脑泡型包虫病无论从流行病学、病理学、治疗及预后等方面,都与脑囊型包虫病有显著差别,治疗以手术切除为主。但多数患者出现症状就医时,往往处于病变晚期,手术完全切除困难,即便部分患者可以完全切除,但对脑组织损伤较重,一般预后较差,且复发率高,容易遗留癫痫、神经功能障碍等后遗症。因此,针对脑泡型包虫病患者,亟须研究探讨一条药物加手术的综合治疗方案。

(张 强 巨占盈 杨明飞 田凤选 唐桂波)

参 考 文 献

[1] Tunaci M, Tunaci A, Engin G, et al. MRI of cerebral alveolar echinococcosis. Neuroradiology, 1999, 41 (11): 844-846.

[2] Senturk S, Oguz K, Soylemezoglu F, et al. Cerebral alveolar echinocccosis mimicking primary brain tumor. AJNR Am J Neuroradiol, 2006, 27 (2): 420-422.

[3] Ozdol C, Yildirim AE, Daglioglu E, et al. Alveolar hydatid cyst mimicking cerebellar metastatic tumor. Surg Neurol Int, 2011, 2: 13.

[4] 王忠诚. 王忠诚神经外科学. 2版. 武汉: 湖北科学技术出版社, 2015.

[5] Bensaid AH, Dietemann JL, de la Palavesa MM, et al. Intracranial alveolar echinococcosis: CT and MRI. Neuroradiology. 1994, 36 (4): 289-291.

[6] Piotin M, Cattin F, Kantelip B, et al. Disseminated intracerebral alveolar echinococcosis: CT and MRI. Neuroradiology, 1997, 39 (6): 431-433.

[7] 唐桂波, 杨国财, 张庆欣, 等. 泡型包虫病脑转移的MRI特征. 磁共振成像, 2010, 1 (3): 184-187.

[8] 唐桂波. 泡性肝包虫转移的MRI诊断. 影像诊断与介入放射学, 2006, 4 (5): 26.

[9] 刘文亚, 尚革, 党军. 泡状棘球蚴病肝外转移灶的CT表现(附12例报告). 中华放射学杂志, 2002, 34 (4): 255.

[10] 张强, 马海峰, 线春明. 肝包虫病合并泡型脑包虫病八例. 中华神经外科杂志, 2008, 24 (10): 776-777.

[11] 杨国财, 唐桂波, 徐辉, 等. 脑泡型包虫低场MRI表现. 实用放射学杂志, 2009, 25(8): 1103-1104, 1111.

[12] 李海涛, 柯山, 邵英梅, 等. 阿苯达唑脂质体治疗66例人体包虫病的疗效观察. 地方病通报, 2004,

19 (1): 16-19, 96.

［13］ Marani SA, Canossi GC, Nicoli FA, et al. Hydatiddisease: MR imaging study. Radiology, 1990, 175 (3): 701-706.

［14］ 王建华, 温浩, 孙殿甲. 阿苯达唑的体内过程和剂型研究进展. 中国寄生虫病防治杂志, 2002 (3): 63-65.

［15］ 温浩. 包虫病学. 北京: 人民卫生出版社, 2015.

第十四章 心脏包虫病

第一节 概 述

包虫病可累及人体各个脏器，以肝、肺包虫病最多见，心脏包虫病则甚为罕见，仅占所有发病者的 0.5%~2.0%，青海省人民医院 40 余年来仅有明确诊断心脏包虫病 19 例。病理分类上心脏包虫病绝大多数为细粒棘球蚴引起的囊型包虫病，罕见有泡型包虫病转移所致。心脏包虫病发病十分隐蔽，多因并发症而就诊，或因其他脏器包虫病进一步检查时发现。该病虽然少见，一旦发病却容易致残、致死，危害极大。近 15 年来，心脏包虫病的病例报道逐年增多，从地理分布上来看，我国西部地区的新疆、青海、西藏、甘肃及内蒙古等地是高发区，尤以新疆、青海地区报道病例居多。

第二节 发 病 机 制

目前认为，心脏包虫病是由于六钩蚴随血流进入左室及冠状动脉，进而定植于心肌内而发病，也有少部分随血流流经心房时即定植于压力较低的心房壁，故心脏包虫病多为原发性病变。根据侵及部位可分为心肌、心包或心肌合并心包棘球蚴病，以单发棘球蚴囊肿多见，部分病例也可多发。

囊肿在心肌的分布主要与心肌血供相关，最常见部位为左心室（40%~60%），以左心室游离壁内最为常见，占 55%~60%；其次为右心室（15%~30%），右心室游离壁内占 15%；再次为室间隔壁内占 10%~20%；左心房、右心房及房间隔占 12%。房间隔、心包、三尖瓣叶病例也有报道。

随着包虫囊肿占位性生长压迫邻近组织，可不同程度地影响心肌及瓣膜功能，甚至压迫冠脉或阻塞心腔流出道造成血流动力学异常。包虫囊肿如压迫或侵犯心脏传导系统，还可能引起房室传导阻滞等心律失常。研究发现 25%~40% 的心脏包虫囊肿会自发破裂，囊壁的碎片或其内子囊进入血液循环，造成多发外周动脉栓塞；如碎片进入冠脉，还会引起急性心肌梗死；如发生在右心系统，会出现多发肺栓塞，存活者甚至在肺动脉内再次形成包虫囊肿。进入血液循环的囊液还会引起过敏反应，严重者出现过敏性休克。因此，心脏包虫囊肿破裂的病死率在 75% 以上。如囊体位于心肌内心外膜下，可破入心包，引起心包腔内大量渗出，出现急性心脏压塞,病死率约为22.5%,存活者晚期可进展为缩窄性心包炎。

少数情况下,肺、肝、纵隔的棘球蚴直接侵及或破溃播散至心脏,引起继发性病变,最常见为心包棘球蚴病,多继发于心肌棘球蚴破溃或术中操作污染。

第三节　临床表现

心脏包虫病潜伏期较长,从感染至发病可数月至十余年或更长,感染者在各年龄段均可发病,男女发病率无明显差别。包虫囊生长缓慢,患者早期可无明显症状或症状不典型,当囊肿增大到一定程度后会产生心悸、气促、胸闷、胸痛等表现。部分患者是由于其他器官发现包虫囊肿而行全面检查时确诊心脏感染,个别患者由于包虫囊肿破裂出现发热伴急性血管栓塞症状(如多发脑栓塞、腹腔及下肢动脉栓塞、肺栓塞或心脏压塞症状)而确诊。左心室壁内包虫囊肿破裂的风险是右心室壁内10~20倍,一般左心室的囊肿会穿孔于心肌外,导致急性心脏压塞;而右心室的囊肿则会向心腔内破裂,导致严重的过敏反应或肺、脑以及外周动脉的栓塞。此外,囊肿还可能压迫冠状动脉、妨碍瓣膜启闭(如心房包虫病)、阻碍心脏传导(如室间隔包虫病)引发心绞痛、心功能不全、心律失常等各种并发症。

第四节　诊断与鉴别

一、诊断

心脏包虫病的诊断方法很多,如影像学、免疫学检查等,但术后病理诊断仍是"金标准"。临床主要根据:①流行区居住,犬、羊等动物接触史;②实验室相关检查阳性;③包虫病典型的影像学表现;④病原学检查:如合并肺包虫,有时在咳出物或胸水中能查到囊肿碎片及子囊、头节或小钩蚴。这些均有助于心脏包虫病的诊断判断。

心脏包虫病影像学分型主要为单纯囊肿型和多子囊型,有时可见囊肿的钙化。

1. X线　常规X线对心脏包虫病的诊断有限,可显示为心影增大、变形,突出于心脏轮廓之外的单发或多发团块影,边缘光滑锐利,有时呈分叶状,心脏搏动减弱或异常。

2. 超声　心脏彩超能清晰显示包虫囊肿的形态结构、部位、大小和数量,是首选的检查方法。尤其对多子囊型可显示其子孙囊的分布排列情况,对单发囊肿可显示其双层壁征,并能反映囊肿破裂和钙化。心脏搏动时,囊肿不随心肌舒缩运动而呈推移改变,经食管超声的灵敏度优于经胸超声,可发现直径<0.5cm的囊肿,并可对其精确定位。术中经食管超声可指导手术切除范围,避免因囊肿切除而致室壁破裂及瓣下装置损伤,可判断有无残余囊肿组织。

3. CT　单纯囊肿表现为囊状低密度团块影,囊壁完整光滑,有时可见钙化,多子囊型可于母囊内见多发小圆形囊状低密度影,边缘光整,增强扫描时两型都无强化(图14.4.1~图14.4.3)。

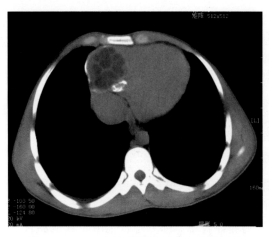

图 14.4.1 CT 平扫纵隔窗示右心室外侧壁多子囊型包虫

部分囊壁可见线状及斑片状钙化

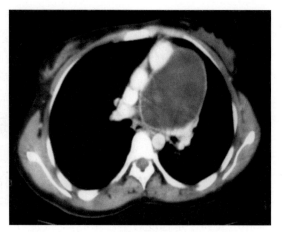

图 14.4.2 CT 增强纵隔窗示主肺动脉窗单纯囊肿型包虫

囊壁光整,轻度强化,右心室、升主动脉、上腔静脉受压轻度移位

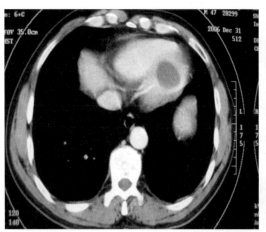

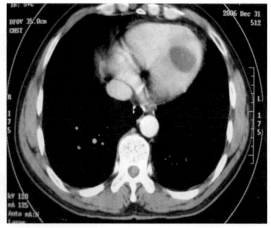

图 14.4.3 CT 增强扫描示左室壁包虫囊肿

病灶内信号均匀、边界光整,无强化

泡型包虫病表现为混杂密度团块,CT 值 26~42Hu,其内可见聚集在一起的低密度小囊泡,颗粒状或斑片状的钙化。CT 在显示包虫囊肿、囊内容物、囊壁钙化及发现心外囊肿方面有独特的价值。

4. MRI 对心脏包虫极具诊断价值,尤其是对体积较小的包虫及其子囊的显示较为清晰。并且能明确心脏包虫发生的具体部位,区分心包、心肌和心腔包虫。单囊型表现为心脏某部局限性膨隆,边缘光滑,轮廓清晰,囊壁双层结构。囊壁 T_1WI、T_2WI 为环状低信号,囊液呈长 T_1 长 T_2 信号影。多子囊型见母囊内多发大小相近、呈玫瑰花瓣状或多房状排列的长 T_1 长 T_2 信号的子孙囊,囊肿破裂感染时呈不均匀信号,壁不连续。当超声、CT 不具特征时,MRI 仍可显示囊壁及小囊,但 MRI 钙化显示不及 CT、超声和 X 线(图 14.4.4)。

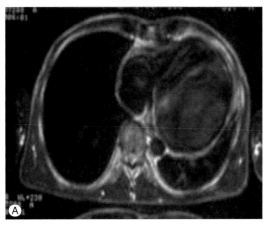
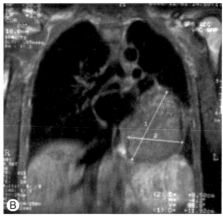
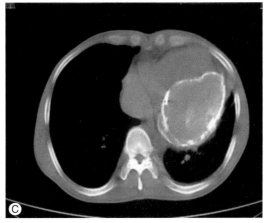

图 14.4.4　MRI

A、B. T₁WI,心脏体积增大向左移位,左心室后外侧壁膨隆,见巨大包虫囊肿,向内突入左室腔,病灶边界光整,T₂WI 囊壁呈低信号,囊内呈稍高信号;C. CT,显示病灶边缘不规则、厚薄不均壳状钙化

心脏包虫病一般具有影像学表现特征,结合疫区生活史和实验室检查多可做出诊断。需要注意的是,当检出心脏包虫病时应进一步检查全身其他脏器如肝脏等有无合并的包虫病,以免漏误诊。对来自包虫病流行区和有密切犬、狐、牛、羊等接触史的患者,更应予以关注。

5. 心电图检查　一般表现为非特异 ST 段和 T 波改变,可见室性早搏,束支传导阻滞等心律失常

二、鉴别诊断

心脏包虫囊肿需要与心脏黏液瘤、心肌肿瘤等鉴别。黏液瘤是常见的心脏肿瘤,好发于心房,有一长蒂连于心脏房室内壁,瘤体随心脏收缩、舒张在心脏内往返摆动,而心脏包虫为心脏某部局限性膨隆,边缘光滑,轮廓清晰,囊壁双层结构或有若干子囊。

第五节 治 疗 原 则

一、药物治疗

20 世纪 80 年代初，WHO 协调的多中心临床研究证实苯并咪唑类（benzimidazoles，BZD）的阿苯达唑和甲苯咪唑对包虫有效，目前主要的抗包虫药物为阿苯达唑。指导手册中建议药物治疗只应用在不能接受手术的原发性心脏或肺棘球蚴病患者以及侵犯 2 个或 2 个以上器官的多发病患者。由于药物治愈率低下，临床仅作为一种辅助治疗方法。

二、手术治疗

目前，手术仍是治疗心脏包虫病的首选方法，并可结合药物辅助治疗。手术的原则是完全摘除内囊，并防止囊液外溢，以免引起过敏反应和棘球蚴头节的播散。

第六节 手术适应证与禁忌证

一、适应证

1. 单发性或多发性心脏包虫能手术摘除者。
2. 心肺功能良好，不合并其他重要脏器严重疾病，能耐受手术者。

二、禁忌证

1. 心脏多发性广泛性肺包虫无法手术清除者。
2. 心肺功能差或合并其他重要器官系统严重疾病，不能耐受手术者。

第七节 手 术 方 法

手术方法包括包虫内囊完整切除和内囊穿刺切除。

1. 表浅且较小（<4 cm）的心肌棘球蚴囊肿可采用心脏不停跳下内囊完整摘除术。
2. 对较大或较深的囊肿采用心脏停跳下内囊穿刺摘除手术。

胸骨正中切口能提供最佳暴露，有助于全面探查心肌及心包囊肿，可以随时采用体外循环保证手术的彻底性及安全性。

心脏棘球蚴手术的主要风险是在未有效处理内囊之前，内囊发生破裂，囊液进入循环系统或纵隔、心包，造成急性过敏反应、播散和复发。因此术中充分显露囊肿后要用 10% 高渗盐水纱布保护术野，并准备好吸引器，防止囊液外溢。内囊取出后，外囊壁尽量一并切除，并使用 10% 高渗盐水反复冲洗残腔，确保杀死外溢的棘球蚴头节。残腔直径 >3cm 者应该将其缝闭。

为避免损伤冠状动脉,选择切口时应尽量避开冠状动脉走行区,缝闭残腔时也应注意进针的位置及深度。部分患者采用内囊穿刺摘除术治疗后复发,可能为摘除内囊时内囊壁与周围组织粘连,牵拉时破裂,污染心肌组织,原头蚴种植所致。多采用棘球蚴内囊穿刺摘除术或者整个棘球蚴囊肿连同部分心包一并切除术。棘球蚴囊肿直径 >8cm 者行内囊完整摘除术时内囊破裂风险较大,需慎重选择术式并注意保护术野。发生于心房、右心室、房间隔的棘球蚴囊肿多突向心腔内,手术需在体外循环下进行,一般经上下腔静脉插管建立体外循环,低温体外循环心脏停搏后,做右心房切口,探查棘球蚴囊肿时需动作轻柔,并用 10% 高渗盐水纱布条填塞保护三尖瓣口及冠状静脉窦口。

术中预防心脏棘球蚴播散复发的重要措施是采用能有效杀灭原头蚴的溶液浸泡冲洗囊腔,如 1.2%~2.0% 甲醛溶液或过氧化氢、70%~95% 无水乙醇溶液、1% 碘液或 5%~20% 高渗盐水都可以用来杀灭原头蚴。现在主要用 10% 高渗盐水,不用甲醛溶液或无水乙醇,因为考虑到后两者如果入血可能会对机体产生不良影响。

第八节　术后并发症

1. **过敏性休克**　可在穿刺一开始或手术过程中出现,多由囊液外溢导致过敏性休克,表现为患者突然血压和血氧饱和度下降,可伴有全身皮疹。如果囊液大量进入血液循环常可出现严重的过敏性休克,甚至死亡。处理时积极抗休克治疗:静脉应用地塞米松 10mg。另外,为预防过敏性休克的发生,可给予术中预防性使用 100mg 氢化可的松抗过敏。

2. **复发或种植**　由于各种原因所导致的棘球蚴囊破裂,可造成继发性棘球蚴种植或复发。视病情可二次或多次手术治疗,复杂心脏包虫术后为预防复发和种植可给予阿苯达唑片口服。

(杨林江　马胡赛　徐辉)

参 考 文 献

［1］唐桂波.实用包虫病影像学.北京:人民卫生出版社,2013.

［2］温浩,徐明谦.实用包虫病学.北京:科学出版社,2007.

［3］温浩.包虫病学.北京:人民卫生出版社,2015.

［4］孙绪荣.心脏、心包细粒、泡状棘球蚴病的影像学表现.中国医学影像技术,2005,21 (5): 715-717.

［5］孙绪荣,蒋黛蒂,汪洁,等.X 线、B 超诊断心脏包虫病 3 例.中国医学影像学杂志,2001,9 (1): 78-79.

［6］孙绪荣.心脏心包包虫病影像学诊断 (附 6 例报告).新疆医学院学报,199316 (3): 245-247, 271.

［7］Maffeis GR, Petrucci O, CarandinaR, et al. Cardiac echinococcosis. Circulation, 2000, 101 (11): 1352-1354.

［8］Gossios K, Passas G, Kontogiannis D, et al. Mediastinal and pericardial hydatid cysts: an unusual cause of circulation collapse. AJRAm J Roentgenol, 2003, 181 (1): 285-286.

［9］方昆豪.泌尿生殖系统疾病影像诊断图谱.广州:广东科技出版社,1998.

［10］Kalovidouris A, Plssiotis C, Pontifelx G, et al. CT characterization of multivescular hydatid cysts. J

Comput Assist Tomogr, 1986, 10 (3): 428-431.

[11] 李莉, 洪润环, 刘文亚. 肾包虫囊肿的 CT 诊断. 中国医学影像学杂志, 2002, 10 (3): 187-189.

[12] 周春芳, 周华, 马瑰玫. 肾脾包虫囊肿的影像学诊断. 中国实用医药, 2009, 4 (10): 72-73.

[13] 路融, 王希锐, 董进义, 等. CT 诊断纵隔包虫囊肿 1 例. 中国医学影像学杂志, 2001, 9 (5): 359.

[14] 张林, 王成伟, 宋发亮, 等. 纵隔棘球蚴病的 CT 表现. 放射学实践, 2005, 20 (11): 969-970.

[15] Jamil F, Navin C, Thakur AC, et al. Echocardiographic detection of intramyocardial coronary obstruction produced by pericardial hydatid cyst. Echocardiogr Mo Kisco N Y, 1997, 14 (5): 459-460.

[16] Marci M, Ajello A, Finazzo F, et al. Cardiac echinococcus complicated by ventricular tachycardia. Echocardiography, 2001, 18 (7): 613-615.

[17] Erkut B, Unlu Y, Ozden K, et al. Cardiac echinococcosisrecurrent intramyocardial-extracardiac hydatid cysts with pericardial protrusion. Circ J, 2008, 72 (10): 1718-1720.

[18] Erentuğ V, Bozbuğa N, Kirali K, et al. Cardiac hydatid cysts: surgical treatment and results. J Card Surg, 2004, 19 (4): 358-360.

[19] Kabbani SS, Ramadan A, Kabbani L, et al. Surgical experience with cardiac echinococcosis. Asian Cardiovasc Thorac Ann, 2007, 15 (5): 422-426.

第十五章　多脏器和腹盆腔包虫病

第一节　概　　述

包虫病可发生于人体任何组织器官,也有人称其为全身性疾病。可单独发生于某一器官如肝脏、肺脏或脾脏,也可同时或先后发生于多个组织器官,如肝包虫合并肺包虫、脾包虫、腹盆腔包虫等。临床上最常见类型为细粒棘球蚴引起的囊型包虫病,而泡型包虫病则几乎均为肝泡型包虫病转移或直接浸润蔓延而来,据青海省人民医院多年来资料和各地报道,在包虫病高发流行区,时常看到腹部膨隆、面容消瘦、营养不良的中晚期包虫患者病例,经检查诊断为多脏器包虫病或多发包虫病。由于患者病情复杂,身体虚弱,大多失去手术治疗机会,只能行姑息性治疗,给患者带来极大的身心痛苦。

根据青海省人民医院资料和文献报道统计,多脏器包虫病以肝包虫合并其他脏器包虫最为多见,占 2.43%~85%,腹盆腔包虫病占 3%~10%,虽差别较大,但说明包虫病多脏器侵犯的高比例和严重性。因病变位于多个脏器、多个部位,或与周围组织广泛粘连、挤压,临床上往往难以明确原发部位,也无法区分原发感染或继发感染,治疗困难、预后不佳。

第二节　发 病 机 制

原发性多脏器和腹盆腔包虫病是指六钩蚴直接入侵生长发育而形成,少数六钩蚴经肝脏随血流入右心到达肺脏,或通过肺毛细血管筛阻进入左心,经体循环到达全身各个部位,同时或先后发育生长形成多脏器包虫病,最常见的是肝包虫合并肺包虫、脑包虫和腹盆腔脏器包虫等,也有许多令人意外的脏器如与肾脏、脾脏、乳腺等脏器包虫共存。原发血行感染所致多脏器包虫病,大多为囊型包虫病,泡型包虫病罕见。

继发性多脏器和腹盆腔包虫病则为肝或腹部其他脏器包虫破裂或手术(也可能为多次手术)中囊液外溢,头节、子囊种植生长而引起的广泛性病变,常见的种植生长部位为大小网膜、膈下、肠系膜、腹腔与腹膜、盆腔脏器周围、子宫直肠陷窝等处。腹腔包虫亦可再次破裂反复种植并感染,因此,腹、盆腔包虫往往与肝包虫或其他脏器包虫共存,形成多脏器包虫病,其特点为多发病灶,以单纯型囊肿或多子囊型为主,也可见两种类型共存现象。而原发性单独存在的腹盆腔包虫病相对少见,约占 15%,此时病灶多为单发囊肿。

总之,多脏器和腹盆腔包虫病有许多共有特点:①病变数量多,往往难以明确计数,部分患者囊肿可达数百个。②分布范围广甚至占据整个腹盆腔。③病变类型多样,以单纯囊肿型和多子囊型为主,生物学活性高,少数可合并感染或钙化。④大多有肝或腹盆腔包虫手术史,手术次数越多,病情越重、越复杂。在有手术史病例中,多数患者初次手术时,病变往往局限于一两个脏器,并可计数。术中若病变残留或囊液外溢播散至腹盆腔脏器,则形成新的病灶并引起腹膜和脏器广泛粘连,可见术后复发或种植播散的严重性。⑤多数病例无法区分原发感染或继发播散,难以明确首发病变部位。⑥临床治疗困难,预后不佳。

第三节　临 床 表 现

原发性多脏器和腹盆腔包虫病患者一般病程较长,早期常无明显症状,继发患者大多有肝包虫或其他脏器包虫病手术史(甚至多次手术),或包虫破裂史。囊液外溢播散、种植生长,可发生在腹盆腔任何部位,如结肠旁沟、肝肾下间隙、肠袢间、网膜膀胱及子宫附件等。临床表现和症状随病变部位、大小和病程长短有关,一般中晚期腹盆腔多发包虫病患者,有腹胀、腹痛、不思饮食、消瘦、贫血等恶病质表现。由于包虫囊肿占据大部分腹腔至腹部膨隆,可如孕足月大小,病变与周围组织广泛粘连并产生明显压迫症状,如膈肌升高至呼吸困难、不能平卧;压迫肠道可表现为机械性肠梗阻等一系列症状和体征;压迫泌尿系统或盆腔可出现泌尿系刺激症状,如尿频、尿急等。少数病变可破入腹腔、穿破肠管或阴道,引起急性过敏反应和急性腹膜炎改变。

第四节　诊断与鉴别

一、诊断

1. 临床有肝和其他脏器包虫病史,或包虫病手术史。

2. 部分患者有包虫病破裂史。

3. 影像学检查明确诊断。

(1)X 线:普通 X 线对腹、盆腔包虫病诊断价值有限,有时可见因包囊破裂形成的液 - 气平面,消化道造影时可见邻近器官受压移位,当发现有弧形或球形钙化时有诊断价值。

(2)超声和 CT:是诊断腹盆腔包虫病的主要方法,二者可清晰显示病灶分布情况、数量及其与邻近组织的关系。B 超对囊肿特有的"双层壁"结构显示清晰且优于 CT。对多子囊型,B 超和 CT 均可清晰显示母囊内大小不等、密度相近且低于母囊的子孙囊。而 CT 对钙化更加敏感,当囊肿破裂时,部分剥离的内囊游离漂浮于囊液内,并发生卷曲折叠,具有诊断价值。合并感染时,囊液密度增高,CT 增强扫描囊肿壁可轻度强化(图 15.4.1～图 15.4.4)。

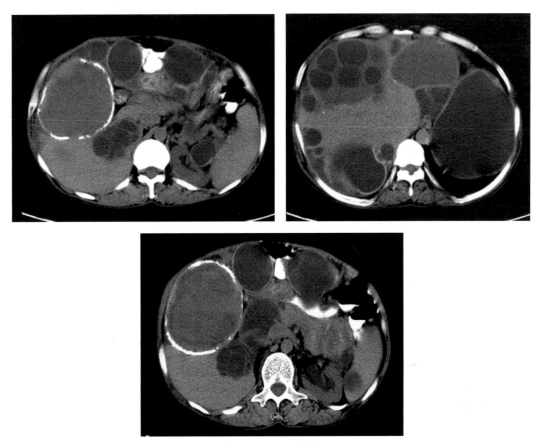

图 15.4.1　CT 平扫

肝、脾和腹盆腔多发包虫病,可见多子囊和蛋壳样钙化

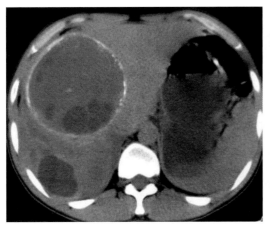 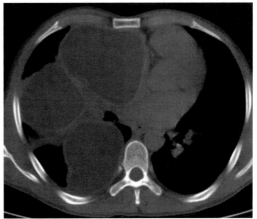

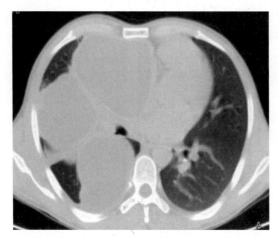

图 15.4.2　CT 平扫
肝、肺和纵隔多发包虫囊肿,多子囊型,部分囊壁有钙化

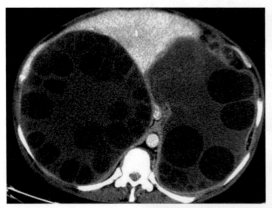

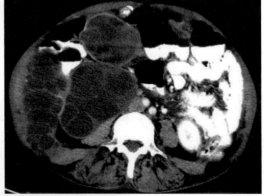

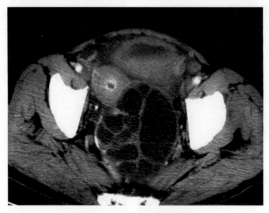

图 15.4.3　CT 增强
肝、腹盆腔多发包虫囊肿,多子囊型

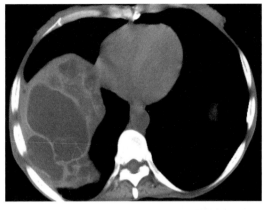
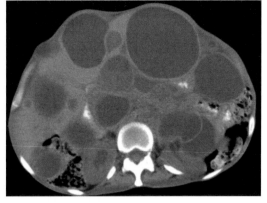
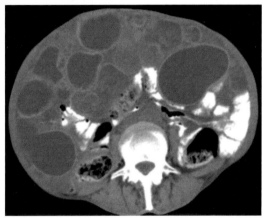

图 15.4.4　CT

肝顶部包虫破裂,腹盆腔广泛种植播散

二、鉴别诊断

腹盆腔包虫主要沿腹盆腔间隙分布,应与局限性包裹性积液、腹盆腔内囊性肿瘤相鉴别。

1. **局限性包裹性积液**　无完整囊壁或壁菲薄,形状不规整,其内有分隔,张力多较小。

2. **卵巢浆液性囊腺瘤**　多单房薄壁,囊液密度或信号不均匀,有时可见细线状分隔。

3. **卵巢黏液性囊腺瘤**　为多房,壁较薄或厚薄不均,囊内密度差别较大,分隔可粗糙,部分厚壁有乳头状突起,可见弧形钙化。

第五节　治疗原则

多脏器和腹盆腔包虫病的治疗原则仍以手术切除为主,由于病灶广泛而多发,且部分患者有多次手术病史,病灶与组织粘连严重,手术多难以完全切除,手术方案视具体情况而异。

原则上对位于网膜和肠系膜的病灶且粘连较轻者,应在分离后做全囊切除;对粘连较重不易分离者,可实施内囊摘除或与周围组织一并切除;对少数广泛、多发病灶,无法切除的病例,本着先易后难的原则,可选择实施部分病灶切除,辅以药物治疗,视情况再决定分期手术。

　　无论实施何种手术,均应严格掌握包虫手术"无囊液外溢""原头节充分灭活""术野隔离保护"三原则。对术前诊断不明的囊性病变严禁穿刺治疗,但对病变晚期无法行手术切除且极度痛苦的患者,我们曾尝试在 B 超引导下,精确针对大的囊肿或多个囊肿穿刺引流减压,可暂时减轻患者痛苦,但需要严格防止囊液外溢而导致的过敏性反应。

(郭亚民　朱文君　贺青蓉　唐桂波　杨国财)

参 考 文 献

［1］陈佩惠. 人体寄生虫学. 4 版. 北京: 人民卫生出版社, 2001.

［2］孔庆勇, 木合塔尔·巴吐汗. 盆腹腔包虫病普通 X 线诊断价值. 新疆医科大学学报, 2008, 31 (1): 86-87.

［3］刘文亚, 谢敬霞, 李莉, 等. 盆腔棘球蚴病的 CT 诊断. 中华放射学杂志, 2003, 37 (1): 79-81.

［4］刘永珉, 罗彩霞, 朱马拜. 女性生殖系统包虫囊肿 21 例临床分析. 实用妇产科杂志, 2009, 25 (10): 627-628.

［5］程传生, 黄婕, 李江涛. 盆腔包虫病与良性卵巢囊腺瘤 MSCT 诊断价值研究. 生物医学工程与临床, 2010, 14 (5): 406-408.

［6］赵振国, 青科, 张拓塞, 等. 腹腔包虫病的 CT 诊断 (附八例报告). 中华放射学杂志, 1998, 32 (4): 272.

［7］中华医学会青海分会. 中国西部医学文集放射分册. 西宁: 青海人民出版社, 2000.

［8］张秋兰, 周豫梅, 王先银. 腹盆腔包虫病的超声诊断及分型的临床价值. 临床超声医学杂志, 2008, 10 (9): 627-628.

［9］曹新献. 新疆兵团农九师医院 760 例包虫病病例分析. 地方病通报, 2005, 20 (2): 80.

［10］唐桂波. 实用包虫病影像学. 北京: 人民卫生出版社, 2013.

［11］温浩. 包虫病学. 北京: 人民卫生出版社, 2015.

［12］McManus DP, Zhang WB, Li J, et al.. Echinococcosis. Lancet, 2003, 362 (9392): 1295-1304.

［13］Gollackner B, Längle F, Aner H, et al. Radical surgical therapy of abdominal cystic hydatid disease: factors ofrecurrenc. World J Surg, 2000, 24 (6): 717-721.

第十六章 罕少见部位包虫病

第一节 概 述

包虫病主要发生在人体肝脏、肺脏、腹盆腔和颅脑等部位,但综合目前文献报道和青海省人民医院研究结果,几乎人体所有脏器均可被包虫所寄生,其中肝脏约占70%,肺约占20%,其余部位约占10%。近些年来,有关不同脏器和部位包虫病的报道也在逐渐增多,如甲状腺、睾丸、眼眶甚至腮腺及皮下等。

从病理上看,罕少见部位包虫病既有细粒棘球蚴引起的囊型包虫病,也有多房棘球蚴引起的泡型包虫病,虽多属个案报道,但一般不为临床所认识而误诊、误治,危害极大,值得引起高度关注。

第二节 发 病 机 制

人体感染棘球绦虫虫卵以后,在消化液的作用下,六钩蚴脱壳而出,经十二指肠壁进入门静脉,大多数滞留于肝脏并在此发育生长,部分随血液入右心到达肺脏,极少部分可通过肺毛细血管筛阻进入左心,然后随体循环到达全身各部位而发病,如甲状腺、腮腺、乳腺等罕少见部位。少数患者可由相邻部位包虫直接浸润而来。病理上,以囊型包虫病多于泡型包虫病。据国外Barret和Thomas报道,不同部位包虫囊肿所占比例分别为肝脏60%、肺脏30%、肾脏2.5%、心脏2.5%、心包2%、脾1.5%、肌肉1%、脑0.5%。国内相关文献报道数据因地域差别而不同,肝脏65.5%,肺脏20%,腹盆腔5.48%,胸腔3%,脾2%,脑0.9%,骨0.8%,肌肉皮下0.5%,眼眶0.45%,心脏0.15%,甲状腺0.15%,其他0.8%,孤立性乳腺受累仅占0.27%。青海省人民医院统计结果为,肝脏78%、腹腔8.3%、盆腔4.7%、肺脏3.5%、脾1.3%、脑0.8%、胸腔0.6%、椎体0.4%、肾脏0.2%、肾上腺0.2%、腹壁0.2%、骨0.2%、纵隔0.2%、附件0.2%、子宫0.2%、膀胱0.2%、腹膜后0.2%、腰背部0.2%、膈肌0.2%、左大腿0.2%。

上述各家报道数据因地理环境、流行区域及病例数不同而有所差异,但真实反映了人体包虫病可发生于任何组织器官的实际情况。

第三节　影像学诊断

　　不同部位包虫病影像学表现以其寄生时间、虫属类型、病变大小和分型不同而有所差异。但由于包虫病特有的病理生长方式,决定了其无论在任何罕少见部位的生长、发育、演变过程均与肝脏等常见部位包虫病相互一致。又由于缺乏肝包虫那样良好的生长环境,因此其病理表现可能仅为其生长过程中的某一阶段而非完整演变过程。影像学可依照常见部位包虫病表现及分型做出诊断。囊型包虫病以多子囊型和单纯囊肿型多见,可见母囊内呈"花瓣状"或"车轮状"等多种形式排列的子囊孙囊,并可见"双层壁"样结构,囊壁可有钙化。而泡型包虫病则多由血行转移而来或邻近脏器直接侵犯,表现为实性不均匀肿块,浸润性生长,边缘界限不清,其中可见坏死液化和不规则钙化,MRI T_1WI 和 T_2WI 均呈低信号是其特征。

　　在检查方法的选择上,应尽量避免 X 线和 CT 对某些敏感腺体器官的副作用,首选 B 超并辅以实验室检查,必要时再根据具体病变部位选择 CT、MRI 或 PET-CT,少数诊断困难者需结合相关实验室检查和流行区生活史综合判断(图 16.3.1~ 图 16.3.6)。

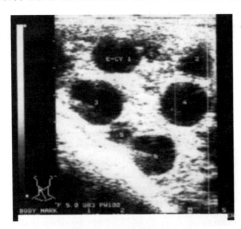

图 16.3.1　甲状腺包虫
B 超示多子囊型改变,子囊大小形态相似

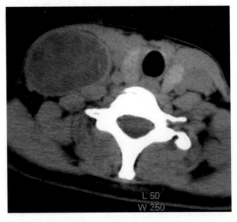

图 16.3.2　右胸锁乳突肌包虫
CT 示多子囊型改变

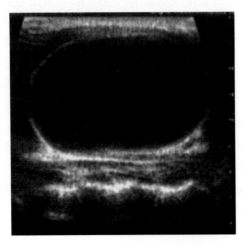

图 16.3.3　CT 示右颈部包虫,单纯囊肿型

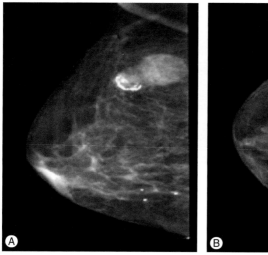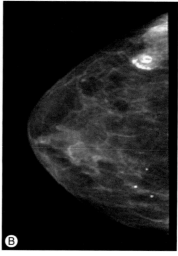

图 16.3.4 右乳腺囊型包虫
A、B. 钼靶 X 线示感染、钙化

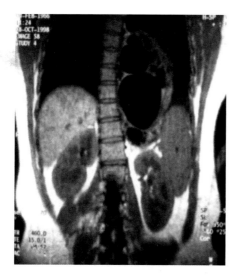

图 16.3.5 CT 示纵隔包
虫病,多子囊型

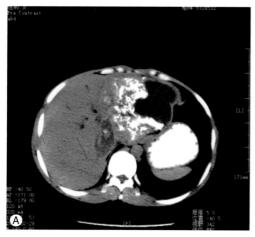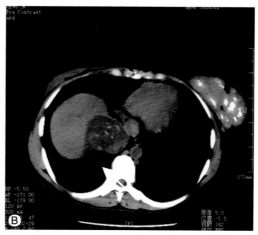

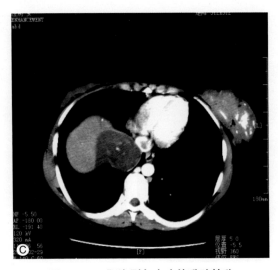

图 16.3.6　肝泡型包虫病伴乳腺转移

A~C. CT 示肝内多发病灶下腔静脉"虫栓"形成，左侧乳腺内不规则肿块伴钙化

第四节　治　疗　原　则

罕少见部位包虫病的治疗目前均以手术切除为首选方法，具体应根据不同组织器官、虫属种类和病变范围大小设计手术方案，可参考肝包虫病方法，原则上应在最大程度切除病变的情况下保留器官功能。

（张　强　巨占盈　杨明飞　田凤选　唐桂波）

参 考 文 献

［1］李俊华. 人体少见部位包虫病的 CT 表现. 医学影像学杂志, 2011, 21 (1): 69-71.

［2］蔡静, 叶慧. 肾上腺泡性包虫病 1 例报告. 四川大学学报（医学版), 2010, 41 (5): 830.

［3］普布, 拉永. 4 例少见部位包虫病的超声诊断. 中国临床医学影像杂志, 2004, 15 (6): 305.

［4］李强, 葛箭. 臀部包虫 1 例. 宁夏医学杂志, 2006, 28 (7): 485.

［5］李海涛, 吐尔干艾力, 邵英梅, 等. 多器官泡状棘球蚴病的诊断治疗. 中华消化外科杂志, 2007, 6 (3): 184-187.

［6］鲍海华, 马立公. MRI 诊断椎管内硬膜下包虫一例. 临床放射学杂志, 1999, 18 (12): 774.

［7］孙家骏, 李金福, 辛骥. 实用包虫病外科学. 西宁: 青海人民出版社, 1995.

［8］唐桂波. 实用包虫病影像学. 北京: 人民卫生出版社, 2013.

［9］温浩. 包虫病学. 北京: 人民卫生出版社, 2015.

［10］唐桂波. 包虫病影像诊断图谱. 北京: 人民卫生出版社, 2015.

第十七章　小儿包虫病

第一节　概　　述

包虫病可发生在任何年龄、任何器官、任何民族和任何性别,严重危害人类的身心健康。既往有关包虫病的研究报道,大多重点关注成年人,文献报道和青海省人民医院 30 余年研究发现,我国西北地区小儿包虫病一直处于高发状态,在新疆、青海及青、甘、川三省交界区,小儿包虫病感染率和发病率呈增加趋势,并在近些年包虫病普查中,经常发现不同年龄组的小儿包虫病患者,甚至是婴幼儿,最小年龄刚 6 个月,以 8~14 岁年龄段最为多见,10 岁以下儿童占包虫病总患病率的 0.6%~12.3%,4 岁以下小儿少见,包虫已成为除细菌、病毒外,儿童感染性疾病的常见病原体,严重危害儿童健康。文献报道曾发现两岁多小儿包虫病患者其囊肿直径达 10cm,术中抽出 1 200ml 囊液。据此推测小儿包虫囊肿增长速度较成人快,每年增长 1~5cm,故其在出生后即可能感染。

目前国内尚缺乏有关小儿包虫病的准确资料,各地文献报道较少且有差异。此前研究证实包虫病多在儿童期感染,青壮年发病,因此,关注和研究小儿包虫病及其特点,对包虫病的防控十分重要。

第二节　发　病　机　制

包虫病主要经消化道感染,与饮食和卫生习惯有密切关系,在流行区,小儿经常与犬和牛羊等家畜玩耍嬉戏,自身感染的概率很大,或误食含有虫卵的食品和饮水而感染。而对婴幼儿来讲,则多为间接接触感染。虫卵在消化液作用下,在十二指肠孵化成六钩蚴,蚴脱壳进而穿过肠黏膜,经肠系膜上静脉进入门静脉系统,因门静脉特殊解剖结构,其两端皆为毛细血管末梢,故而使幼虫大部分被阻留于肝脏内,发育成包虫囊肿,少数则通过肝静脉和右心到达肺脏、再经过体循环到达全身各个器官。因此小儿包虫病最常见为原发血行感染,以肝包虫病为主,约占 90%,且病灶常为多发。其次为肺包虫病、脑包虫病和脾包虫病等,多脏器同时感染发病比例高达 21%~63%。此外,资料显示小儿甲状腺、睾丸、骨骼和肌肉软组织等部位也有感染。

包虫病终末宿主为犬,人为中间宿主。然而,人体感染后能否发病,还取决于人体暴露于具有感染力虫卵的量和虫卵通过组织屏障并抵抗宿主早期炎症反应的能力。小儿尚处于生长发育阶段，各项生理功能不健全，机体抵抗力差，棘球蚴感染后生存能力强，易在体内生长发育，此外，小儿循环血量大、组织含水量高，也有利于包虫囊肿的生长。

从病理类型上看，小儿包虫病以细粒棘球蚴引起的囊型包虫病为多见，占90%~98%，随着包囊的不断增大，可对周围组织产生压迫而出现各种症状。多房棘球蚴引起的泡型包虫病少见，主要发生在肝脏，约占10%。泡型包虫病对人体的危害性更大，包囊向囊外芽生蔓延，似肿瘤样浸润，并引起严重后果。患者感染后早期病灶较小，潜伏寄生，病程缓慢，而不为患者所知，数年后甚至成年后发病。研究认为包虫病一般多发生于成人，但感染的高峰期主要在儿童，发现时则多为病变中晚期，后果严重、治疗困难。

第三节 临 床 特 征

小儿包虫病大多为原发性血行感染，同时存在多次重复感染的可能性，以及原发感染包虫破裂种植播散的继发感染。其病理变化和生物学演变过程与成人相同，但由于感染期较短，寄生虫发育早期和良好的生活环境，小儿包虫病以单纯囊肿型为主，约占90%，其次为多子囊型，占4%~10%，罕见有实变和钙化类型，此点与成人有极大差异，提示小儿包虫有较强的生物学活性和生长发育能力，但一般不能在小儿体内完成其感染、生长发育、蜕变衰亡的整个生物学演变过程。

包虫病在人体内生长速度常常十分缓慢，研究认为其在人体内生长速度为2~4cm/a。与成人不同，小儿包虫病尤其是肝、肺包虫病生长速度较快，常有文献报道2~6岁小儿包囊直径达10~20cm，抽出囊液达1 200ml的病例。但在包虫病史长达十几年的成人，囊肿大小仅有5cm左右，可见包虫的生长速度是不一的。

临床症状主要取决于包囊的寄生部位、大小及对周围组织器官的压迫情况。体积不大的蚴囊侵犯破入细小胆管和支气管者相对较少，所以囊肿继发感染患儿少见。但儿童运动活跃，外伤机会较多，囊肿破裂种植感染的机会较成人增多，故小儿多脏器包虫比例较高。而在骨、关节等部位，则表现为骨质的破坏，危害极大。

简而言之，小儿包虫病其寄生部位、患儿年龄及病程长短等因素，均可影响包虫囊肿生长速度和临床表现。

一、小儿肝包虫病
(一) 概述

小儿包虫病最多见为肝包虫病，为53%~75%，又以囊型包虫病占绝大多数，男性多于女性，其中7~14岁的患儿居多。包虫囊肿在寄生过程中，生长速度比成人快，容易通过肝脏屏障随血流到达全身，或包囊破裂播散。近半数的肝包虫囊肿为多发囊肿或合并其他脏器包虫，这可能与多次感染或者一次多量包虫虫卵感染以及儿童免疫力低下等因素有关。由于处在感染早期，病理和影像学多为高活力状态的单纯囊肿型。

小儿肝脏血运丰富，结构较成人疏松，包囊生长速度较快，大的包虫囊肿很常见。囊液分泌多，张力大，囊壁薄，发生破溃腹腔种植转移的概率高于成人，但实变和钙化少见。

小儿肝泡型包虫病虽然少见,但严重影响其身心发育和健康,预后不良,应给予高度重视。

（二）临床特征

1. 肝脏肿大　感染早期,包囊体积小、囊液分泌少,临床多无明显症状,随着囊肿不断增大或囊肿多发,压迫肝组织或胆道系统,引起肝脏肿大,并在肋下缘触及。由于小儿肋骨有弹性而腹壁薄弱,肿大的包囊往往将右季肋部抬高隆起,肋间隙增宽,巨大者甚至出现全腹膨隆(图 17.3.1)。

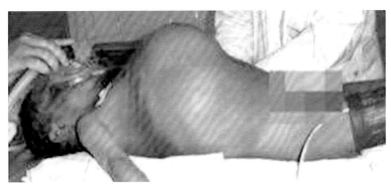

图 17.3.1　腹部多脏器包虫病,全腹膨隆

2. 右上腹疼痛　囊肿推挤压迫肝脏膨胀,出现肝区隐痛,行走时坠胀不适,上腹部胀满,食欲减退。

3. 黄疸　包虫压迫胆总管可引起梗阻性黄疸。

4. 发育不良　肝包虫病影响患儿发育,导致患儿营养不良、贫血、消瘦体弱。如病程较长合并巨大或者多发的肝包虫,可压迫肝实质而使门静脉回流受阻,引起门静脉高压症或海绵样变性,出现脾大、腹水、腹壁静脉怒张、浮肿、黄疸等,同时合并瘦弱全身慢性消耗状态,称之为"包虫恶病质"。如果肝门病灶压迫下腔静脉,可导致 Budd-Chiari 综合征。

（三）肝包虫病并发症

1. 囊肿感染　小儿肝包虫病合并感染的概率较成人低,这是由于病史较短,寄生虫生长活力较强的缘故。并发感染的原因主要是病程较长所致的胆汁漏,胆汁液促使包虫蜕变坏死、活力减低,胆道中的细菌随着胆汁漏出包虫囊内而引起继发感染。合并感染后症状与阿米巴性肝脓肿相似,全身炎症反应严重,畏寒高热,白细胞增多以及出现毒血症症状,而且呼吸活动受限,可有胸膜炎症反应。

2. 囊肿破裂　小儿包虫囊肿破裂比成人多见,尤其破入腹腔的机会比成人多。小儿包虫囊肿常较大、囊壁菲薄,当囊内外压力改变时可自发破裂。同时小儿自我保护意识差,外力挤压和外伤也可导致囊肿破裂。肝包虫破裂是较严重的并发症,包囊破裂后,囊液外溢,碱性囊液(pH 值可达 7.8)中的异体蛋白对腹膜的刺激较大,可引起急腹症。包虫囊液还可引起过敏反应,轻者出现皮肤瘙痒、红斑、荨麻疹或者胸闷、恶心呕吐等不适,严重者甚至出现过敏性休克。如果包虫破入胆道,阻塞胆管可引起急性梗阻性化脓性胆管炎(acute obstructive suppurative cholangitis, AOSC)。破入胸腔,可形成包虫 - 膈肌 - 胸腔瘘等。

二、小儿肺包虫病

（一）概述

小儿肺包虫病较成人多见,发病率仅次于肝包虫病居第二位,占21.84%,有研究显示肺包虫病感染高峰期主要发生在儿童,也有人认为在小儿包虫病中,肺脏比肝脏更容易受累。目前发现最小的患儿年龄是2岁。小儿肺包虫病几乎均为细粒棘球蚴引起的囊型包虫病,占90%~98%。多房棘球蚴引起的肺泡型包虫病罕见。

小儿肺包虫病多为原发血行感染,小儿与犬和牛羊等动物接触机会多,误食含有虫卵的食物后,在消化液作用下,六钩蚴在十二指肠内脱壳而出,经门静脉系统进入肝脏并大部分被阻留于肝内,少数则通过肝静脉和右心到达肺脏生长发育。近年来,也有研究报道虫卵可经呼吸系统而感染。

小儿肺组织疏松,水分含量高,阻力较小,且血供丰富,营养充足,又处于负压的胸腔中,为包虫病的生长发育和扩展提供了有利空间,六钩蚴随血流播散,往往滞留于肺毛细血管端,故肺包虫囊肿多发于两肺周边或近表面,右肺多于左肺,下叶多于中上叶,以单发囊肿多见。小儿肺包虫的生长速度较肝包虫快,平均每年增大2~4cm,囊肿往往较大,最大可达10~20cm,而囊壁薄弱容易破裂。

肺包虫囊肿压迫支气管及正常肺组织,导致局部肺组织不张,刺激儿童咳嗽,部分气体可随咳嗽进入内外囊之间,通过振动使内外囊分离,直接导致肺包虫内囊的营养供应不足,抑制其生长。

肺包虫囊肿容易发生破裂,究其原因,一是囊肿生长速度较快、囊壁薄弱,当囊肿增大到一定程度时因囊内外压力差改变引起破裂,文献报道在6~10cm时极易破裂,也有人认为当囊肿达到3~4cm时就会发生破裂;二是囊肿多靠近肺表面,外伤挤压、咳嗽等剧烈活动而破裂;三是囊肿在生长过程中可侵犯或直接穿破支气管,外囊壁上的支气管开口也可将细菌带入,使内外囊及周围组织坏死溃烂,最终使囊肿破裂。囊肿一旦破裂,表现为剧烈的咳嗽,有大量清水样囊液及粉皮样物咳出,是其典型表现,具有诊断价值。破裂后可出现严重过敏反应,如呼吸道梗阻、肺水肿、肺出血等症状。内囊破裂,易出现感染,囊液和内囊皮随之进入外囊和支气管,导致气胸、支气管胸膜瘘等,从而引起一系列并发症(如继发肺脓肿、长期咳脓痰,经久不愈)。囊液进入血液后可随血液传播至全身引起继发性多脏器包虫病。

（二）临床特征

小儿肺包虫病早期多无临床症状,尤其是在无包虫内囊破裂的情况下,但通常认为小儿肺包虫早于肝包虫出现临床症状,大多数患儿是在包虫病筛查或其他原因行胸部X线或CT检查时发现。无破裂的肺包虫患儿当囊肿大到压迫邻近组织时,会出现胸痛、咳嗽、胸闷气短等症状,严重时出现乏力、恶心呕吐等全身中毒症状。也有个别肺下缘包虫囊肿较大但无明显表现。

突出于肺表面的包虫囊肿可与胸壁产生纤维性粘连,出现隐痛和刺痛,挤压到肺组织至小支气管被推压扭曲、移位,出现刺激性咳嗽。巨大的肺包虫囊肿可占据大部分胸腔,压迫致肺不张,胸廓隆起变形,出现胸闷气促、呼吸困难、呼吸音消失、叩之呈浊音。部分小儿有发育异常。

囊肿破入支气管时,子囊及头节外溢,患儿出现过敏反应(如皮肤潮红、荨麻疹和喘息),严重的可过敏性休克。破裂的内囊碎片可随囊液和头节等一起咳出,呈粉皮样物。囊肿破裂感染的,有发热、咳黄痰等肺部炎症及肺脓肿症状。

三、小儿脑包虫病

(一) 概述

颅脑是包虫好发和寄生的器官之一,脑包虫占人体包虫病的 1%~4%,仅次于肝、肺和腹腔包虫病而居第四位。脑包虫好发于儿童和青少年,文献报道是成年人脑包虫的 4~7 倍,最小发病年龄仅为 2 岁,视不同流行区域各家报道有所不同。在我国西北包虫病严重流行区,尤其是新疆、青海、西藏和青、川、甘三省交界区,脑包虫的发病率要明显高于其他地区。需要重点关注的是,小儿脑包虫病大多为原发血行感染的囊型包虫病,脑泡型包虫病罕见;而成人脑包虫病除原发血行感染的囊型包虫病以外,肝泡型包虫病血行转移引起的脑泡型包虫病也比较常见。小儿脑包虫病在感染类型、感染方式和治疗方法及预后方面与成人均有很大不同,值得进一步深入研究。

小儿脑包虫病多为单发囊肿,少数为多发,可发生在脑内任何部位,多分布在幕上大脑中动脉灌注区,靠近脑表面,以顶叶、颞叶多见,也可幕上、幕下同时发生。个别病例可发生在脑室和硬膜外等部位。包虫在小儿脑内的生长速度明显大于成年人,多在 1~5cm/a,囊肿最大可达10cm 以上,甚至占据半个颅腔。影像学分型上,以单纯囊肿型居多,其次为多子囊型,显示小儿脑包虫具有较强的生物学活性,并在术中囊液检查中发现数量较多的原头蚴,实变钙化少见。

以青海省人民医院研究资料和文献报道来看,小儿脑包虫囊肿在体积和生长速度方面,都大于成人,虽属良性病变,但致残率较高,因此,早期诊断和手术治疗十分重要。

(二) 临床特征

脑包虫病的临床表现与病灶部位、病灶数量、病程长短和虫属类型有直接关系。早期包囊较小多无明显异常,待出现临床症状时,包囊往往体积较大,主要为包囊膨胀性生长、占据一定空间致颅内压增高引起的一系列症状和体征。最常见的初始表现是头疼和癫痫发作,以及恶心呕吐、偏身感觉和运动障碍、偏瘫、视力减弱和视乳突水肿等。儿童由于颅缝骨化不全,颅压增高可使颅缝绽开增宽,颅腔代偿性增大。临床定位体征与包囊空间位置有关,通常位于功能区的定位体征出现较早,而位于非功能区的定位体征常较隐匿出现较晚。

第四节 诊断与鉴别

一、诊断

1. 流行病学史

(1)患儿流行区居住生活史,与犬类和牛羊等动物密切接触。

(2)曾有肝或其他脏器包虫病病史或包虫病手术史。

2. 实验室检查 目前,包虫病的实验室检查方法较多,其中以免疫学检查最为敏感,主要有酶联免疫吸附试验(ELISA)、免疫印迹法和斑点免疫金渗滤法(DIGFA)等技术,具有较高的敏感性和特异性,在小儿包虫病的筛查和诊断中起着重要作用,临床可根据具体情况选择应用。然而,由于小儿免疫系统尚未发育完全,机体对包虫病灶产生的免疫应答力弱,产生特异性抗体水平相对较低等原因,小儿免疫血清测定阳性率较成人低。此外,免疫学检测常因交叉反应等出现假阳性、假阴性,此时,需要结合临床和影像学检查做出诊断。

3. 病原学检查 患儿腹水、胸腔积液或囊肿穿刺液中检出原头蚴或棘球蚴碎片,部分患儿可随痰液咳出包虫内囊碎片。

4. 影像学检查　寄生于不同组织器官的小儿包虫病,无论是囊型还是泡型,其在小儿体内的生长发育特征与病理学改变与成人一致,其影像学表现特征和分型也是一致的。但小儿包虫大多不能在其寄生器官完成生长发育的全部演变过程,而仅仅表现出其寄生过程中某一阶段的病理变化,多为早期生长发育阶段改变,表现较单一。如囊型包虫病在影像学分型上多为生物学活性较强的单纯囊肿型和多子囊型,实变和钙化少见,年龄越小,包虫出现钙化的机会越小,研究认为包虫完全钙化需要 5~10 年。而泡型包虫病则多为结节型,体积较小,其内可有细小散在钙化,巨块和坏死液化少见。

小儿包虫病影像学检查要根据其自身特点而定,应遵循损伤小、快速、实用准确的原则,优先选用无放射、无损伤的技术与方法,尽量缩短检查时间。如腹、盆腔和软组织包虫应以超声显像为主,胸肺部病变超声也有较好的效果,若观察不清再选用 CT 检查,尽量一次完成。MRI 软组织分辨力高,在小儿包虫病的诊断中有重要价值。

无论是小儿包虫病还是成人包虫病,其特有的病理生长方式决定了其影像学表现的一致性(图 17.4.1~ 图 17.4.8)。因此,对来自包虫病流行区的小儿,发现特征性的影像学表现并结合相关实验室检查可做出诊断。对婴幼儿和不配合的儿童检查前应给予必要镇静,一般用 10% 水合氯醛每次 0.5ml/kg,口服或肛门灌注。

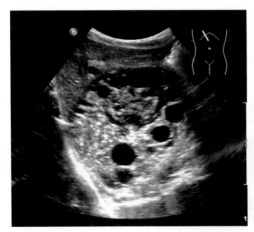
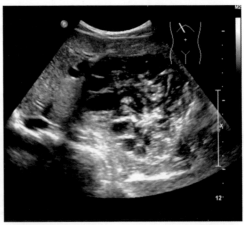

图 17.4.1　超声示肝左叶多子囊型包虫
子囊之间有较多间质成分

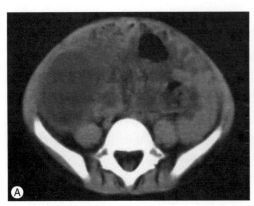
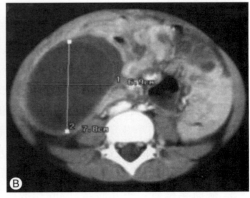

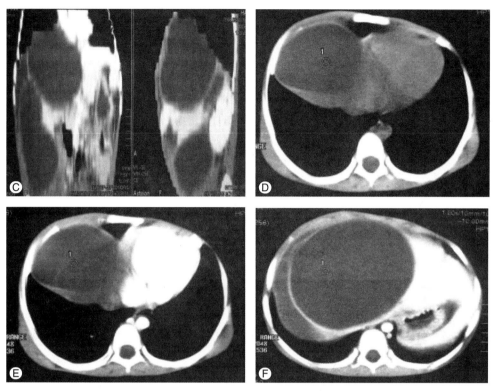

图 17.4.2　CT 示肝包虫囊肿
A~F. 壁光滑,张力大,肝缘见腹水,邻近器官受压移位,囊肿向腹腔生长,
下极达髂窝,邻近肠管受压。外移,囊外少量积液

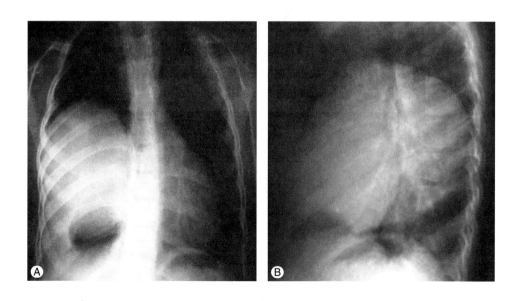

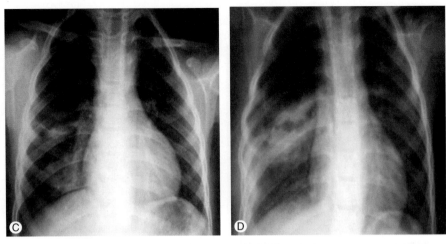

图 17.4.3　胸片示右肺巨大包虫囊肿
A、B. 上缘光整,清晰,右下肺尚可见部分肺阴影;C、D. 术后胸片,心缘、膈面变清晰,
病灶摘除,术后炎症明显吸收好转

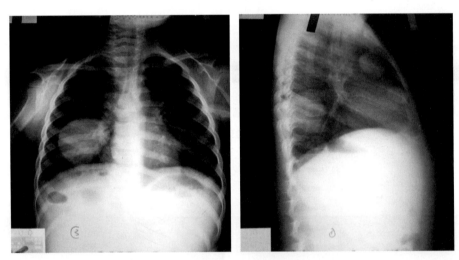

图 17.4.4　胸部正侧位 X 线片示双肺多发囊肿
呈均匀高密度,边缘光整

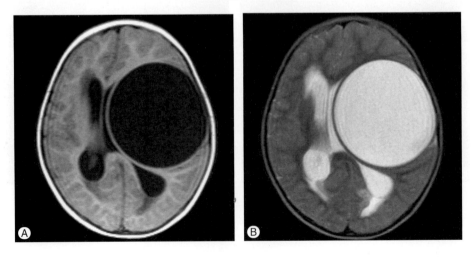

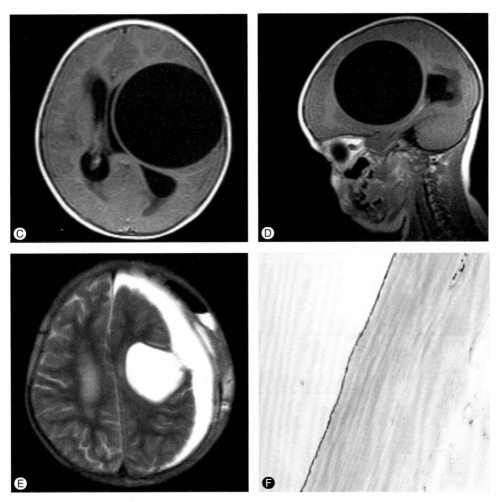

图 17.4.5　头颅 MRI 示左侧额颞叶包虫单纯囊肿型
A. T_1WI；B. T_2FLAIR；C、D. 增强；E. T_2WI；F. 病理切片；呈长 T_1 长 T_2 均匀信号，
囊壁光整，周围脑室及脑实质受压，中线左移，并梗阻性脑积水

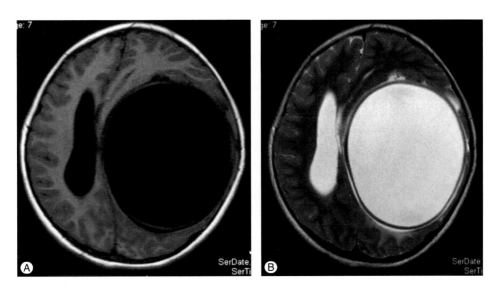

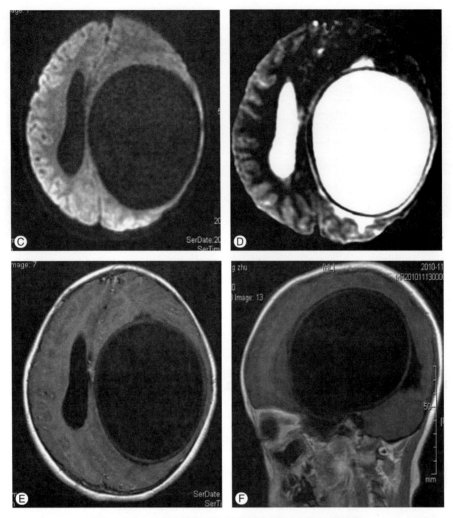

图 17.4.6 头颅 MRI 示左侧大脑半球包虫单纯囊肿型
A. T_1WI；B. T_2WI；C. DWI；D. ADC 图；E、F. 增强 T_1WI；呈长 T_1 长 T_2 均匀信号，囊壁呈短 T_2 信号，
轻度强化，侧脑室及脑实质受压，中线右移

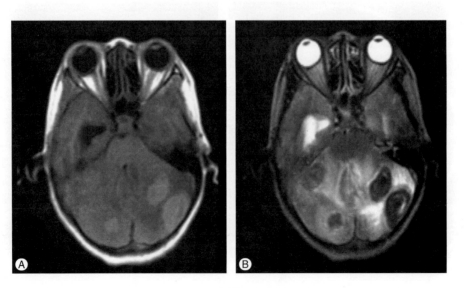

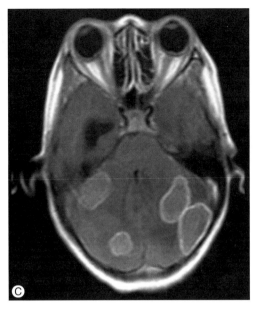

图 17.4.7　头颅 MRI 示脑泡型包虫病
A. T_1WI；B. T_2WI；C. 增强 T_1WI；双侧小脑半球多发类圆形短 T_1 短 T_2 信号，
环状强化，占位效应显著，病灶周边水肿明显

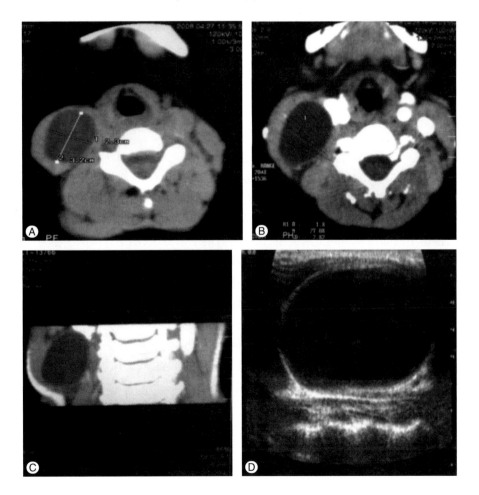

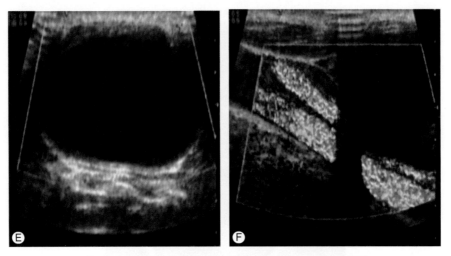

图 17.4.8　CT 示颈部左侧胸锁乳突肌内包虫单纯囊肿型
A. 平扫；B. 增强；C. MPR（多平面重组）；D~F. 彩超

二、鉴别诊断

小儿包虫病基本病理改变和影像学特征与成人包虫病基本相同，鉴别诊断主要依据流行病学史和其发病部位不同而异，请参考相关章节。

第五节　治 疗 原 则

小儿包虫病首选治疗是外科手术，口服化疗药物为其主要的辅助治疗措施。小儿包虫病生长速度快、生物学活性高，包囊较大容易破裂，影响身体发育。一旦确诊，应及早实施手术切除。一般来讲，包虫病常规手术方法已基本成熟并形成规范，但与成人包虫病相比，小儿不同器官、不同位置的包虫囊肿在手术方法与途径上有所不同，而且因手术野狭小操作困难，尤其是术后恢复远不如成人，病死率为 2.52%，较成人 1.74% 为高。因此，术前需对患儿情况进行综合评估，根据不同部位和不同虫属类型，选择适宜的手术方法，制定详细的手术方案和计划。

以肝囊型包虫病为例，WHO 包虫病指导纲要建议采用的主要手术方法包括肝包虫内囊摘除术、肝包虫外囊剥除术和肝切除术以及包虫外囊次全切除术，需要根据包囊位置、大小、累积部位以及患者自身情况等选择不同的术式。为避免手术操作不当导致术中播散和术后复发等并发症，临床医生常常联合多种治疗方法，最常见的是抗包虫药物联合常规手术治疗。国内外研究证实，术前进行为期 3 个月的阿苯达唑给药可杀死部分活性包虫，减少术中污染及术后复发的概率，而即使术前进行为期 1 个月的给药也可能比单纯手术治疗的疗效更佳。国内学者同时提出术前联合用药疗程最好为 3 个月，并且术后至少继续服药 1 个月。根据《包虫病药物治疗技术方案（试行）》规定（或推荐），阿苯达唑乳剂治疗棘球蚴病的剂量疗程成人采用 10mmg/kg，儿童采用 12.5mg/kg。

具体手术方法请参考成人不同章节论述。

（张 强　巨占盈　郭亚民　唐桂波　刘金昊）

参 考 文 献

［1］许隆祺. 我国西部地区重大寄生虫病的危害及对防治工作的反思. 中国寄生虫病防治杂志, 2002, 15 (1): 5-7.

［2］冉博, 吐尔干·艾力, 邵英梅, 等. 小儿肝囊性包虫病的诊断与外科治疗 (附 67 例报告). 中华小儿外科杂志, 2011, 32 (12): 893-895.

［3］李士欣. 新疆地区小儿包虫感染 564 例分析. 中华儿科杂志. 1998, 36 (11): 655-657.

［4］Delarue ML, Takano K, Brochdo JF, et al. Infection of humans and animals with Echinococcus granulosus (G1 and G3 strains) and E. ortleppi in Southern Brazil. Vet Parasitol, 2011, 177 (1/2): 93-103.

［5］栾梅香, 温浩, 张新锋. 小儿肝囊型包虫病 552 例的诊断和外科治疗. 中华普通外科杂志, 1998, 13 (6): 329-331.

［6］刁红亮, 付燕燕. 小儿肝包虫病诊治分析 (附 86 例报告). 临床小儿外科杂志, 2005, 4 (4): 256-258.

［7］徐明谦. 小儿肝包虫病的诊断经验. 中华小儿外科杂志. 1988, 9 (5): 298.

［8］陈骞. 儿童肺包虫病术后复发的多因素分析. 乌鲁木齐: 新疆医科大学, 2015.

［9］唐桂波. 实用包虫病影像学. 北京: 人民卫生出版社, 2013.

［10］徐昕, 袁新宇, 王娅宁. 小儿体部棘球蚴病 CT 表现. 中国医学影像技术, 2012, 28 (1): 133-136.

［11］翁心华. 棘球蚴病. 北京: 人民卫生出版社, 2005.

［12］肖占军. 国内肝包虫病诊疗现状. 肝胆外科杂志, 2002, 10 (5): 394-395.

［13］王立英, 田添, 伍卫平, 等. 人棘球蚴病血清学诊断试剂检测效能评价. 中国人兽共患病学报, 2012, 28 (8): 799-801, 819.

［14］王湘辉. 肝棘球蚴球病的治疗现状. 西北国防医学杂志, 2015, 36 (10): 678-682.

［15］Ramia JM, Poves I, Castellón C, et al. Radical laparoscopic treatment for liver hydatidosis. World J Surg. 2013, 37 (10): 2387-2392.

［16］郭睿, 杨勇伟, 努尔兰, 等. 胸腔镜与开胸手术治疗小儿肺包虫病的临床比较. 中华腔镜外科杂志 (电子版), 2012, 5 (6): 477-480.

［17］陈秋菊, 张慧玲, 高益均, 等. 小儿肺包虫病应用胸腔镜治疗体会. 中华小儿外科杂志, 2006, 27 (9): 500-501.

［18］赵玉元. 小儿肝、肺包虫病的外科治疗体会. 中华普通外科杂志, 2002, 17 (8): 500.

第十八章　包虫病介入穿刺治疗

长期以来,包虫病的治疗以传统的手术治疗为主,已经有 100 多年历史。无论是囊型包虫病还是泡型包虫病,临床诊断明确后,原则上应及早进行手术切除。但两型包虫病其病理生长方式不同,手术疗效也不尽相同,术后残留或复发是其共同特点。囊型包虫病大多数可经手术切除,但术后并发症较多,复发率高,如手术中播散、包虫残留、残腔积液、感染等;而泡型包虫病由于其恶性肿瘤样的浸润性生长方式,手术根治率较低,常出现需二次,甚至多次手术治疗的情况,预后不佳。

近些年来,针对包虫病的化学药物治疗在国内也广泛开展,一些新型品种也陆续应用。但多年临床研究显示,药物治疗效果尚不肯定,目前尚未有一种针对包虫病的确切有效的药物品种,仍处于研究发展阶段。

随着超声、腹腔镜及介入治疗等现代影像学技术的发展,包虫病的微创治疗已在临床开展并取得较好的治疗效果,尤其是超声引导下的穿刺治疗。自 1985 年 Livraghi 首次对其报道以来,该方法已在国内部分医院实践。通过负压吸引、腔内注射杀虫药、冲洗引流等措施达到治疗目的。青海省人民医院自 20 世纪 90 年代初开展 B 超引导下经皮肝穿刺治疗包虫病以来,先后对近 500 例不同类型的包虫患者实施超声引导下的介入治疗,经过 30 余年临床实践,证明其方法简便、疗效较好,并具有诊断和治疗的双重价值,打破了过去认为包虫不能穿刺的禁区,为包虫病的诊治开拓了一条新途径。

第一节　肝囊型包虫病介入治疗

一、适应证

1. **单纯囊肿型**　最适宜穿刺。
2. 多子囊型。
3. 囊肿合并感染。
4. 术后原位复发。
5. 术后残腔积液或合并感染。
6. 腹盆腔多发包虫囊肿无法切除,穿刺引流减轻患者痛苦。

二、禁忌证

1. 严重心、肝、肾功能不全者。
2. 有明显凝血机制障碍、出血倾向者。
3. 有明显腹水者。
4. 过敏体质者。

三、术前准备

1. 穿刺前常规检查血压、心率，出凝血时间和血小板计数，肝、肾功能，必要时检查心功能。

2. 穿刺前 1 周服用抗包虫药，如阿苯达唑 20~30mg/（kg·d）。穿刺前 3 天服用抗过敏药，穿刺前 30 分钟建立静脉通道。

3. 仪器探头仪器调节到穿刺状态，探头可用福尔马林等熏蒸或直接用聚维酮碘（碘伏）消毒，探头频率以 3.5~5.0MHz 为宜。

4. 穿刺针具根据包虫分型准备穿刺针，一般选用 18~21G 穿刺针或多孔针，外径 0.8~1.2mm，长 150~200 mm，必要时备有 16G 粗针。穿刺针、三通接头、抽吸软管，穿刺包，均为一次性使用。

5. 硬化剂 99% 的无水乙醇或聚桂醇注射液。若囊肿与胆管有交通，可选用 20%~25% 的高渗盐水。

四、技术操作

患者取合适体位，局部消毒铺巾，用已消毒的穿刺探头精确定位，确定进针角度和深度，局部用 1% 普鲁卡因麻醉，在超声引导和监视下进行穿刺，针尾软管连接负压吸引器。当针尖在囊腔中心显示时，拔出针芯，将囊液抽完。若是多子囊型，先将母囊内的囊液抽完，再变换角度刺破子囊并抽出囊液，尽可能刺破全部子囊，抽吸完囊液，用 20% 的高渗盐水多次反复冲洗囊腔并抽出，然后注入足量的硬化剂，注入量为抽出囊液量的 15%~50% 为宜。无水乙醇注入量一般不超过 100ml，在囊腔内保留 5~10 分钟后抽出。然后，根据囊腔大小，再次注入无水乙醇 5~30ml，留置 10 分钟后抽出。若囊腔与细小胆管交通，可用 25% 的高渗盐水，注入量为抽出囊液量的 30%~50%，可反复冲洗。注入无水乙醇前或拔针前酌情注入少量利多卡因以减少硬化剂的刺激或沿针道溢出所致的疼痛（图 18.1.1~ 图 18.1.6）。

对合并感染者，抽完囊液后用生理盐水反复冲洗直至囊液清亮，再行硬化治疗。对感染严重者用生理盐水反复冲洗后，可用 3~5g 甲硝唑稀释后注入囊腔内。

我们认为，对小于 5cm 包虫囊肿穿刺治疗效果最好，疗效肯定。对较大囊肿，我们尝试在穿刺硬化至内囊原位剥脱后，再行外囊穿刺，并行内 - 外囊间隙硬化治疗，效果更佳。具体方法是，穿刺抽吸囊液后，注入聚桂醇注射液或聚桂醇泡沫硬化剂，注入量为抽出囊液量的 1/5~1/2，反复冲洗 15 分钟后全部抽出，待内囊局部塌陷与外囊之间间隙扩大后，再穿刺内外囊之间间隙，抽吸观察囊液颜色后，缓慢注入高渗盐水，使内囊完整原位剥脱，再按照 0.2∶30 的比例在生理盐水中注入注射用六氟化硫微泡（声诺维）对比剂，确定包虫囊肿外囊与胆管不相通，抽尽后注入聚桂醇注射液或聚桂醇泡沫硬化剂，注入量与高渗盐水量等同，反复冲洗 15 分钟后全部抽出（图 18.1.7）。手术前后口服抗包虫药阿苯达唑 30~50mg/kg 1~3 个月，术后定期行超声随访，观察疗效。

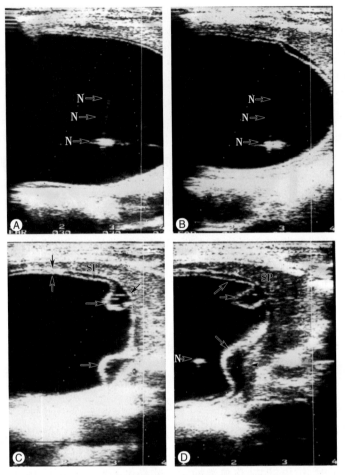

图 18.1.1　超声示肝囊型包虫经皮肝穿硬化治疗

A~D. 囊肿呈双层壁结构,随着囊液减少和囊内外压力差变化,
内囊逐渐塌陷,从外囊分离,呈条带状强回声,游离于囊液中

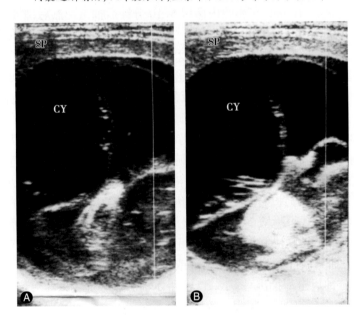

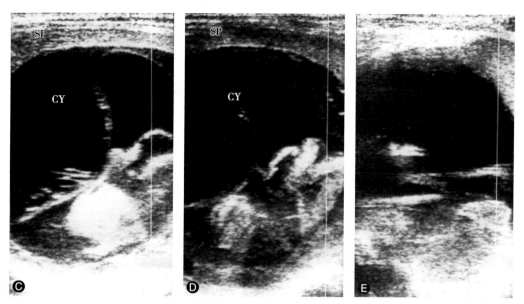

图18.1.2 超声示肝囊型包虫经皮肝穿硬化治疗

A~E.随着治疗的进行,囊腔不断缩小,张力减低,内囊完全剥脱分离,
游离于囊液中呈条带状强回声

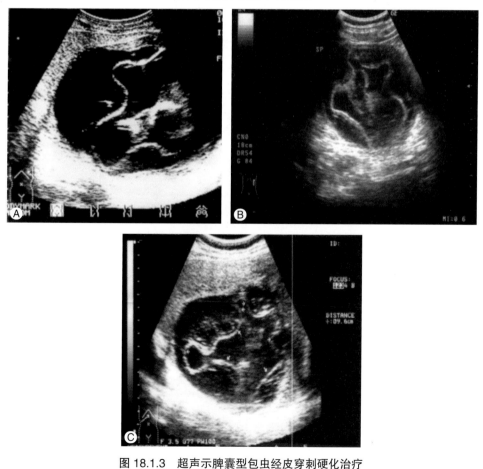

图18.1.3 超声示脾囊型包虫经皮穿刺硬化治疗

A~C.图中可见穿刺针,随着治疗的进行,囊腔缩小,张力减低,内囊剥脱分离呈"三叶草"样改变

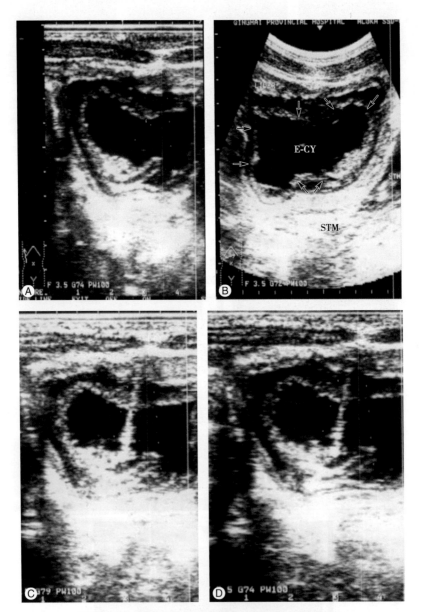

图 18.1.4　超声示肝右叶囊型包虫经皮肝穿硬化治疗
A~D. 图中可见穿刺针,随着治疗的进行,囊腔不断地缩小、
张力减低,内囊逐渐塌陷并从外囊分离

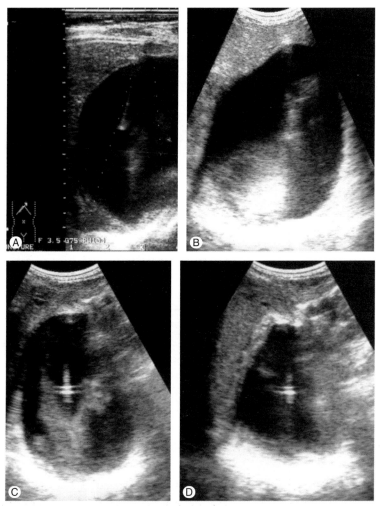

图 18.1.5　超声示肝右叶囊型包虫经皮肝穿硬化治疗

A~D. 图中可见穿刺针,随着治疗的进行,囊液减少,囊腔缩小,张力减低

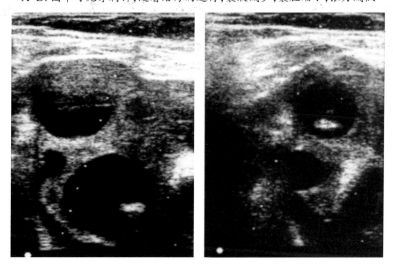

图 18.1.6　超声示肝多子囊型包虫囊肿行穿刺硬化治疗

多个囊肿逐一穿刺后囊肿体积明显缩小

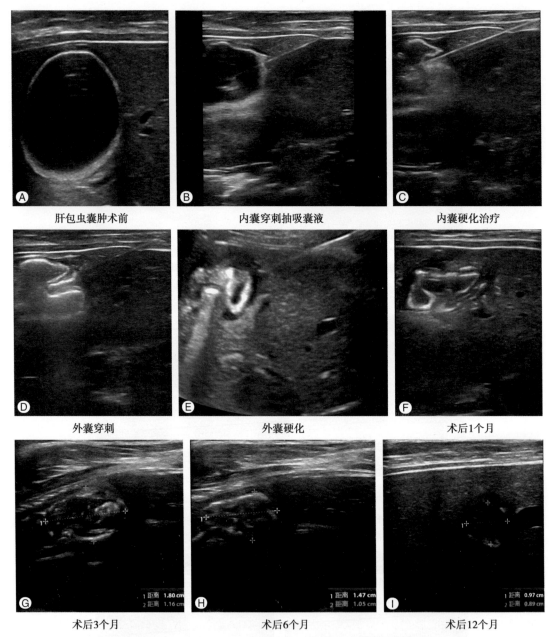

图 18.1.7　肝包虫囊肿内囊穿刺 + 内外囊间隙穿刺硬化治疗

A. 肝包虫囊肿术前；B. 内囊穿刺抽吸囊液；C. 内囊硬化治疗；D. 外囊穿刺；
E. 外囊硬化；F. 术后 1 个月；G. 术后 3 个月；H. 术后 6 个月；I. 术后 12 个月

五、注意事项

1. 穿刺前服用抗过敏药和抗包虫药物，以防止或减轻穿刺中的过敏反应、种植和术后复发。

2. 穿刺过程必须在超声引导监视下进行，穿刺点一般选择离体表最短距离，穿刺进针应通过一定厚度的肝组织，进针速度要快，当针尖达到囊腔中心时应立即抽吸减压，以避免囊液外渗。随着囊液的持续抽出，囊腔逐渐缩小，囊壁塌陷，有时可出现内囊从囊壁分离。

此时,要注意调整穿刺针的角度和深度以免脱出。

3. 穿刺时,患者屏气,快速进针,不可在肝脏表面停留,以防划破肝脏,同时应避开其他毗邻脏器、较大血管及胆管等。在拔针或针尖改变方位时,亦应屏气,其余时间可保持平静呼吸。

4. 穿刺时要尽可能抽完囊液,避免硬化剂稀释,影响疗效。对于较大囊腔,穿刺针宜用18G PTC 针(穿刺活检针),不宜过粗,抽吸速度不宜过快。必要时穿刺置管引流,隔天用生理盐水冲洗,并预防性使用抗生素,以加强疗效,促进囊腔尽快回缩,当 24 小时引流量少于10ml 时给予拔管。

5. 为避免硬化时损伤胆管,可用 0.2ml 声诺维 +30ml 生理盐水注入囊腔,以显示包囊与胆道是否交通。

6. 对多子囊型囊肿尽量逐个穿刺抽液硬化治疗;如子囊偏小可暂不予处理,可将母囊常规硬化治疗后,适量保留聚桂醇泡沫硬化剂持续发挥作用,必要时可于 1 周后或间隔20~30 天后重复穿刺硬化治疗。

7. 穿刺术后 1 周、3 个月、6 个月、1 年和 2 年超声动态观察囊腔的变化,以获得客观评价疗效的多种信息。

六、疗效判断标准

1. **治愈**　囊肿消失或缩小 80% 以上,囊内无液、无子囊、囊壁和囊内均有显著的钙化。
2. **显效**　囊肿缩小 50% 以上,囊内有少量囊液,无子囊,囊壁及囊内有部分钙化。
3. **好转**　囊肿缩小 30% 以上,囊内有较多囊液,无张力,无子囊,囊壁及囊内无明显钙化。
4. **无效**　囊肿与穿刺前基本相同。
5. **复发**　囊肿经超声动态观察复原,囊壁出现双层结构,囊底部有堆积的包虫砂之细小光点回声。

七、穿刺中过敏反应的治疗

在穿刺过程中如有囊液外渗,少数患者(1%~2%)可发生过敏反应、全身荨麻疹,严重时可出现过敏性休克。这是由于少量抗原物质进入血液循环引起的速发型抗原抗体反应。

1. **临床表现**　患者突然出现心悸、呼吸困难、动脉血压急剧下降至 80mmHg 以下、心率加快在 120 次 /min、脉搏细弱、意识淡漠。查体可见球结膜充血,双肺可闻及哮鸣音。严重者可在数秒或数分钟内出现心跳、呼吸停止。

2. **治疗原则**
(1)立即平卧,肌内注射肾上腺素。
(2)应用抗组织胺类药物。
(3)应用肾上腺皮质激素、升压药物和支气管解痉剂。
(4)迅速补充有效血容量以维持组织灌注。
(5)喉头水肿者及时行气管切开术。
(6)吸氧、纠正酸中毒。
(7)尽快结束穿刺手术。

第二节　肝泡型包虫病介入治疗

一、适应证

1. 结节型最适宜穿刺硬化治疗。
2. 巨块型手术无法切除者。
3. 患者年迈体弱不能承受外科手术者。
4. 术后复发不能再次手术者。

二、禁忌证

1. 心、肝、肾功能不全者。
2. 有明显凝血机制障碍和出血倾向者。
3. 有明显腹水者。

三、术前准备

基本同肝囊型包虫病穿刺前的准备。

四、技术操作

患者取适宜体位,消毒铺巾,应用已消毒的穿刺探头精确定位穿刺点,确定进针角度和深度,局部麻醉后在超声引导和监视下进行穿刺硬化治疗的全过程。

采用多点注射硬化法,即肿块内多点注入无水乙醇,注入点选在肿块的实质部分,每点注入 3~5ml,注射点相距 2~3cm。对于巨大肿块坏死液化者抽干液体,注入无水乙醇保留于液化腔,注入量为抽出液量的 10%~50%,穿刺中要动态超声监测肿块的变化。巨大肿块坏死液化者要在穿刺硬化的同时服用足量的抗包虫药。首次治疗后,每 3 个月或半年行一次超声检查,观察肿块的大小、有无钙化及程度、有无液化及其范围、对肝实质有无进行性浸润、其他部位或脏器有无受侵或转移,以获得综合评价疗效的多种数据和信息。根据治疗效果决定穿刺硬化的次数,一般对于大于 5cm 的肿块,间隔半个月或 1 个月,重复行硬化治疗 1 次(图 18.2.1、图 18.2.2)。

五、疗效判断标准

1. **治愈**　泡型包虫很难经穿刺而使肿块完全消失治愈。
2. **显效**　肿块缩小,肿块内部或周边出现不规则钙化,并逐渐增多。
3. **好转**　肿块稳定,同时伴有钙化,无增长趋势,长期处于"静止状态"。
4. **无效**　肿块进行性增大,向周围肝组织或邻近脏器浸润,部分出现肝外脏器"转移"。

六、肝泡型包虫微波消融术

微波是一种高频电磁波,其频率为 300MHz~300GHz,波长为 1mm~1m,临床应用于疾病治疗的电磁波为 915MHz 和 2 450MHz。

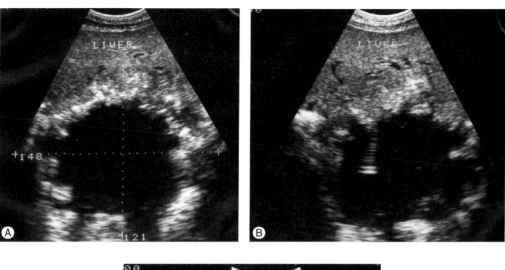

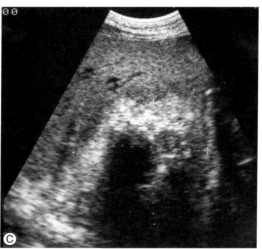

图 18.2.1　CT 示肝右叶泡型包虫坏死液化型
A~C. 随着治疗的进行,液化坏死腔不断缩小

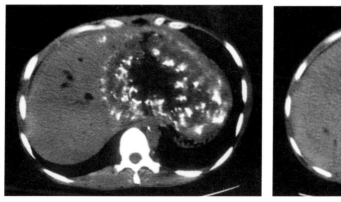
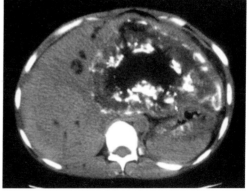

图 18.2.2　CT 平扫示肝左叶泡型包虫介入治疗术后
病变中心呈不规则液性坏死区,其边缘呈虫蚀样改变,并可见散在斑片状钙化

微波消融术主要分为非热效应和热效应两种生物学效应功能,微波消融主要利用其热

效应达到治疗效果,细胞内外的带电离子随着微波频率发生摩擦,或与其他分子发生碰撞而产生热能,短时间内局部温度达到 65℃以上,直接使泡球蚴及原头蚴发生组织脱水凝固性坏死,从而灭活泡球蚴细胞。微波治疗还可刺激机体产生 Th1(辅助性 T 细胞 Th1 亚群)引导的细胞免疫调节系统,提高机体免疫力,对杀灭棘球蚴虫卵或抑制其转移起到一定作用。鉴于微波消融术在治疗原发性肝癌已相当成熟,我们尝试将微波消融用于治疗肝泡型棘球蚴病。作为一种新的治疗方法,对于单发并直径小于 5cm 的包虫病灶,微波消融术对其能达到满意效果,并且具有创伤小、最大可能保留正常肝组织、手术难度相对简单、术后恢复快、并发症少、住院周期短、住院费用低等优点(图 18.2.3)。

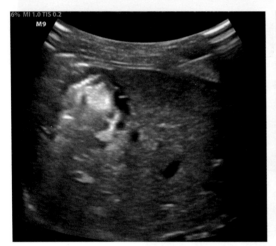 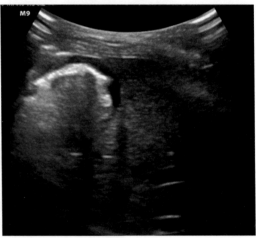

图 18.2.3 肝泡型包虫微波消融
5 分钟强回声覆盖包虫

(唐桂波 华国勇 应春花 宋 茜)

参 考 文 献

[1] Livraghi T, Bosoni A, Giordano F, et al. Diagnosis of hydatid cyst by percutaneous aspiration: value of electrolyte determinations. J Clin Ultrasound, 1985, 13 (5): 333-337.

[2] Mueller PR, Dawson SL, Ferrucci JT Jr, et al. Hepatic echinococcal cyst: successful percutaneousdrainage. Radiology, 1985, 155 (3): 627-628.

[3] Giorgio A, Tarantino L, de Stefano G, et al. Percutaneous therapy of hydatid cyst of the liver with ultrasound-guided double puncture-aspiration and alcoholization. Radiol Med, 1991, 82 (4): 460-464.

[4] 吴阶平, 裘法祖. 黄家驷外科学. 4 版. 北京: 人民卫生出版社, 1998.

[5] Saimot AG. Medical treatment of liver hydatidosis. world J Surg, 2001, 25.(1): 15-20.

[6] Acunas B, Rozanes I, Celik L, et al. Purely cystic hydatid disease of the liver: treatment with percutaneous aspiration and injection of hypertonic saline. Radiology, 1992, 182 (2): 541-543.

[7] 温浩. 包虫病学. 北京: 人民卫生出版社, 2015.

[8] 郝永存, 黄允宁. 救治包虫病引发过敏性休克 21 例. 中华外科杂志, 1999, 37 (7): 442.

[9] 黄录宁, 王清海. 肝包虫囊肿手术中过敏性休克 24 例处理结果分析. 宁夏医学杂志, 2009, 31 (12): 1189.

［10］梁东, 李桂萍, 傅振超, 等. 肝泡状棘球蚴病的临床治疗. 肝胆外科杂志, 2004, 12 (5): 364-366.

［11］赵玉敏, 种世桂, 马苏美, 等. 肝泡型包虫病药物治疗效果的评价. 甘肃科技, 2004, 20 (5): 121-122.

［12］宋书邦. 超声引导经皮穿刺硬化治疗肝泡型包虫病. 中国超声医学杂志, 1999, 15 (1): 60.

［13］刘吉斌. 现代介入诊断与治疗. 北京: 科学技术文献出版社, 2004.

［14］Akhan O, Ozmem MN, Dincer A, et al. Liverhydatic disease: long-term results of percutaneous treatment. Radiology, 1996, 198 (1): 259-264.

［15］温浩, 刘文亚, 邵英梅, 等. 包虫病影像诊断技术和手术治疗进展. 国际医学寄生虫病杂志, 2009, 36 (5): 299-306.

［16］唐桂波. 实用包虫病影像学. 北京: 人民卫生出版社, 2013.

［17］张玉英. 脾包虫囊肿超声引导经皮穿刺硬化治疗. 青海医药杂志 2004, 3 (4): 24-25.